医药类专业规划教材

药理学

YAOLIXUE

主　编　孔凡琳　吴　宏
副主编　杨　鑫　曹　丹　汤勇峰

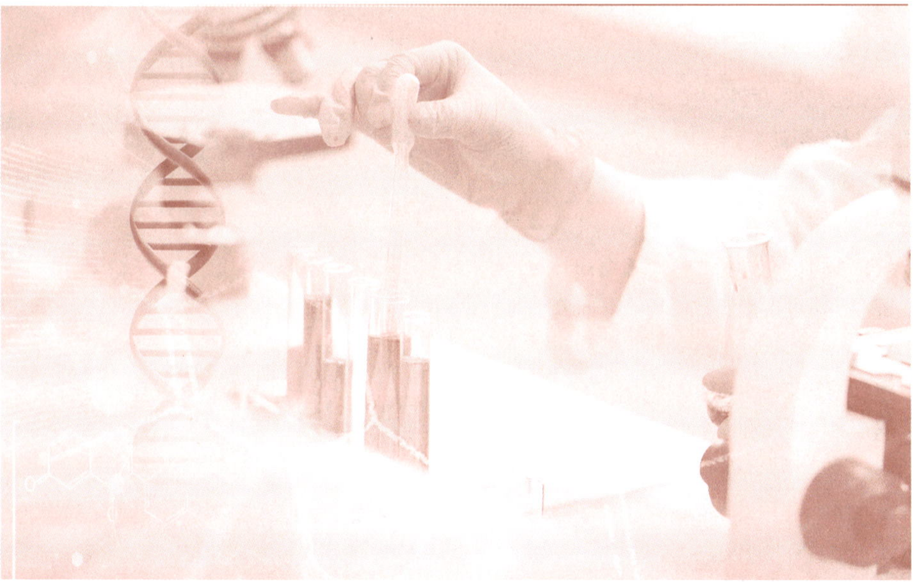

苏州大学出版社
Soochow University Press

图书在版编目(CIP)数据

药理学 / 孔凡琳，吴宏主编. -- 苏州 ：苏州大学出版社，2025. 7(2025.8重印). --(医药类专业规划教材).

ISBN 978-7-5672-5230-1

Ⅰ. R96

中国国家版本馆 CIP 数据核字第 2025YM7012 号

书　　名：药理学

主　　编：孔凡琳　吴　宏

责任编辑：赵晓嬿

封面设计：刘　俊

出版发行：苏州大学出版社(Soochow University Press)

社　　址：苏州市十梓街 1 号　**邮编**：215006

印　　装：苏州市古得堡数码印刷有限公司

网　　址：www. sudapress. com

邮　　箱：sdcbs@suda. edu. cn

邮购热线：0512-67480030

销售热线：0512-67481020

开　　本：787 mm×1 092 mm　1/16　**印张**：16. 50　**字数**：419 千

版　　次：2025 年 7 月第 1 版

印　　次：2025 年 8 月第 2 次印刷

书　　号：ISBN 978-7-5672-5230-1

定　　价：68. 00 元

前　言

本教材为药学类专业教材，以中国共产党第二十次全国代表大会精神为指引，始终贯彻高职高专职业教育方针，同时结合我国药师资格考试制度，注重职业岗位对药理学知识和技能的需求，注重知识的新颖性和实用性。

本教材共分 7 个模块、37 个单元，设置有学习目标、知识卡片等栏目。同时，为体现教材的实践性，邀请了有多年临床工作经验的专家参与编写临床常用药物制剂和用法部分。此外，教材还适当增加了“三新”（新药物、新剂型、新理论）内容，对临床已经少用或基本不用的药物以及较为陈旧的理论予以删略或简写，对临床应用广泛且安全有效的新药予以介绍。

本教材收编的药物主要遴选自国家药品监督管理局安全监管司和国家药品监督管理局药品评价中心编写的《国家基本药物》及临床上疗效确切而又常用的新特药物。药物的中英文名称和制剂、剂量均以 2025 年版的《中华人民共和国药典》和人民卫生出版社出版的《新编药物学》（第 20 版）为依据，医学术语采用全国科学技术名词审定委员会公布的科技名词。教材收录的药物剂量和用法仅供临床用药参考，特此申明。

本教材按 80 学时编写，适合药学及相关专业使用。各校可根据需要及实验条件自行调节理论课时与实训课时的分配。本教材在编写过程中，参考了国内外最新药理学教材及药理学工具书中的有关内容，同时得到了各编者单位的大力支持。

本教材由江苏联合职业技术学院徐州医药分院孔凡琳、吴宏担任主编，杨鑫、曹丹、汤勇峰担任副主编。参编人员包括：于立荣、刘芳、刘婷（江苏联合职业技术学院徐州医药分院）、刘景瑞（徐州医科大学附属医院）、李梦华（徐州市中医院）、赵喜林（江苏联合职业技术学院无锡卫生分院）、姜雪（江苏护理职业学院）等。编写团队汇集了专业院校的教师和医疗机构的专家，充分体现了产教融合、院校合作的特色，为教材的实用性和权威性提供了有力保障。

尽管本教材编者均具有多年教学经历和临床工作经验，但鉴于水平与能力所限，本版教材中难免存在不足之处，恳切希望各位专家、同行及同学们予以批评指正，以便总结经验，修订完善。

本书编写组

2025 年 6 月

目 录

模块一 药理学总论

模块二 外周神经系统药理

模块七　化学治疗药物药理

模块一　药理学总论

第一单元　绪　　言

学习目标

1. 知识目标
(1) 掌握药物、药理学、药效学和药动学的概念。
(2) 熟悉药师在药学服务中的职责。
(3) 了解药理学的发展简史。
(4) 了解新药的开发与研究。
2. 能力目标
(1) 能阐明药物、毒物和食物的关系。
(2) 能严格执行药学服务程序。
3. 素质目标
具备较强的药物安全意识和法律意识。

第一节　药理学的研究内容与任务

药物(drug)是指能影响生物机体的生理功能和生化过程，临床用于疾病的预防、诊断和治疗及计划生育的化学物质。药物主要分为天然药物和人工合成药两类。天然药物是从自然界中的植物、动物或矿物质中分离、提取的活性物质，包括抗生素及生物制品。人工合成药是通过人工合成的化学物质，种类繁多，临床应用极为广泛。

药理学(pharmacology)是研究药物与机体(包括动物、人体和病原体)相互作用及其规律的一门学科，也就是研究有生物活性的化学物质如何作用于机体，机体又如何作用于进入体内的这些物质的一门学科。其研究内容包括两个方面：① 药物效应动力学(pharmacodynamics)：定性和定量地阐述药物对机体产生的作用和作用机制，简称药效学；② 药物代谢动力学(pharmacokinetics)：阐述药物在机体内的运行过程，即药物在机体内的吸收、分布、代谢、排泄过程及动态变化的规律，简称药动学。药效学和药动学在体内是同时进行并相互联系的。可以说，药效学和药动学是药理学的两个基本内容。

> **知识卡片**
> 药理学的英文 pharmacology 源于希腊文，由 pharmakon 和 logos 两个词组成，前者为“药物”，后者为“学”。

药理学是基础医学与临床医学之间的桥梁科学，也是药学与医学之间的桥梁科学。药理学是在生理学、病理学、生物化学、免疫学等医学基础理论和药物化学等药学知识的基础上来研究药物与机体相互作用的基本规律和原理，为指导临床合理用药提供理论基础，亦为开发研制有效、安全的新药提供药理学依据。

第二节 药理学发展简史

在古代，人类为了生存，在寻求食物的同时也发现了一些能够消除疾病与伤痛的天然物质，这是人类认识药物的开始，如大黄导泻、麻黄止喘、常山截疟等。当时的药物大多为植物，故古代的药物学被称为本草。随着人们医药实践经验的积累和新的药物品种不断被发现，专门记载药物知识的书籍开始出现。公元1世纪前后成书的我国最早的一部药物学专著《神农本草经》收载药物365种，其中不少药物仍沿用至今。唐显庆四年（公元659年）成书的《新修本草》收载药物850种，是我国最早的一部药典，也是世界上第一部由政府颁布的药典。明代杰出的药物学家李时珍通过长期的医药实践，于1596年完成了闻名于世的巨著《本草纲目》，全书52卷，收载药物1 892种、药方11 000余条、插图1 100余幅，是现今研究中药的必读书籍，受到国际医药界的广泛重视，已译成英、日、朝、德、法、俄、拉丁7种文本，对药物学的发展作出了杰出的贡献。

作为一门现代科学，药理学是从19世纪开始发展起来的，这与现代科学技术的发展密不可分。19世纪初，化学、生物学及生理学的发展促进了实验药理学的形成与发展。意大利人丰塔纳（F. Fontana）通过动物实验对千余种药物进行了毒性测试，得出了“天然药物都有其活性成分，选择作用于机体某个部位而引起典型反应”的客观结论。德国人赛特纳（F. W. Serturner）首先从罂粟中分离提纯了吗啡，用狗做实验证明了其有镇痛作用。法国人马让迪（F. Magendie）用青蛙做实验，确定了士的宁的作用部位在脊髓。这些研究工作为药理学的发展提供了可靠的实验方法。20世纪初，德国人埃利希（P. Ehrlich）从大量有机砷化合物中筛选出有效治疗梅毒的胂凡纳明，从而开始用合成药物治疗传染病。1940年，英国人弗洛里（Flory）在弗兰明（H. W. Fleming）研究的基础上，从青霉菌培养液中分离出青霉素，并开始将其应用于临床，促进了化学治疗学的发展。

近年来，随着其他相关学科特别是分子生物学、细胞生物学、生物工程的迅猛发展，以及新技术如组织和细胞培养、微电极测量、同位素技术、电子显微镜、电子计算机技术、色谱技术和生物工程超微量分离分析技术等的应用，药理学有了很大发展。对药理学的研究也从器官和细胞水平深入到分子和量子水平。在药理学的深度和广度方面，各种药理学的分支学科，如神经药理学、免疫药理学、遗传药理学、分子药理学、量子药理学、时辰药理学、临床药理学等陆续出现。

第三节 新药开发与研究

新药（new drug）指未生产过的药品。已生产的药品改变剂型、改变给药途径、增加新的适应证或制成新的复方制剂，亦属新药范畴。新药开发和研究是一个非常严格而复杂的过程，是不断地发现和提供安全、有效和适应疾病谱变化的药物的源泉，对于保护人民健康具有十分重要的意义。近年来，随着新技术的进步与发展，新药研制的进程已大大加快，各国政府十分重视这一工作，多数国家对新药的试验研究及新药生产上市的审批和管理都有明确的法律条文规定，并受到政府专门机构严密的监控。

新药的来源主要包括：① 对已知化合物进行结构修饰；② 合成具有新型结构的化合物；

③ 分离、提取和改造动物药、植物药的有效成分；④ 应用生物技术和基因重组方法进行制备。不论从上述哪种途径获得的新产品，都必须经过临床前药理学研究和临床药理学研究，在确认其安全性和有效性的基础上，经过国家药品监督管理部门严格审查、批准后方可上市。

新药评价是药理学中一项既有很强的理论性，又有重大实践意义的科学。它关系着新药的开发与研究，以及制药工业与药理研究工作的进展和疾病防治水平的提高。新药评价主要分为临床前研究和临床研究。临床前研究又称非临床研究，是新药研究全过程中的必经阶段。具体内容包括药效学、一般药理学研究、毒理学、药动学等方面的内容。该项研究一般在动物中进行。其研究结果为新药的有效性和安全性以及体内的过程，为新药提供了初步评价的基础，也为是否进入临床研究提供了实验依据。临床研究是以人体为对象，研究药物在人体内的作用规律及人体与药物之间的相互作用过程，其研究目的是对新药在人体中的安全性及有效性进行评价。临床研究包括以下内容。

一、临床试验研究

临床试验研究一般分为Ⅰ、Ⅱ、Ⅲ、Ⅳ四期。

Ⅰ期临床试验的对象主要是健康志愿者，内容为初步的临床药理学及人体安全性评价试验。目的是观察人体对于新药的耐受程度和药动学，为制定给药方案提供依据。

Ⅱ期临床试验的对象为新药的适应证患者，内容是采用随机双盲法对照临床试验，对新药安全性及有效性作出初步评价，推荐临床给药剂量。

Ⅲ期临床试验为扩大的临床试验，遵循随机对照原则，进一步评价有效性和安全性。

Ⅳ期临床试验是在新药投产后进行的，为上市后临床试验，目的是对已在临床广泛应用的新药进行社会性考察，着重于不良反应监察。

二、上市后药物监察

上市后药物监察（postmarketing surveillance，PMS）是指上市后药物在临床使用过程中所出现的所有关于不良反应资料的搜集、分析和监督控制。此项工作与新药上市后Ⅳ期临床试验并不相同，但由于两者为上市后新药临床应用的调查研究，故所得结果可相互借鉴、参考。

三、治疗药物监测

治疗药物监测（therapeutic drug monitoring，TDM）是指运用现代分析测试手段来定量分析患者血液样本中的药物及其代谢产物浓度，探讨血药浓度与药物疗效和毒性之间的关系，以确定药物有效浓度及毒性浓度的范围，并可根据药动学公式来计算最佳的治疗剂量，做到用药个体化，从而指导临床合理用药。

目标检测

一、选择题

1. 药理学的主要研究内容是　　（　　）

A. 药物对机体的作用　　B. 机体对药物的作用

C. 药物在机体内的过程　　D. 药物的不良反应

E. 药物与机体的相互作用

2. 药效学的主要研究内容是 (　　)

A. 药物的临床疗效

B. 药物对机体的作用及作用机制

C. 药物的作用机制

D. 药物作用的影响因素

E. 药物在体内的变化规律

3. 药动学的主要研究内容是 (　　)

A. 药物作用的动能来源

B. 药物作用的动态规律

C. 药物在机体内的变化

D. 药物的作用强度随剂量、时间变化的消长规律

E. 药物在体内转运、代谢及血药浓度随时间变化的消长规律

4. 下列哪项不属于新药的临床前研究 (　　)

A. 药物制备工艺路线研究

B. 人体安全性试验

C. 药物理化性质研究

D. 以实验动物为对象的毒理学研究

E. 药物质量控制标准研究

二、简答题

1. 什么是药理学？其主要研究内容及意义是什么？

2. 药理学的性质和任务是什么？

3. 新药的药理学研究包括哪些内容？

第二单元　药物效应动力学

学习目标

1. 知识目标
（1）掌握药物作用、不良反应和受体的基本概念。
（2）掌握药物的剂量与效应之间的关系。
（3）了解药物作用的机制。
2. 能力目标
（1）能区分药物的治疗作用和不良反应。
（2）能准确把握药物剂量。
3. 素质目标
形成坚定的医德信念，具有较高的安全责任心。

药物效应动力学（药效学）主要研究药物的生化和生理效应（药物的作用）以及产生生化和生理效应的机制（药物的作用机制）。药物的作用和作用机制是药物防治疾病及其规律和新药设计的理论基础。

第一节　药物作用的基本规律

一、药物作用

（一）药物作用与药物效应

药物作用（drug action）是指药物与机体细胞间的初始作用。药物效应（drug effect）是指继发于药物作用之后的药物所引起的机体器官原有功能的变化。例如，肾上腺素激动血管平滑肌 α 受体使血管收缩是该药物的作用，而引起血压上升是其产生的药物效应。药物作用是动因，药物效应是结果。两者之间是因果关系，通常并不将药物的作用和效应严格区分，而是相互通用。

（二）药物的基本作用

药物对机体的作用，主要表现在机体原有生理、生化功能的改变。凡能使机体生理、生化功能增强的作用称为兴奋作用（excitation），过度的兴奋称为亢进（augmentation），能产生兴奋作用的药物称为兴奋药，如肾上腺素升高血压、阿托品使心率加快等。凡能使机体生理、生化功能减弱的作用称为抑制作用（inhibition），过度抑制使功能活动接近停止称为麻痹，具有抑制作用的药物称为抑制药，如安定催眠、吗啡镇痛等。兴奋和抑制在一定条件下可以互相转化，过度兴奋可导致惊厥，持续惊厥可转变为衰竭性抑制，甚至死亡。

同一种药物对不同的组织、器官可产生不同的作用。例如，阿托品对内脏平滑肌产生抑制作用使其松弛，但对心脏呈现的却是兴奋作用，使心率加快、传导加速。

化学治疗药如抗微生物药和抗寄生虫药等通过抑制或杀灭病原微生物和寄生虫而除去病因。维生素、微量元素及激素等通过补充机体物质的不足而呈现治疗作用。

二、药物作用的类型

药物作用根据不同的方式可分为不同的类型。

（一）局部作用与吸收作用

1. 局部作用(local action) 无须药物进入血液循环而在用药局部呈现的作用，如丁卡因的表面麻醉作用、碘酊用于皮肤的消毒作用。

2. 吸收作用(absorptive action) 药物从给药部位经血液循环（或直接进入血管）分布到机体各组织而产生的作用。吸收作用又称全身作用或系统作用，如口服阿司匹林的退热作用。临床应用的药物大多是通过吸收产生药理作用的。

（二）选择作用和普遍作用

1. 选择作用(selectivity action) 药物进入机体后对机体各组织、器官的作用并不是相同的，不同组织器官对药物的敏感性是不一样的，大多数药物在治疗剂量下只对某组织器官有明显作用，而对其他组织器官无作用或无明显作用。这就是药物的选择作用。例如，缩宫素对子宫的兴奋作用、洋地黄加强心肌收缩力的作用，均表现出药物作用的选择性。药物作用的选择性与药物在体内的分布、机体组织细胞的结构及生化机能等方面的差异有关。

知识卡片

一些广谱抗生素或广谱抗寄生虫药，虽然其选择性低，但是抗菌谱或抗虫谱广却为其优点。

药物作用的选择性是相对的，与用药的剂量有关。例如，如治疗量的强心苷选择性地作用于心肌，随着剂量的增加，其也作用于中枢神经系统和引起视觉障碍，进而产生毒性反应。所以，临床用药应注意掌握药物剂量的正确使用。在目前临床应用的药物中，几乎没有产生单一作用的药物。一般而言，选择性越高的药物针对性越强，不良反应越少，但应用范围窄；而选择性低的药物针对性差，不良反应常较多，但应用范围广。

药物作用的选择性具有重要的意义，在理论上可作为药物分类的基础，在应用上可作为临床选药的依据。

2. 普遍作用 有的药物对与它接触的组织、器官等都有类似的作用，如苯酚可使细菌和人体的蛋白质变性。

（三）直接作用和间接作用

1. 直接作用 药物在所分布的组织器官直接产生的作用。例如，去甲肾上腺素作用于血管平滑肌上的 α 受体，使血管收缩、血压升高。

2. 间接作用 由直接作用引起的其他作用。例如，去甲肾上腺素升高血压后反射性地使心率减慢。

（四）防治作用和不良反应

事物是有两重性的，药物也不例外，既可呈现对机体有利的防治作用，又可产生对机体不利的不良反应，二者常同时存在。

1. 防治作用(preventive and therapeutic action) 用药的目的在于防病治病，药物的防治作用可分为预防作用(preventive action)和治疗作用(therapeutic action)。

(1) 预防作用：指在疾病发生前用药，以防止疾病或症状的发生的作用，如乙肝疫苗预防乙肝的发生。

（2）治疗作用：指符合用药目的或能达到治疗效果的作用，可分为对因治疗和对症治疗。

对因治疗（etiological treatment）：用药目的在于消除原发致病因子，彻底治愈疾病的治疗称为对因治疗，或称治本。例如，抗生素对病原体具有抑制和杀灭作用。

对症治疗（symptomatic treatment）：用药目的在于改善症状，减轻疾病所引起的反应的治疗称为对症治疗，或称治标。例如，高热时应用解热镇痛药阿司匹林解除发热给患者带来的痛苦。

一般情况下，对因治疗比对症治疗重要，但对一些严重危及患者生命的症状如休克、哮喘、惊厥、心功能不全、高热及剧痛等，必须先立即采取有效的对症治疗，再进行对因治疗，故应急则治标，缓则治本，标本兼治。

补充疗法（supplementary therapy）：又称替代疗法（replacement therapy），用药目的在于补充体内营养物质或代谢物质的不足，但其不能清除原发病灶，与对因治疗还有一定区别。

2. 不良反应（adverse reaction）　凡是不符合用药目的并给患者带来痛苦与危害的反应统称为不良反应。根据治疗目的、用药的剂量大小及产生不良反应的严重程度，不良反应可分为以下几类。

（1）副反应（side reaction）：以治疗剂量用药后，和治疗作用同时出现的与用药目的无关的不适反应称为副反应或副作用。它会给患者带来不适，但一般比较轻微，危害不大，是可逆的功能性变化。其产生的原因是药物选择性低，作用范围广。当把其中一种或两种药理效应作为治疗作用时，其他的效应就成为副作用。根据用药目的的不同，治疗作用与副作用可以相互转化。例如，阿托品具有松弛平滑肌和抑制腺体分泌的作用，当用于治疗胃肠绞痛时，其松弛平滑肌作用为治疗作用，而抑制唾液腺分泌引起口干则为副作用。当阿托品用于麻醉前给药时，其抑制腺体分泌的作用成为防治作用，而松弛平滑肌作用引起腹胀气和尿潴留则为副作用。由于副作用是在治疗剂量下与药物的治疗作用同时发生的，同属药物固有的药理作用，可预知但难以避免，可事先告诉患者，以免其误认为病情加重，或采取相对应的处理，在一定程度上减轻或纠正副作用。

（2）毒性反应（toxic reaction）：指药物在用药剂量过大、用药时间过长或机体对药物敏感性过高时产生的对机体有损害的反应。各药的毒性反应表现不同，主要是对中枢神经、消化系统、循环系统以及肝、肾功能的损害，一般对患者的危害性较大，在性质上和程度上与副反应不同。其根据药理作用可以预知，也是应该避免发生的不良反应。因使用剂量过大而立即发生的毒性反应称为急性毒性反应（acute toxic reaction），因长期用药而逐渐发生的毒性反应称为慢性毒性反应（chronic toxic reaction）。所以，在临床用药时，应注意掌握用药的剂量和间隔时间，必要时应停药或改用其他药物。

（3）变态反应（allergic reaction）：指机体受药物刺激后发生的异常免疫反应，可引起生理功能障碍或组织损伤，亦称为过敏反应。变态反应包括药物热、皮疹、接触性皮炎、溶血性贫血等，最严重的表现是过敏性休克。致敏物质可以是药物本身、药物的代谢产物或药物制剂中的杂质或辅剂。药物变态反应的特点如下：① 见于少数过敏体质患者；② 是否发生与剂量无关，反应程度与剂量有关，治疗量或极少量即可发生；③ 反应性质不尽相同，且不易预知；④ 结构相似的药物可有交叉过敏反应。因此，对于易致敏的药物或过敏体质的患者，用药前应做过敏试验，阳性反应者禁用该药。

知识卡片

青霉素引起的过敏性休克属Ⅰ型变态反应。

(4) 后遗效应(residual effect):指停药后血药浓度虽已降至阈浓度以下,但仍残存的生物效应。例如,服用长时间作用的巴比妥类催眠药后,次晨仍有困倦、头昏、乏力等感觉;大剂量应用呋塞米偶可引起永久性耳聋。

(5) 继发反应(secondary reaction):指药物治疗作用所引起的不良后果,又称治疗矛盾。例如,长期服用广谱抗生素可使肠道正常菌群共生状态遭到破坏,敏感菌被抑制,耐药菌乘机大量繁殖而引起新的感染,即二重感染。

(6) 三致反应:指致突变(mutagenesis)、致畸(teratogenesis)、致癌(carcinogenesis)。药物损伤 DNA、干扰 DNA 复制所引起的基因变异或染色体畸变称为致突变。基因突变发生于胚胎生长细胞可致畸。例如,沙利度胺(thalidomide,反应停)曾在西欧广泛用于妇女早期妊娠反应,几年后发现用过此药的孕妇娩出的婴儿会出现四肢短小的"海豹肢"畸形。药物造成 DNA 或染色体损伤,使抑癌基因失活或原癌基因激活,导致正常细胞转化为癌细胞称为致癌。三致反应是药物引起的特殊慢性毒性反应,属于慢性毒性范畴,常用于评价药物的安全性。

第二节 药物的量效关系

在一定的剂量范围内,药理效应强弱与血药浓度高低成正比,这种剂量与效应的关系称为量效关系(dose-effect relationship)。通过对量效关系的研究,可定量分析和阐明药物剂量与效应之间的规律,有助于了解药物作用的性质,也可为临床安全有效用药提供参考。

一、药物的剂量与效应

剂量,即用药的分量。剂量的大小决定血药浓度的高低,血药浓度的高低又决定药理效应的强弱。因此,药物剂量大小决定药理效应强弱,在一定范围内增加或减少药物剂量,药理效应也随之增强或减弱。

根据剂量与效应的关系,剂量可分为以下几类。

1. 无效量 药物剂量过小,在体内达不到有效浓度,不能引起药理效应的剂量。

2. 最小有效量 剂量增大到开始出现药理效应时的最小剂量。

3. 有效量 介于最小有效量和极量之间,可对机体产生疗效而不引起毒性反应的剂量,又称治疗量。在治疗量中,大于最小有效量而小于极量、疗效显著且安全的剂量,为临床常用量。

4. 极量 能引起最大效应而不至于中毒的剂量,又称最大治疗量。极量是国家药典明确规定允许使用的最大剂量,即安全剂量的极限,超过极量有中毒的风险。除非特殊需要,一般不采用极量。

5. 最小中毒量和中毒量 药物引起毒性反应的最小剂量为最小中毒量。介于最小中毒量和最小致死量之间的剂量为中毒量。一般将最小有效量与最小中毒量之间的剂量范围称为安全范围(治疗作用宽度),该范围越大则用药越安全。

6. 最小致死量和致死量 药物引起死亡的最小剂量为最小致死量,剂量大于最小致死量为致死量。

剂量与药物作用关系如图 1-2-1 所示。

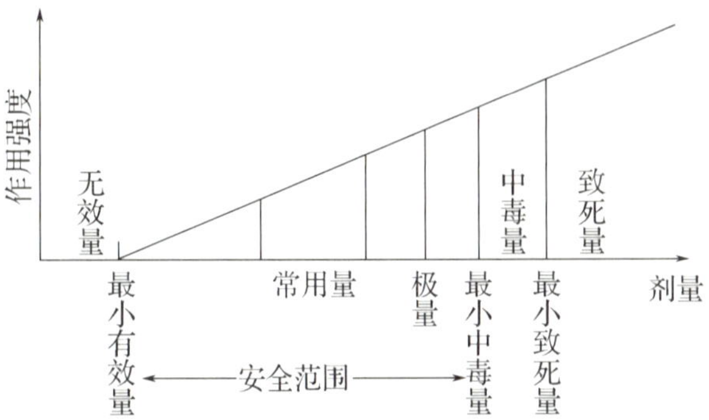

图 1-2-1 剂量与药物作用关系示意图

二、量效曲线

量效曲线是量效关系最简明的表示方法，通常以药理效应为纵坐标，血药浓度为横坐标，绘制出的长尾 S 形曲线，即量效曲线（dose-effect curve）。根据所观察的药理效应指标的不同，量效曲线可分为量反应和质反应两种类型。

1. 量反应量效曲线 药理效应的强弱是连续增减的量变，可用具体的数量或最大效应的百分率来分级表示，如心率、血压、血糖浓度、尿量等，称为量反应（graded response）。如将量效曲线中横坐标的药物剂量（或浓度）采用对数标尺，则曲线呈典型的对称 S 形，就是通常所称的量反应量效曲线（图 1-2-2）。

2. 质反应量效曲线 药理效应的强弱不呈连续性量的变化，而表现为反应性质（有或无，阳性或阴性）的变化，如存活或死亡、清醒或睡眠等，称为质反应（quantal response，all-or-none response）。质反应量效曲线如以阳性反应发生频数为纵坐标，对数剂量（或浓度）为横坐标作图，则呈对称倒钟形曲线（正态分布曲线）。当纵坐标采用累加阳性反应发生频率，其曲线也呈典型对称 S 形曲线（图 1-2-3）。

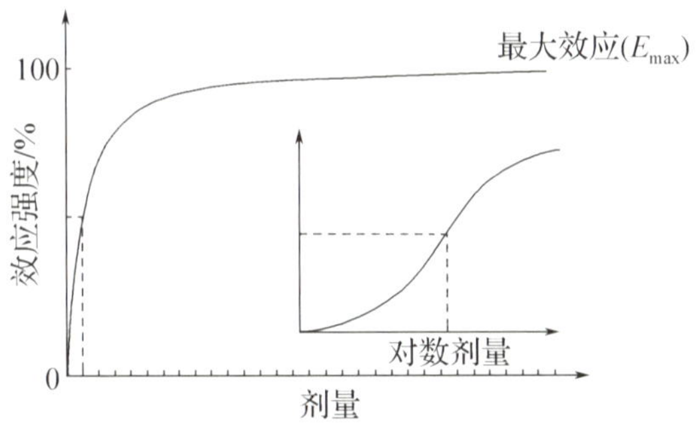

图 1-2-2 药物量反应量效曲线

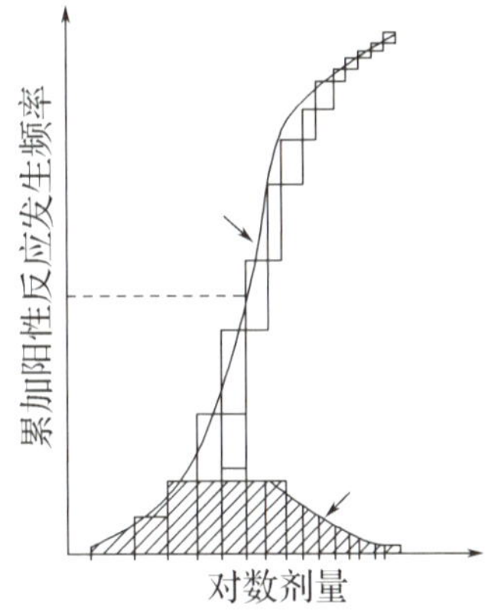

图 1-2-3 药物质反应量效曲线

三、量效曲线的意义

量效曲线在药理学上有重要意义，根据量效曲线可以得出如下几个概念。

1. 最小有效量（minimal effective dose）或最小有效浓度（minimal effective concentration） 也称阈剂量或阈浓度。

2. 斜率（slope） 量效曲线在效应量 16%～84%区段大致呈直线。该段直线斜率大的药物，其药量的微小变化即可引起效应的明显改变。在质反应量效曲线中，斜率还反映阳性反应的离散性，即个体差异。斜率越大，药物反应的个体差异越小。

3. 个体差异(individual variability) 因个体而异的药物效应。有些个体对药物反应非常敏感，所需药量低于常用量，称为高敏性(hypersensitivity)；反之，有些个体对药物敏感性低，需要使用高于常用量的药量方能出现药物效应，称为低敏性(hyposensitivity)。

4. 效能(efficacy) 药物所能产生的最大效应。在量反应中，随药物剂量(或浓度)增加，效应强度相应增强达到极限，再增加剂量(或浓度)时效应不再继续增强，这一药理效应的极限称为最大效应。效能反映药物内在活性(效应力)的大小，高效能药物所产生的效应是低效能药物无论多大剂量也无法产生的。例如，镇痛药吗啡是高效能镇痛药，用于剧痛的镇痛；解热镇痛药吲哚美辛是低效能镇痛药，对钝痛有效，但对剧痛镇痛效果差。

5. 效价强度(potency) 评价药物效应强度的指标，其大小与等效剂量成反比。等效剂量是指引起相等效应(等效反应)所需的药量。药效性质相同的两个药物的效价强度之比称为效价比。例如，10 mg 吗啡的镇痛作用与 100 mg 哌替啶的镇痛作用相当，即吗啡的效价强度为哌替啶的 10 倍。

效价强度与效能之间无相关性，两者反映药物的不同性质，在药物的药效学评价中具有重要意义。例如，利尿药以每日排钠量为效应指标进行比较，氢氯噻嗪的效价强度大于呋塞米，但呋塞米的最大效应远远大于氢氯噻嗪(图 1-2-4)。因此，比较同效应的两种或两种以上药物时，应从效能和效价强度两项指标综合考虑，单纯讲某药比另一种药强若干倍是不适宜的。在临床治疗时，药物的效价强度与效能可作为选择药物和确定药物剂量的依据。

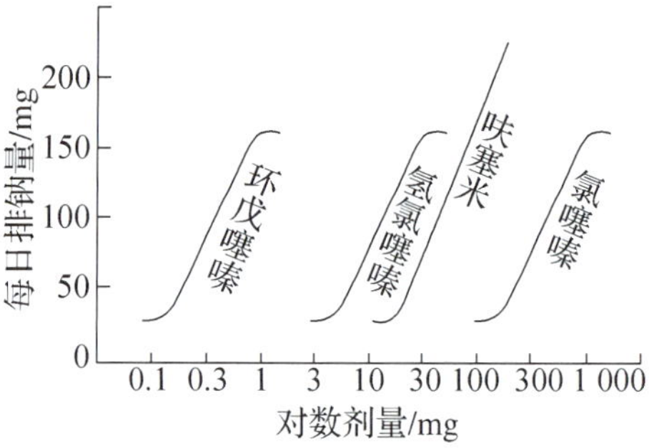

图 1-2-4 各种利尿药的效价强度及最大效应比较

6. 半数有效量(50% effective dose, ED_{50}) 能引起 50%最大效应(量反应)或 50%阳性反应(质反应)的药量。如果效应指标为死亡，则称为半数致死量(50% lethal dose, LD_{50})。量效曲线在 50%效应处的斜率最大，故常用半数有效量(ED_{50})计算药物的效价强度，结果比较精确。

7. 治疗指数(therapeutic index, TI) 药物的半数致死量(LD_{50})与半数有效量(ED_{50})的比值。治疗指数可用来评价药物的安全性，治疗指数大的药物较治疗指数小的药物安全性大，但治疗指数仅适合于治疗效应和致死效应的量效曲线相平行的药物。对于两条曲线不平行的药物，还应适当参考 1%致死量(LD_1)和 99%有效量(ED_{99})的比值，或 5%致死量(LD_5)和 95%有效量(ED_{95})之间的距离来衡量药物的安全性。

第三节 药物作用机制

药物作用机制是药效学研究的重要内容之一，主要研究药物为什么起作用和如何产生作用。目前对于药物作用机制的认识，已从器官水平深入到细胞、亚细胞水平和分子水平，这是一个从宏观到微观不断发展、逐步深入和完善的过程。学习和掌握药物的作用机制，有助于阐述药物的治疗作用和不良反应的本质，对临床合理用药起指导作用，也为新药开发的设计和深入认识机体内在的生理、生化或病理过程提供有益的帮助。

一、药物作用机制的分类

药物的种类繁多，化学结构和理化性质各异，其作用机制也多不相同。药物的作用机制分为两大类：非特异性药物作用机制和特异性药物作用机制。

（一）非特异性药物作用机制

非特异性药物(nonspecific drug)作用机制是借助于脂溶性、络合作用、渗透压等改变细胞周围的理化条件而发挥药效，主要与药物的理化性质如解离度、溶解度、表面张力等有关；与药物的化学结构关系并不密切，机制相对比较简单。例如，抗酸药中和胃酸治疗消化性溃疡；口服硫酸镁在肠内形成高渗溶液，阻止肠吸收水分使肠内容积增大，并刺激肠蠕动而导泻。

（二）特异性药物作用机制

特异性药物作用机制与药物的化学结构密切相关，通过药物分子自身结构的特异性影响酶、受体等物质的功能，从而引起一系列生理、生化反应。

1. 参与或干扰细胞代谢过程　有些药物本身就是机体生化过程所需要的物质，应用后可直接参与机体的代谢过程而防治相应的缺乏症。例如，铁剂治疗缺铁性贫血，维生素 D 治疗佝偻病等。有些药物则因为结构与机体的正常代谢物相似干扰某些正常生化过程而产生药理作用。例如，巯嘌呤可干扰嘌呤代谢而呈现抗癌作用。

2. 影响自体活性物质　自体活性物质如前列腺素、组胺等的代谢过程，在维持和调整机体生理功能方面起到重要作用。有些药物通过影响自体活性物质来发挥作用。例如，阿司匹林抑制前列腺素的合成，而呈现解热镇痛作用；大剂量碘剂可抑制甲状腺激素分泌，起到抗甲状腺的作用。

3. 影响酶的活性　酶是细胞生命活动的重要物质，许多药物都是通过影响酶的活性而呈现作用。例如，奥美拉唑不可逆性抑制胃黏膜 H^+/K^+-ATP 酶(质子泵)，从而抑制胃酸分泌，治疗消化性溃疡；卡托普利通过抑制血管紧张素转化酶，产生抗高血压作用。

4. 影响细胞膜离子通道　细胞膜上的离子通道影响着各种离子的跨膜转运。有些药物通过影响离子通道发挥作用。例如，奎尼丁可阻滞钠通道，治疗心律失常；硝苯地平可阻滞血管平滑肌的钙通道，治疗高血压。

5. 影响免疫功能　免疫功能和许多疾病有直接的关系，有些药物通过改变免疫机制而发挥治疗相应疾病的作用。例如，环孢素能选择性抑制 T 细胞的作用，用于器官移植的排斥反应；转移因子能增强机体的细胞免疫功能，用于细胞免疫缺陷的辅助治疗。

6. 受体机制　详见下文。

二、药物作用的受体理论

（一）受体概念

受体是存在于细胞膜或细胞内的大分子物质，能识别并特异性与神经递质、激素、自体活性物质及药物结合，产生特定的生物效应。与受体特异性结合的物质称为配体(ligand)，受体均有其相应的内源性配体。配体与受体大分子中的一部分结合，该部分称为受点(binding site)。

（二）受体的特性

> **知识卡片**
>
> 1878 年兰利(Langley)最早提出受体假设。1933 年克拉克(Clark)通过研究药物对蛙心的剂量效应关系奠定了受体学说的基础。

1. 敏感性 受体只需要与极低浓度的配体结合就能产生显著的效应。

2. 特异性 一种特定受体具有高度特异性识别能力，只与它的特定配体结合，产生特异的生物效应。

3. 饱和性 受体数目有限，当配体达到某一个浓度时，其最大结合值不再随配体浓度增加而增大，因此配体与受体结合表现出饱和性和竞争性结合现象。

4. 可逆性 配体可从配体-受体结合物中解离出来，也可被其他特异性配体置换。

5. 多样性 同一类型受体可广泛分布于不同的细胞而产生不同的效应。受体的多样性是受体亚型分类的基础。

6. 可调节性 受体的数量、亲和力和效应力等可在生理、病理和药理等因素的影响下发生变化，包括了向上调节和向下调节。

(1) 向上调节(up regulation)：受体的数目增多，亲和力增加或效应力增强称为向上调节。向上调节的受体对再次用药非常敏感，药物效应会增强，此现象称为受体超敏。例如，长期应用 β 受体阻断药，可使 β 受体向上调节；一旦突然停药，受体因数目增多而对体内的递质去甲肾上腺素产生强烈反应，可引起心动过速、心律失常或心肌梗死。

(2) 向下调节(down regulation)：受体的数目减少，亲和力减低或效应力减弱称为向下调节。向下调节的受体对再次用药反应迟钝，药物效应会减弱，此现象称为受体脱敏。受体脱敏可由多次使用受体激动药引起，是产生耐受性的原因之一。例如，N-受体激动药氯化琥珀胆碱在反复给药后数秒内所发生的骨骼肌松弛，就是由受体蛋白构象改变、钠离子通道不再开放所致。

（三）药物与受体的相互作用

药物与受体结合产生效应，必须具备两种特性：一是药物与受体相结合的能力，即亲和力(affinity)；二是药物与受体结合后产生效应的能力，即内在活性(intrinsic activity)。由此，可将药物分成三类。

1. 激动剂(agonist) 与受体有较强的亲和力，又有较强内在活性的药物。例如，肾上腺素可激动 β_1 受体，使心脏兴奋。

2. 拮抗剂(antagonist) 与受体有较强的亲和力，但缺乏内在活性的药物。例如，普萘洛尔可与 β 受体结合，由于不具有内在活性，不但不能激活受体反而阻断肾上腺素与 β 受体的结合，呈现拮抗肾上腺素的作用，使心脏抑制。拮抗剂可依其与激动剂是否竞争同一受体而分为竞争性拮抗剂和非竞争性拮抗剂。

竞争性拮抗剂和激动剂竞争与受体的结合，降低亲和力，而不降低内在活性，可使激动剂的量效曲线右移，见图 1-2-5A，但最大效应不变。

非竞争性拮抗剂不与激动剂竞争受体，但它与受体结合后，可使激动剂亲和力及内在活性降低，即不仅使激动剂的量效曲线右移，见图 1-2-5B，而且抑制其最大效应。一些与受体结合牢固，产生不可逆结合的药物也能产生类似效应。

3. 部分激动剂（partial agonist）　与受体有一定亲和力，但内在活性较弱的药物。其与受体结合后只能产生较弱的效应，即使浓度增加，也不能达到完全激动剂那样的最大效应；相反，却因占据受体而能拮抗激动剂的部分效应，即表现为部分阻断作用。例如，喷他佐辛可引起较弱的镇痛效应，但与吗啡合用时，可对抗后者镇痛效应的发挥，见图 1－2－5C。

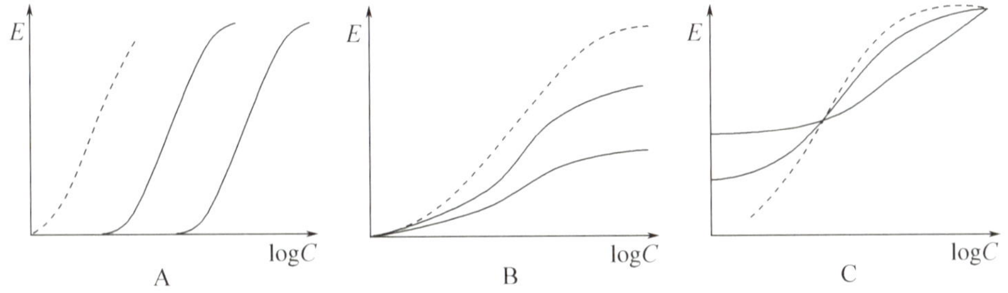

A. 竞争性拮抗剂和激动剂量效曲线（虚线）的影响；B. 非竞争性拮抗剂对激动剂量效曲线（虚线）的影响；C. 部分激动剂对激动剂量效曲线（虚线）的影响。

图 1－2－5　激动剂与不同类型拮抗剂（包括部分激动剂）合用时的量效曲线

目标检测

一、选择题

1. 药物的半数致死量是指（　　）

A. 引起半数动物死亡的剂量　B. 全部动物死亡剂量的一半
C. 产生严重毒性反应的剂量　D. 抗生素杀死一半细菌的剂量
E. 抗寄生虫药杀死一半寄生虫的剂量

2. 药物产生不良反应的药理基础是（　　）

A. 用药时间过长　B. 组织器官对药物亲和力过高
C. 机体敏感性过高　D. 用药的剂量过大
E. 药物作用的选择性低

3. 常用的表示药物安全性的参数是（　　）

A. 半数致死量　B. 半数有效量
C. 治疗指数　D. 最小有效量
E. 效价强度

4. 关于不良反应的叙述，错误的是（　　）

A. 可给患者带来不适　B. 不符合用药目的
C. 一般是可预知的　D. 停药后不能恢复
E. 副作用是不良反应的一种

5. 药物的安全范围是（　　）

A. 最小有效量与最小中毒量之间的距离
B. ED_{95} 与 LD_5 之间的距离
C. ED_{50} 与 LD_5 之间的距离
D. ED_5 与 LD_{95} 之间的距离

E. 最小有效量与最大有效量之间的距离

6. 关于受体的叙述，正确的是 ( )

A. 受体都位于细胞膜上

B. 受体是遗传基因生成的，其分布密度是固定不变的

C. 受体与配体结合后都引起兴奋性效应

D. 受体是首先与配体结合并引起反应的细胞成分

E. 药物都是通过激动或阻断相应受体而发挥作用的

7. 下列属于局部作用的是 ( )

A. 普鲁卡因的浸润麻醉作用　　B. 利多卡因的抗心律失常作用

C. 洋地黄的强心作用　　D. 苯巴比妥的镇静催眠作用

E. 硫喷妥钠的麻醉作用

8. 药物与受体结合后，可激动受体，也可阻断受体，取决于 ( )

A. 药物是否具有内在活性　　B. 药物是否具有亲和力

C. 药物的酸碱度　　D. 药物的极性大小

E. 药物的脂溶性

9. 服用巴比妥类药物后次晨的“宿醉”现象称为药物的 ( )

A. 副作用　　B. 毒性反应

C. 后遗效应　　D. 变态反应

E. 特异质反应

二、简答题

1. 药物的不良反应包括哪些类型？

2. 简述药物的作用机制。

3. 试比较受体激动剂、拮抗剂、部分激动剂的异同点。

第三单元　药物代谢动力学

学习目标

1. 知识目标

(1) 掌握药物在体内的吸收、分布、代谢、排泄。

(2) 掌握常用药动学参数及意义。

(3) 了解药物跨膜转运的方式及药物作用的影响。

2. 能力目标

(1) 能利用生理学知识分析药物转运方式。

(2) 会利用药物半衰期确定给药间隔时间。

3. 素质目标

具有较强的判断分析能力。

药物代谢动力学（药动学）主要研究药物的体内过程，即药物在体内的吸收(absorption)、分布(distribution)、代谢(metabolism)及排泄(excretion)过程（简称ADME系统）的动态变化规律。药物在体内的吸收、分布及排泄过程称为药物转运，代谢变化过程称为生物转化，代谢和排泄过程合称消除。这些动态变化如图1-3-1所示。

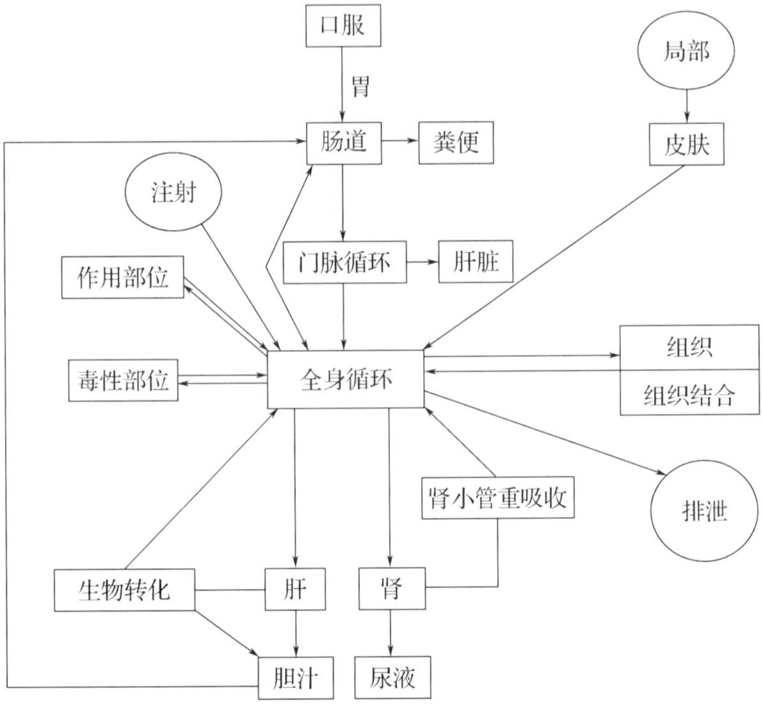

图1-3-1　药物在体内的转运与转化

第一节 药物跨膜转运

药物从给药部位进入血液循环，再分布到各组织器官产生药理作用以及体内代谢或排泄都必须通过各种组织细胞的生物膜，这一过程称为药物的跨膜转运。膜的结构是以液态的脂质双分子层为基架，其中镶嵌着不同生理功能的蛋白质。脂质分子以磷脂居多，赋予细胞膜一定的流动性和通透性，有利于脂溶性药物通过；蛋白质分子组装成物质载体和离子通道，载体参与某些药物的跨膜转运，离子通道则是某些药物的作用的靶位。

药物的跨膜转运方式主要有被动转运和主动转运两种。

一、被动转运

被动转运又称下山转运，是一种不耗能的顺差转运过程，是由高浓度一侧向低浓度一侧的跨膜转运。被动转运包括简单扩散、滤过扩散和易化扩散。

（一）简单扩散

简单扩散（simple diffusion）又称脂溶扩散（lipid diffusion），指脂溶性小分子药物可溶于细胞膜的脂质而进行的转运。脂溶性高的药物易通过生物膜。多数药物呈弱酸性或弱碱性，在体液中都有一定程度的解离，以解离型和非解离型存在。非解离型药物极性小，脂溶性高，易跨膜转运；而解离型药物极性大，脂溶性低，不易跨膜转运。弱酸性药物在酸性体液中主要以非解离型存在，易跨膜转运；在碱性体液中主要以解离型存在，不易通过生物膜。而弱碱性药物在碱性体液中易跨膜转运，在酸性体液中不易通过生物膜。大多数药物的转运方式属简单扩散。

知识卡片

强酸、强碱以及季铵盐因全部解离，不易透过生物膜，难以被吸收。

（二）滤过扩散

滤过扩散（filtration diffusion）又称膜孔扩散，指分子直径小于膜孔的水溶性小分子药物，借助膜两侧的流体静压和渗透压差被水携至低压侧的过程。例如，水、乙醇等水溶性物质通过膜孔滤过扩散。

（三）易化扩散

易化扩散（facilitated diffusion）又称载体转运，指某些药物将细胞膜上的一些特异性蛋白质作为载体，进行不耗能的顺浓度差转运。易化扩散方式具备以下特点：① 不耗能；② 载体具有高度特异性；③ 饱和现象，即作为载体的通透酶或离子通道的转运能力有限，在药物浓度过高时，将出现饱和限速现象；④ 竞争性抑制现象，即两种药物由同一载体转运时，药物之间可出现竞争性抑制。

二、主动转运

主动转运（active transport）是指药物依赖细胞膜上的特殊载体，从低浓度一侧向高浓度一侧的跨膜转运。其特点有：① 消耗能量；② 需要载体；③ 有特异性；④ 有竞争性抑制及饱和现象。这类转运主要存在于神经元、肾小管和肝细胞内。青霉素经肾小管分泌是主动转运方式。

第二节　药物的体内过程

药物由给药部位进入机体产生药理效应，然后由机体排出，其间经历吸收、分布、代谢和排泄四个基本过程，这个过程称为药物的体内过程。

一、药物的吸收

药物自给药部位进入血液循环的过程称为吸收(absorption)。药物吸收的速度和程度直接影响到药物起效的快慢和作用的强弱。除静脉注射无吸收过程外，药物吸收的快慢和程度与给药途径、药物理化性质及吸收环境等密切相关。

（一）消化道给药

1. 口服给药　最常用的给药途径。胃由于吸收面积小、排空快，所以吸收量很少。在胃液的酸性环境中，弱酸性药物可被吸收，弱碱性药物则难以被吸收。小肠是吸收的主要部位，由于具有环状皱襞和大量绒毛，其吸收面积增大，并有血流量大、毛细血管壁的膜孔较大、蠕动缓慢和 pH 偏中性的特点，所以弱酸性和弱碱性药物均易被吸收，但高度解离的药物如季铵盐类药物则难以被吸收。

由胃肠吸收的药物，在胃肠黏膜处被吸收后，首先经门静脉进入肝脏，当通过肠黏膜及肝脏时部分药物发生转化，使进入体循环的有效药量减少，这种现象称为首关消除(first pass elimination)。首关消除明显的药物有硝酸甘油、普萘洛尔等，一般不宜口服或需调整口服用量。

2. 舌下或直肠给药　除口服外，少数药物可经舌下含化、直肠灌药或栓剂给药，分别通过口腔、直肠和结肠黏膜吸收。虽然吸收面积小，但血流丰富，吸收也较迅速，并可避免首关消除。例如，硝酸甘油可舌下给药控制心绞痛急性发作。对少数刺激性大的药物或不能口服药物的患者，可直肠给药，尤其适合小儿、老人。

（二）肌内注射及皮下注射给药

药物经肌内注射或皮下注射后，通过毛细血管进入血液循环，其吸收受注射部位的血流量和药物剂型的影响。肌肉组织的血流量比皮下组织丰富，所以肌内注射比皮下注射吸收快。水剂比混悬剂和油制剂吸收快。

（三）呼吸道给药

肺泡表面积大，与血液只隔肺泡上皮及毛细血管内皮各一层，且血流丰富，吸收极其迅速。呼吸道给药适用于挥发性药物和气体药物。目前，临床应用的气雾剂应严格控制所含液体或固体药物颗粒直径的大小，防止分散度过大或过细，造成药物颗粒滞留在咽喉或随气体排出，不能奏效。

（四）皮肤给药

完整的皮肤吸收能力较差，外用药物主要发挥局部作用，如果在制剂中加入促皮吸收剂如氮酮制成的贴皮剂，可使吸收能力加强而发挥全身作用。例如，硝苯地平贴皮剂用于预防心绞痛发作，一日只需贴一次。

二、药物的分布

药物随着血液循环通过多种生理屏障转运到各组织器官的过程称为分布(distribution)。大多数药物在体内的分布是不均匀的,存在明显的选择性,其影响因素主要有以下几点。

(一)药物与血浆蛋白的结合

吸收进入血液的药物可与血浆蛋白呈可逆性结合。药物与血浆蛋白结合后称为结合型药物,未结合的称为游离型药物。结合型药物与游离型药物处于动态平衡之中。结合型药物分子量大,不能通过生物膜进行跨膜转运,暂时失去药理活性,又不被代谢或排泄,成为药物在血液中的一种暂时的储存形式。游离型药物分子量小,易转运到作用部位产生药理效应,通常也仅是游离型药物与药理作用强度密切相关。当血浆中游离型药物的浓度随着其分布和消除降低时,结合型药物可释放出游离型药物,结合与游离两个过程保持着动态平衡。与血浆蛋白结合率高的药物不易分布,起效慢,但在体内消除也慢,作用维持时间较长。药物与血浆蛋白结合的特异性低,且血浆蛋白结合点有限,如同时应用两种与血浆蛋白结合率高的药物,则可能因竞争同一血浆蛋白而发生置换现象。被置换出来的游离型药物比例加大,效应增强或毒性增大。例如,抗凝血药华法林及解热镇痛药保泰松的血浆蛋白结合率分别为99%与98%,如果两药同时使用,前者被后者置换使结合量下降1%,则游离型的华法林明显增多,导致抗凝作用增强,甚至引起出血。

(二)药物的理化性质和体液的pH

在生理情况下,细胞外液pH为7.4,细胞内液pH为7.0。弱酸性药物在细胞外液的解离度增加,不易从细胞外液转运到细胞内液;相反,弱碱性药物在细胞外液解离度低,在细胞内液中浓度较高。通过改变血液pH,可改变药物的分布方向。例如,抢救弱酸性巴比妥类药物中毒患者,可用碳酸氢钠碱化血液和尿液,不但可促使巴比妥类药物由脑细胞向血液转移,也可使肾小管重吸收减少,加速药物自尿液排出。

(三)局部器官血流量

人体脏器的血流量以肝脏最多,肾、脑、心次之,而肌肉、皮肤、脂肪和大多数内脏血流量较低。药物吸收后,往往在高血流量的组织器官中迅速达到较高浓度。但局部器官的血流量并不能决定药物的最终分布浓度。例如,静脉注射脂溶性很高的硫喷妥钠,其首先分布于富含类脂质的脑组织,呈现麻醉作用。但脂肪组织的数量远多于脑组织,摄取硫喷妥钠的能力很强,故药物可迅速自脑组织向脂肪组织转移,麻醉作用很快消失,这种现象称为药物的再分布。

(四)组织的亲和力

药物对某些组织的亲和力,使药物在该组织中浓度明显高于其他组织。例如,碘主要集中于甲状腺,钙沉积于骨骼中,汞、砷、锑等重金属和类金属在肝、肾中分布较多,氯喹在肝组织中的浓度高于血浆700倍。但有些药物分布的区域与药物作用部位并不一致,如四环素与钙络合沉积于骨骼及牙齿中,会使儿童骨骼生长抑制及牙齿黄染。

知识卡片

脂肪组织的血流量少,但脂肪组织面积很大,是脂溶性药物的巨大储库。

(五)特殊屏障

药物在血液与器官组织之间转运时所受到的阻碍称为屏障,机体中有些组织对药物具有特殊的屏障作用。

1. 血-脑脊液屏障(血脑屏障)　血、脑之间有一种选择性阻止各种物质由血入脑的屏障,它有利于维持中枢神经系统内环境的相对稳定。此屏障包括血液-脑细胞、血液-脑脊液及脑脊液-脑细胞三种屏障。大多数药物较难通过此屏障,只有脂溶性较大、分子量较小及少数水溶性药物可通过此屏障。脑膜炎症出现时,血-脑脊液屏障通透性增加,此时应用大剂量青霉素可在脑脊液中达到有效治疗浓度。

2. 胎盘屏障　由胎盘将母体血液与胎儿血液隔开的一种膜性结构。其通透性与一般毛细血管无显著差别。几乎所有药物都能穿透胎盘屏障进入胚胎循环,故孕妇用药应谨慎,防止造成胎儿中毒或畸形。

三、药物的代谢

药物的代谢(metabolism)是指药物在体内发生化学结构和药理活性的变化,也称为生物转化(biotransformation)。大多数药物的代谢主要在肝脏,部分药物的代谢也可在其他组织如肠、肾、肺和血浆中进行。

(一)药物代谢的意义

大多数药物经代谢后药理活性消失或减弱,称为灭活;但也有少数药物须经过代谢才具有药理活性,称为活化;还有少数药物经代谢后活性增强或毒性增加。大多数脂溶性药物经代谢后转化为水溶性高的代谢物,不易被肾小管重吸收而易于排出体外。某些水溶性高的药物在体内也可以不转化,以原形从肾脏排出。所以,代谢的最终目的是促使药物排出体外。

(二)药物代谢的方式

药物在体内的代谢方式有氧化、还原、水解和结合。其中,氧化、还原和水解反应又称为Ⅰ相反应,药物经过Ⅰ相反应发生灭活或活化。结合反应称为Ⅱ相反应,经Ⅰ相反应生成的代谢产物或某些原形药物可与体内的葡萄糖醛酸、甲基、甘氨酸、硫酸等物质或基团结合,结合后的产物药理活性降低或消失,水溶性增加,容易经肾脏排出,但也有少数药物经结合反应后生成有毒性的代谢产物。各种药物是否经过生物转化或经过几步反应各不相同。

(三)药物代谢的酶(药酶)

药物进行生物转化需要酶的参与,分为微粒体酶系和非微粒体酶系两类。

1. 微粒体酶系　存在于肝细胞内质网上,是促进药物代谢的主要酶系统,又称肝药酶。其中主要的氧化酶系是细胞色素 P450。P450 为一混合多功能酶系,由多种酶组成,在内源物和外源物的代谢过程中起重要作用。其特点是:① 选择性低;② 个体差异大,存在明显种族、性别和年龄的差异;③ 酶的活性和数量有限;④ 其活性还受到某些药物的影响。

2. 非微粒体酶系　存在于血浆、细胞浆和线粒体中的多种酶系,可对水溶性较大、脂溶性较小的药物及结构与体内正常代谢物相类似的物质进行生物转化。这些非微粒体酶有单胺氧化酶、黄嘌呤氧化酶、醇和醛脱氢酶、胆碱酯酶等。

(四)酶的诱导与抑制

某些药物可使肝药酶的活性增强或减弱,因而影响到该药本身及其他经肝药酶代谢的药物的作用。在联合用药时,应特别注意药物间的相互影响。

1. 药酶诱导剂　使肝药酶的活性增强或合成加速的物质。许多药物本身具有这种特性,如苯巴比妥、苯妥英钠、利福平等,可加速药物自身和其他药物的代谢,使药效降低。药酶诱导作用可解释连续用药产生的耐受性、交叉耐受性、停药敏化现象、药物相互作用、遗传差异、个体差异等。例如,苯巴比妥的药酶诱导作用很强,连续用药能加速自身的代谢,久用容易产生耐受性。

2. 药酶抑制剂 使药酶活性降低或合成减少的物质,如氯霉素、对氨基水杨酸、异烟肼等。药酶抑制剂能减慢其他药物的代谢,使药效增强。

四、药物的排泄

药物的排泄(excretion)是指药物在体内经吸收、分布、代谢后,其原形或代谢产物经不同途径排出体外的过程。多数药物主要经肾排泄,有的也经胆道、乳腺、汗腺、肠道等排泄,挥发性药物及气体可从呼吸道排出。

(一)肾排泄

肾脏是药物排泄最重要的器官。药物及其代谢产物经肾排泄,包括肾小球滤过、肾小管分泌及肾小管重吸收三种方式。肾小球毛细血管的膜孔较大,血流丰富,滤过压较高,故通透性大。除了与血浆蛋白结合的药物外,游离型药物及其代谢产物均可滤过。药物自肾小球滤过进入肾小管后,可有不同程度的重吸收:脂溶性药物重吸收多,排泄速度慢;水溶性药物重吸收少,易从尿中排出,排泄速度快。

尿量和尿液 pH 的改变可影响药物排泄。增加尿量可降低尿液中药物浓度,减少药物的重吸收。肾小管重吸收主要以简单扩散进行,故弱酸性或弱碱性药物排泄的多少直接与尿液的 pH 相关。尿液偏酸性,弱碱性药物解离型多,脂溶性低,重吸收少,排泄多;而弱酸性药物则相反。临床可利用改变尿液 pH 的方法加速药物的排泄以治疗药物中毒。例如,弱酸性药物苯巴比妥中毒时,可碱化尿液以促进药物排泄。

肾小管有主动分泌的功能,这是一个主动转运过程,由非特异性载体转运系统完成,因其选择性较低,可产生竞争性抑制。例如,临床上丙磺舒与青霉素合用,可竞争性抑制青霉素的分泌,提高青霉素的血药浓度,延长作用时间。

(二)胆汁排泄

有些药物及其代谢产物可经胆汁排泄进入肠道,经胆汁排泄的药物在胆道内浓度较高,可用于治疗胆道疾病,如红霉素、四环素等可治疗胆道感染。某些药物经胆汁排泄进入肠道后在肠道内又被重吸收,形成肝肠循环(hepato-enteral circulation),可使血药浓度下降减慢,作用时间延长。胆道引流或阻断肝肠循环可加速药物的排泄。

(三)乳汁排泄

有些药物可按简单扩散的方式由乳汁排泄。乳汁偏酸性且富含脂质,所以脂溶性高的药物和弱碱性药物如吗啡、阿托品等可自乳汁排出。哺乳期妇女用药应慎重,以免引起婴幼儿不良反应。

(四)其他

挥发性药物、全身麻醉药可通过肺呼气排出体外,有些药物还可以通过唾液、汗液、泪液等排出。某些药物在唾液中的浓度与血药浓度有一定相关性,可通过测定唾液药物浓度代替检测血药浓度。

第三节　药动学基本概念、参数及意义

药物在体内的吸收、分布、生物转化和排泄是一个连续变化的动态过程，它与药物作用起始的快慢、维持时间的长短、药物的治疗作用或毒副反应密切相关。因此，研究血药浓度随着时间变化的动态规律及测定一些药动学重要参数，对指导临床合理用药有重要的意义。

一、血药浓度变化的时间过程

（一）时量曲线与时效曲线

血药浓度随时间的变化而发生变化的规律，称为时量关系。以血药浓度为纵坐标、时间为横坐标作图，即为时量曲线（或血药浓度-时间曲线，简称药时曲线，图 1-3-2）。药物效应随时间的变化而变化的规律，称为时效关系。若将图 1-3-2 中时量曲线纵坐标的血药浓度改为药物效应，即为时效曲线。由于血药浓度与药物效应呈正相关，时效曲线的形态和意义也与时量曲线相似，血药浓度的变化易于监测，所以时量曲线更为常用。

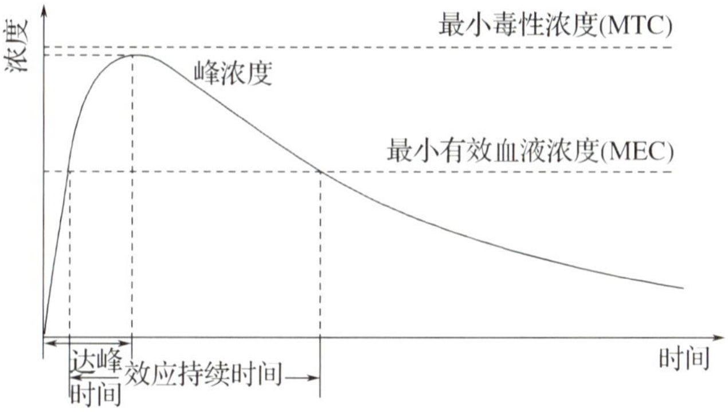

图 1-3-2　非静脉给药时的时量曲线

（二）时量曲线的意义

1. 时量曲线的形态　有助于定量分析药物在体内的动态变化过程。体内的药物吸收速度大于消除的速度时曲线上升，故曲线的升段反映药物吸收及分布的快慢，吸收快的药物曲线升段坡度陡。曲线的最高点为峰浓度，此时药物的吸收速度与消除速度相等。当体内药物的消除速度大于吸收速度时曲线下降，故曲线降段反映药物消除的快慢，消除快的药物曲线下降快。

2. 时量曲线的时间段　反映药物在体内的时间过程，受药物的吸收与消除速率影响。① 潜伏期是指给药后到开始呈现疗效或达到有效血药浓度的时间，静脉给药一般无潜伏期；② 显效时间是药物刚开始产生疗效或刚达到最小有效血药浓度的时间；③ 达峰时间是药物在体内达到峰浓度的时间；④ 持续期是药物维持最小有效血药浓度或基本疗效的持续时间；⑤ 残留期是体内药物降至最小有效血药浓度以下到自体内完全消除的时间。

3. 曲线下面积（area under the curve，AUC）　坐标轴与时量曲线围成的面积，反映进入体循环药物的相对量，与吸收进入血液循环的药物相对累积量成比例。

二、常用药动学参数及其意义

（一）生物利用度

生物利用度（bioavailability）是指非血管给药时，药物制剂实际被吸收进入血液循环的药量与所给药量之比，可用 F 表示。计算公式为：

$$F = A/D \times 100\% \qquad (1-3-1)$$

A 为进入血液循环的药量；D 为实际给药总量，通常用血管内给药所得时量曲线下面积表示。药物静脉注射全部进入血液循环，F 值为 100%。以口服药物为例，其绝对和相对生物利用度计算方法为：

绝对生物利用度（%）＝口服等量药物后 AUC/静脉注射定量药物后 AUC×100%

相对生物利用度（%）＝待测制剂 AUC/标准制剂 AUC×100%

（二）表观分布容积

表观分布容积（apparent volume of distribution）指假定药物均匀分布于机体所需要的理论容积，即药物在体内分布达到动态平衡时的体内药量（D）与血药浓度（C）的比值，可用 V_d 表示。计算公式为：

$$V_d = D/C \qquad (1-3-2)$$

V_d 的单位可用 L 表示，但考虑个体间容积差异，用 $L \cdot kg^{-1}$ 表示更恰当。

表观分布容积虽然是一个理论容量，但可反映药物在体内分布的广泛程度或与组织中生物大分子结合的程度。V_d 值小，可推测药物大部分分布于血浆中或血流丰富的心、肝、肾等重要脏器内；V_d 值大，表明血药浓度低，药物分布广泛，可能被某些组织摄取。此外，当已知某药的分布容积时，可推算体内的药物总量或求算达到某一有效血药浓度时的药物剂量。

（三）半衰期

半衰期（half life time）通常指血浆半衰期，即血浆药物浓度下降一半所需的时间，用 $t_{1/2}$ 表示。它反映了药物在体内的消除速度。可根据 $t_{1/2}$ 确定给药间隔时间。通常以一个血浆半衰期为一个给药时间间隔，它是另一种反映药物消除速率的参数。由于多数药物的消除按一级动力学方式，所以其半衰期是固定的。计算公式为：

$$t_{1/2} = 0.693/k \qquad (1-3-3)$$

式中 k 为消除速率常数。

药物的半衰期与药物在体内的蓄积量和排泄量有密切关系。如属恒比消除的药物，一次用药，经过 5 个 $t_{1/2}$ 后，体内药物可消除 96%以上。

（四）清除率

清除率（clearance）指单位时间内从体内清除的药物表观分布容积数，即每分钟有多少毫升血中药量被清除，可用 CL 表示。清除率的单位是 $mL \cdot min^{-1} \cdot kg^{-1}$，计算公式为：

$$CL = k \cdot V_d \text{ 或 } 0.693 \cdot V_d/t_{1/2} \qquad (1-3-4)$$

每种药物均有其不受血药浓度影响的正常 CL 数值，CL 测定值的变异也可反映体内肝、肾功能正常与否。肝、肾功能不全的患者，应适当调整剂量或延长用药间隔时间，以免过量蓄积而中毒。

（五）稳态血药浓度

临床上大多数药物需要连续多次给药，方能达到治疗所需血药浓度水平，并维持一段时间。每次用药后血药浓度上升一定幅度，在用药的间隔时间内按一级动力学消除，当以恒速恒量（如静脉滴注或以半衰期间隔时间连续给药）经 5 次给药后，血药浓度达到一个稳定水平，称稳态血药浓度，又称坪值，见图 1－3－3。此时，药物的吸收速度与消除速度达到动态平衡状态。达到稳态血药浓度越早，药物的疗效出现越快。有时在病情需要迅速达到坪值时，常采用首次剂量加倍，即可在一个半衰期内达到有效浓度，以后每次给以维持剂量，此时首剂加倍剂量称为负荷量。例如，某些磺胺药可采用首剂加倍，使其迅速达到稳态血药浓度，产生治疗效果。

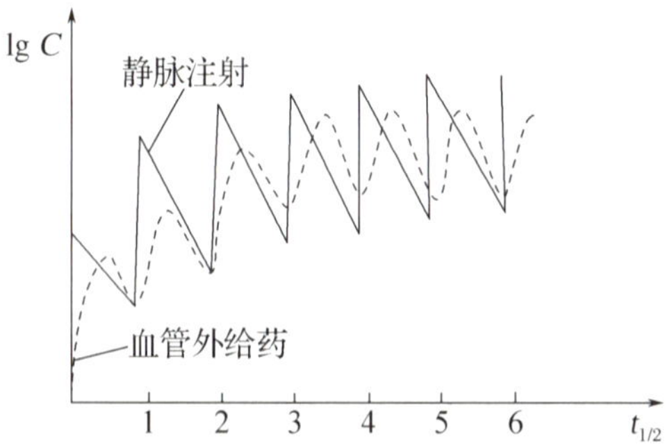

图 1－3－3　按半衰期间隔给药的血药浓度变化示意图

目标检测

一、选择题

1. 大多数药物跨膜转运的方式为　（　　）

A. 主动转运　B. 被动转运

C. 易化扩散　D. 经离子通道

E. 滤过扩散

2. 以下关于药物被动转运的叙述，错误的是　（　　）

A. 从高浓度侧向低浓度侧扩散

B. 不消耗能量，均需要载体

C. 不受饱和限制与竞争性抑制的影响

D. 受药物分子量大小、脂溶性、极性的影响

E. 当细胞膜两侧药物浓度平衡时转运停止

3. 下列哪种给药方式可避免首关效应　（　　）

A. 口服　B. 静脉注射

C. 舌下含服　D. 肌内注射

E. 皮下注射

4. 丙磺舒与青霉素合用可增强青霉素的疗效，其原因是　（　　）

A. 延缓抗药性产生　B. 在杀菌作用上有协同作用

C. 对细菌代谢有双重阻断作用　D. 竞争性抑制青霉素自肾小管的分泌

E. 促进肾小管对青霉素的再吸收

5. 关于 $t_{1/2}$ 的叙述，哪一项是错误的 （　　）

A. 是临床制定给药方案的主要依据　B. 指血浆药物浓度下降一半的量

C. 指血浆药物浓度下降一半的时间　D. 按一级动力学消除的药物，$t_{1/2}=0.693/k$

E. 反映药物在体内消除的快慢

6. 决定半衰期长短的是 （　　）

A. 生物利用度　B. 血浆蛋白结合率

C. 消除速率常数　D. 剂量

E. 吸收速度

7. 为了很快达到稳态血液浓度，可采取的给药方法是 （　　）

A. 药物恒速静脉滴注

B. 一个半衰期口服给药一次时，首剂加倍

C. 一个半衰期口服给药一次时，首剂用 1 倍的剂量

D. 每五个半衰期给药一次

E. 每五个半衰期增加给药一次

8. 某药的半衰期为 6 h，若每隔 6 h 给药一次，达到稳态血药浓度的最短时间是 （　　）

A. 15 h　B. 20 h　C. 40 h　D. 30 h　E. 50 h

9. 关于药物在体内转化的叙述，错误的是 （　　）

A. 生物转化是药物消除的主要方式之一

B. 主要的氧化酶是细胞色素 P450 酶

C. P450 酶对底物具有高度的选择性

D. 有些药物可抑制肝药酶的活性

E. P450 酶的活性个体差异较大

二、简答题

1. 药物在体内跨膜转运的主要方式是什么？影响因素有哪些？

2. 弱碱(酸)性药物中毒时，如何促进其排泄？

3. 什么是 $t_{1/2}$？有何临床意义？

第四单元 影响药物作用的因素

学习目标

1. 知识目标
(1) 掌握药物剂量、剂型等方面对药物作用的影响。
(2) 熟悉机体方面因素对药物作用的影响。
(3) 了解药物的相互作用机制和表现。
2. 能力目标
(1) 能举例说明影响药物作用的因素。
(2) 会从药效学、药动学方面判断药物的相互作用。
3. 素质目标
具有明确的价值取向,养成严谨自律的工作作风。

药物固有的化学结构和理化性质决定了药物特有的效应,大多数患者在相同的给药条件下,可产生预期的治疗效果。但少数患者可出现不同的效应,差异可能很大,甚至出现质的差异,即发生一般人不会出现的异常反应,这种因人而异的药物反应称为个体差异(individual variation)。产生个体差异的原因可存在于药物产生效应的任何一个环节,包括药物、机体方面等许多因素。因此,为了合理地用药,以达到最大的疗效和最小的毒性,了解影响药物效应的因素是非常必要的。

第一节 药物方面的因素

一、剂量

剂量(dose)是指用药的分量。剂量不同,药物效应也就不同,剂量的大小决定药物在体内浓度的高低,在一定范围内药物的作用随剂量的增加而递增。但剂量超过一定的范围则可引起中毒,甚至死亡。

二、药物剂型

药物的剂型可影响药物的体内过程。影响主要表现在吸收和消除两方面,同一药物的不同剂型吸收速度往往不同。口服时,液体制剂比固体制剂吸收快,而固体制剂的吸收速度胶囊剂>片剂>丸剂;肌内注射时,吸收速度水溶液>混悬剂>油剂。控释制剂(controlled-release preparation)和缓释制剂(sustained-release preparation)可使药物缓慢释放,吸收时间较长,延长有效血药浓度时间,减少用药次数;而且可使治疗指数较低的药物血药浓度保持平衡,避免过高或过低的峰谷现象,减少不良反应。如把药物接上靶向载体,能使药物导向分布到靶器官,提高疗效。

知识卡片

乙醇在75%时杀菌效力最强,更高浓度时杀菌效力反而降低。

三、给药途径

给药途径可直接影响药物效应的快慢和强弱。依药效出现时间的快慢，其顺序为静脉注射＞肌内注射＞皮下注射＞口服。临床用药应根据病情需要和制剂特点选择适当的给药途径。口服给药起效慢，但其简便安全，适用于大多数药物和患者；静脉给药能立即生效，适用于急症和危重患者；局部用药如滴眼、滴鼻、外敷伤口、外擦皮肤等，可发挥局部治疗作用。给药途径不同，有时会产生药物效应的变化，如口服硫酸镁具有导泻作用，而肌内注射则有抗惊和降压作用。

四、用药时间和次数

何时用药应根据病情需要和药物特点而定。一般来说，饭前服药吸收较好，起效较快；饭后服药吸收较差，起效较慢。有刺激性的药物如水杨酸类，宜饭后服用，可减少对胃肠道的刺激。针对治疗目的不同，也应有相应的选择。例如，催眠药应睡前服，降糖药胰岛素应餐前给药。

人体的各项生理功能均有明显的昼夜节律性变化。在昼夜24 h内，同一种药物、相同剂量，在不同时间服用，其疗效和毒性可能相差很大。例如，洋地黄治疗心功能不全，夜间用药的敏感性比白天高数倍；哌唑嗪治疗高血压患者，上午可出现体位性低血压，而下午和晚上较少有这种现象；糖皮质激素早晨一次给药对肾上腺皮质分泌的抑制作用比其他时间给药要小；硝酸甘油抗心绞痛的作用是早上强、下午弱，故早晨给药更有效。这种研究昼夜节律对药物作用和体内过程的影响的学科称为时间药理学（chronopharmacology）。

知识卡片

大鼠腹腔注射苯巴比妥190 mg/kg，下午2点时给药全部死亡，而午夜11点时给药则全部存活。

用药次数和给药间隔时间对维持稳定的有效血药浓度有重要意义，应根据病情需要和药物在体内的消除速度而定，通常药物可根据半衰期来确定给药次数。半衰期长的药物给药次数相应减少，半衰期短的药物给药次数要相应增加。对毒性大或消除慢的药物，应规定一日的用量和疗程。长期用药应避免蓄积中毒，当患者的肝、肾功能不全时，应适当调整给药次数及给药的间隔时间。

五、药物相互作用

药物相互作用（drug interaction）是指两种或多种药物同时或先后使用时，出于药动学或药效学的原因，其中一种药物的作用强度、持续时间甚至性质受到另一种药物的影响而发生明显改变的现象。按发生机理，药物相互作用可分为以下三种。

1. 药物在体外的相互作用 在配制药物，特别是配制液体药物的过程中，药物与药物、药物与辅料、药物与溶媒之间发生的理化反应，可出现混浊、沉淀、变色以致药效减低、失效、毒性增强的现象，称为配伍禁忌（incompatibility）。向输液剂中加入药物是临床常用的给药方法，但应明确：血液、血浆、氨基酸、白蛋白等是特殊性质的输液剂，不允许加入其他药物。所以，注射剂之间配制前要认真查对配伍禁忌表。

2. 药物在药动学方面的相互作用 药动学过程包括吸收、分布、代谢和排泄四个环节，联合用药时药物在胃肠道吸收、与血浆蛋白结合、肝脏的代谢及肾脏排泄的过程中受到其他药物的影响，使作用部位浓度改变，导致药物效应增强或减弱，以及作用时间缩短或延长。例如，抗酸药减少氨苄西林的吸收；苯妥英钠从血浆蛋白结合部位置换出华法林，使其抗凝作用增强，甚至引起出血；苯巴比妥使可的松代谢加速，作用减弱；碳酸氢钠可促进苯巴比妥从肾脏排泄，解除其毒性。

3. 药物在药效学方面的相互作用　指一种药物对另一种药物药理效应的影响，这种相互作用表现为协同作用或拮抗作用。

（1）协同作用（synergism）：指两药合用时引起的效应大于两药单用效应的总和。可分为以下三种。① 相加作用：两药合用的效应是两药单用效应的代数和。例如，抗心绞痛采用硝酸甘油与普萘洛尔合用，抗心绞痛作用相加而各药剂量相应减少，不良反应减少。② 增强作用：两药合用的效应大于两药单用效应的总和。例如，磺胺甲恶唑与甲氧苄啶合用，不仅可使抗菌作用明显增强，而且可延缓耐药性的产生。③ 增敏作用：指一药可使组织或受体对另一药的敏感性增强。例如，呋塞米可使血钾降低，从而使心肌对强心苷的作用敏感，容易诱发心脏毒性反应。

（2）拮抗作用（antagonism）：指两药合用的效应小于它们分别作用的总和，可分为以下两种。① 竞争性拮抗作用：两种药物在共同的作用部位或受体上产生了拮抗作用。例如，吗啡与纳洛酮合用时，会产生拮抗作用。② 非竞争性拮抗作用：两种药物不作用于同一部位或受体，这种拮抗现象不被药物的剂量加大所逆转。例如，阿托品与乙酰唑胺合用时，可减弱后者的降低眼压作用。

在临床上，采用药物间的协同作用多用于增强治疗效果，而采用拮抗作用多用于减少不良反应或解救药物中毒。

第二节　机体方面的因素

一、年龄

在医学上，一般将 14 岁以下人群称为小儿。小儿特别是新生儿与早产儿，各种生理功能及自身调节机制都不完善，与成人有较大差异，对药物的反应一般比较敏感。例如，幼儿服用利尿药易出现严重低钾血症及低钠血症；新生儿肝脏葡萄糖醛酸结合能力尚未完全发育，应用氯霉素易发生蓄积中毒，可引起灰婴综合征。小儿对中枢神经抑制药、中枢神经兴奋药及激素类药物的敏感性均比成人高。因此，对婴幼儿用药，必须考虑他们的生理特点，严格遵守药典的明确规定。

在医学上，一般将 65 岁以上人群称为老年人。老年人各器官功能随着年龄增长而逐渐衰退，特别是肝、肾功能的减弱使药物的代谢和排泄能力下降，对药物的耐受性也较差。因此，老年人的用药剂量一般为成人的 3/4。另外，老年人对中枢抑制药、心血管药、胰岛素、利尿药等药物反应比较敏感，应用时要高度重视。

二、性别

尽管药物敏感性的性别差异并不明显，但女性体重一般轻于男性，在生理功能方面女性有月经期、妊娠期、分娩期、哺乳期等特点，用药时应予以注意。例如，在月经期和妊娠期，应用剧泻药、抗凝药及刺激性药物有致盆腔充血、月经过多、流产或早产的可能，应当慎用或禁用。在妊娠的最初 3 个月内用药要非常慎重，禁用乙醇、抗肿瘤药、性激素、苯妥英等可致畸的药物。除非特别需要，妊娠期一般不应使用药物。临产前禁用吗啡等可抑制胎儿呼吸的镇痛药，还应禁用阿司匹林及影响子宫平滑肌收缩的药物；哺乳期用药也应注意，因为有些药物如氯霉素、异烟肼、口服降糖药等可进入乳汁影响婴儿。

三、遗传因素

目前先天性遗传异常对药效的影响日益受到重视，已经发现有 100 多个与药物效应有关的遗传异常基因。过去所谓的特异质（idiosyncrasy）药物反应多数已从遗传异常角度得到解释。研究遗传因素对药物反应影响的学科称为遗传药理学（phargenetics）。遗传异常主要表现在对药物体内转化过程的异常。例如，肝中乙酰基转移酶分快乙酰化型和慢乙酰化型两类，在服用同样剂量的异烟肼后，慢乙酰化者血药浓度高，半衰期长，治疗肺结核可一周用药 1～2 次，但周围神经炎的发生率较高；而快乙酰化者血药浓度低，半衰期短，治疗肺结核须每日用药，不易出现神经炎。某些先天性缺乏高铁血红蛋白还原酶者，使用硝酸酯类、磺胺类等药物，易引起高铁血红蛋白血症，出现缺氧、发绀。又如，缺乏葡萄糖-6-磷酸脱氢酶的个体应用奎宁、伯氨喹、磺胺类、维生素 K 等药物时，可能发生溶血性贫血。

知识卡片

蚕豆病即为体内葡萄糖-6-磷酸脱氢酶缺乏症，食用新鲜蚕豆后出现的急性血管内溶血。

四、病理状态

病理状态可影响药物的作用。例如，肝功能不全，可使在肝脏进行生物转化的药物代谢减慢，持续时间延长；相反，会使可的松等在肝内活化的药物作用减弱。又如，肾功能不全可影响自肾排泄药物的清除率，半衰期延长，易引起蓄积中毒。另外，应该注意患者有无潜在性疾病影响药物疗效。例如，氢氯噻嗪加重糖尿病，水杨酸类诱发潜在性溃疡等。

五、精神因素

患者的精神因素可影响药物的效应。例如，忧郁、悲哀、紧张、焦虑等消极情绪可诱发或加重疾病，使药物难以发挥应有的治疗作用。因此，医护人员应主动地关心、爱护患者，建立良好的医患关系，充分发挥积极的心理效应，达到满意的治疗效果。

六、长期用药引起的机体反应性变化

1. 耐受性（tolerance） 指机体对药物敏感性降低，必须应用较大剂量才能产生原有的药理作用。耐受性有先天性和后天获得性之分。尤其后者多是连续用药后发生，需增加剂量才能出现原有的药效。但在停药一段时间后，机体仍可恢复原有的敏感性。例如，硝酸酯类药物连续用药数天即可产生耐受性，停药 10 天后，又可恢复其作用。有时机体对某药产生耐受性后，对另一药的敏感性也降低，称为交叉耐受性（cross tolerance）。耐药性（resistance）是指病原体或肿瘤细胞对药物的敏感性降低的一种状态。

2. 药物依赖性（drug dependence） 由药物与机体相互作用造成的一种精神状态，有时也包括躯体状态，表现出一种强迫性使用或定期使用药物的行为和其他反应，目的是体验药物的精神效应，有时也是为了避免由断药所引起的不适感，可以发生或不发生耐受性。

根据药物使人体产生依赖性和危害人体健康的程度，药物依赖性可分为两类。

(1) 躯体依赖性(physical dependence)：又称生理依赖性(physiological dependence)，曾称成瘾性(addiction)，指由于反复应用某些麻醉药品或精神药品所造成的一种适应状态，一旦停药可出现强烈的戒断综合征，渴望再次用药。例如，镇痛药吗啡成瘾者中断用药，常出现流涎、流泪、出汗、打哈欠、思睡、腹痛、腹泻、肢体疼痛，严重者可致休克。

(2) 精神依赖性(psychic dependence)：可称心理依赖性(psychological dependence)，曾称习惯性(habitual)，指用药后产生愉快满足的感觉，使用者在精神上渴望周期性或连续用药，产生强迫性觅药行为，以便获得舒适感。但断药时一般不出现戒断症状。容易产生精神依赖性的药物有镇静催眠药、中枢抑制剂或兴奋剂等。

对能产生依赖性的药物，应根据医疗需要严格控制、合理使用、严禁滥用。

目标检测

一、选择题

1. 缓释制剂的目的是　(　　)

A. 控制药物按照零级动力学恒速释放、恒速吸收

B. 控制药物缓慢溶解、吸收和分布，使药物缓慢达到作用部位

C. 阻止药物迅速溶出，以达到比较稳定而持久的疗效

D. 阻止药物迅速进入血液循环，以达到持久疗效

E. 阻止药物迅速达到作用部位，以达到持久疗效

2. 先天性遗传异常对药代动力学的影响主要表现在　(　　)

A. 口服吸收速度不同

B. 药物体内生物转化异常

C. 药物体内分布差异

D. 肾排泄速度异常

E. 胆汁排泄异常

3. 安慰剂是　(　　)

A. 常用治疗药　B. 辅助治疗药

C. 色香味均佳的药剂　D. 不含活性药物的制剂

E. 用作参考比较的标准治疗药

4. 对肝功能不良的患者应用药物时，需要慎重考虑患者　(　　)

A. 对药物的转运能力　B. 对药物的转化能力

C. 对药物的排泄能力　D. 对药物的吸收能力

E. 以上都不对

5. 以下有关药物拮抗作用的叙述，不恰当的是 （ ）

A. 是一种联合用药方式　B. 可能符合用药目的

C. 对患者不利　D. 可以减少不良反应的发生

E. 是指原有药物作用的减弱

6. 以下叙述中，错误的是 （ ）

A. 药物的作用性质与给药途径无关　B. 在给药方法中口服最常用

C. 过敏反应难以预知　D. 肌内注射比皮下注射吸收快

E. 以上都不对

7. 短期内应用数次麻黄碱后其效应减弱，称为 （ ）

A. 耐药性　B. 习惯性

C. 成瘾性　D. 首过清除

E. 快速耐受性

二、简答题

1. 影响药物作用的主要因素有哪些？

2. 举例说明反复用药时机体对药物反应发生的变化。

3. 什么是个体差异？有何表现？

模块二　外周神经系统药理

第一单元　传出神经系统药理概论

学习目标

1. 知识目标
(1) 掌握传出神经受体的类型、分布和效应。
(2) 掌握传出神经系统药物的作用机制。
(3) 熟悉传出神经系统递质及其代谢过程。
(4) 了解传出神经系统的分类。
2. 能力目标
能举例说明去甲肾上腺素能神经和胆碱能神经对机体功能的双重调节作用。
3. 素质目标
提高药学服务水平。

传出神经是指将中枢神经系统的冲动传至效应器以支配效应器活动的一类周围神经，由自主神经系统和运动神经系统组成。广泛分布于全身各组织器官，神经冲动到达神经末梢时，通过神经末梢释放的神经递质，作用于相应组织器官上的受体而发挥生理作用。作用于传出神经系统的药物通过影响传出神经末梢递质水平及其受体活性而发挥药理作用。

第一节　传出神经系统的分类

一、传出神经按解剖学分类

1. 自主神经　自主神经包括交感神经和副交感神经，主要支配心脏、平滑肌和腺体等内脏器官的活动，因此又称为内脏神经。自主神经自中枢神经发出后，都要进入神经节更换神经元，然后到达所支配的效应器官，故自主神经有节前纤维和节后纤维之分(图 2-1-1)。

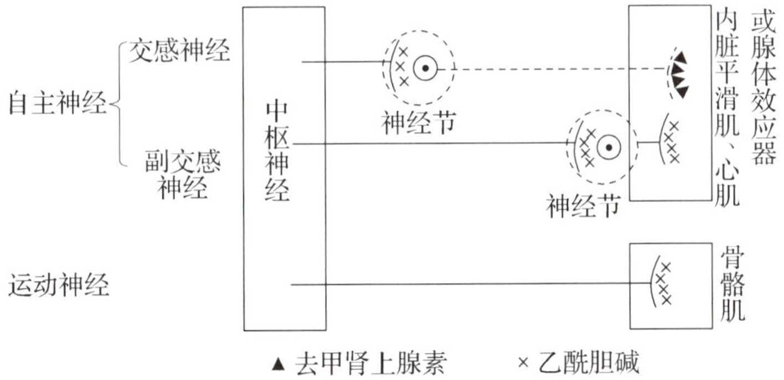

图 2-1-1　传出神经系统模式图

2. 运动神经 运动神经自中枢神经系统发出后，中途不更换神经元，直接到达效应器官——骨骼肌，主要支配骨骼肌的活动，所以又称为躯体神经(图 2-1-1)。

二、传出神经按递质分类

1. 胆碱能神经 凡神经末梢能释放乙酰胆碱(acetylcholine，ACh)的神经纤维称为胆碱能神经。胆碱能神经包括：① 全部交感神经和副交感神经的节前纤维；② 副交感神经的节后纤维；③ 极少数交感神经节后纤维，如支配汗腺分泌的神经和骨骼肌血管舒张的神经；④ 运动神经。

知识卡片

传出神经中除胆碱能神经、去甲肾上腺素能神经外，还有多巴胺神经、嘌呤能神经、肽能神经。

2. 去甲肾上腺素能神经 凡神经末梢能释放去甲肾上腺素(noradrenaline，NA)的神经纤维称为去甲肾上腺素能神经。绝大部分交感神经节后纤维属于去甲肾上腺素能神经。

第二节 传出神经系统的递质与受体

一、传出神经的递质

传出神经末梢与次一级神经元或与效应器的连接处称为突触。突触包含突触前膜、突触间隙和突触后膜。在正常情况下，当神经兴奋冲动到达神经末梢时，经突触前膜释放传递信息的化学物质——递质(介质，transmiter)，激动突触相应的受体而影响次一级神经元或效应器细胞的活动，这一过程称为化学传递。递质是在相应的神经元内合成的。传出神经的递质主要有乙酰胆碱和去甲肾上腺素。递质的发现由来已久。早在 1921 年奥托·洛伊(Otto Loewi)就通过相互贯通的两个离体蛙心实验证明神经递质的存在。当刺激甲蛙心的游离迷走神经干引起迷走神经兴奋时，甲蛙心受到抑制，这时将甲蛙心的灌注液注入乙蛙心，则乙蛙心也表现出抑制。这就说明甲蛙心迷走神经兴奋时，必定释放出一种抑制性物质，才能使乙蛙心也受到抑制。后经亨利·戴尔(Henry Dale)证明，这种物质就是乙酰胆碱。此后相继发现神经节中的节前纤维末梢和运动神经末梢在兴奋时，都能释放乙酰胆碱。20 世纪 40 年代，通过乌尔夫·冯·奥伊勒(Ulf von Euler)的研究证明交感神经节后纤维的神经递质是去甲肾上腺素。

(一) 去甲肾上腺素

去甲肾上腺素的生物合成主要是在去甲肾上腺素能神经末梢进行的。酪氨酸从血液循环进入神经元后，经酪氨酸羟化酶催化生成多巴(dopa)，再经多巴脱羧酶的催化生成多巴胺(dopamine，DA)，后者进入囊泡中，经多巴胺 β-羟化酶的催化转变为去甲肾上腺素。酪氨酸羟化酶是去甲肾上腺素生物合成的限速酶，胞浆中的多巴胺或游离的去甲肾上腺素增高，对该酶有反馈性抑制作用；反之，胞浆中的多巴胺或游离的去甲肾上腺素浓度降低，对该酶的抑制作用减弱，催化反应则加速。故这一步骤是调节去甲肾上腺素生物合成的重要环节。去甲肾上腺素形成后，与 ATP 及嗜铬颗粒结合，贮存于囊泡中，以避免被胞浆中的单胺氧化酶(monoamine oxidase，MAO)所破坏。神经冲动到达神经末梢时，促使囊泡移动，并与突触前膜融合，以胞裂外排的方式把递质释放至突触间隙，释放的去甲肾上腺素在呈现作用的同时，75%～95%被突触前膜再摄取，大部分重新贮存于囊泡中，以供再次释放。突触前膜摄取去甲肾上腺素是一种主动转运机制，也称胺泵(amine pump，AP)。部分未进入囊泡的去甲肾上腺素可被胞浆中线粒体膜上的 MAO 破坏。非神经组织如心肌、平滑肌等也能摄取去甲肾上腺素，递质摄取之后，即被细胞内的儿茶酚-O-甲基转移酶（catechol-O-methyltransferase，COMT）和 MAO 所破坏。此外，尚有小部分去甲肾上腺素从突触间隙扩散到血液中，最后被肝、肾等组织中的 COMT 和 MAO 所破坏(图 2-1-2)。

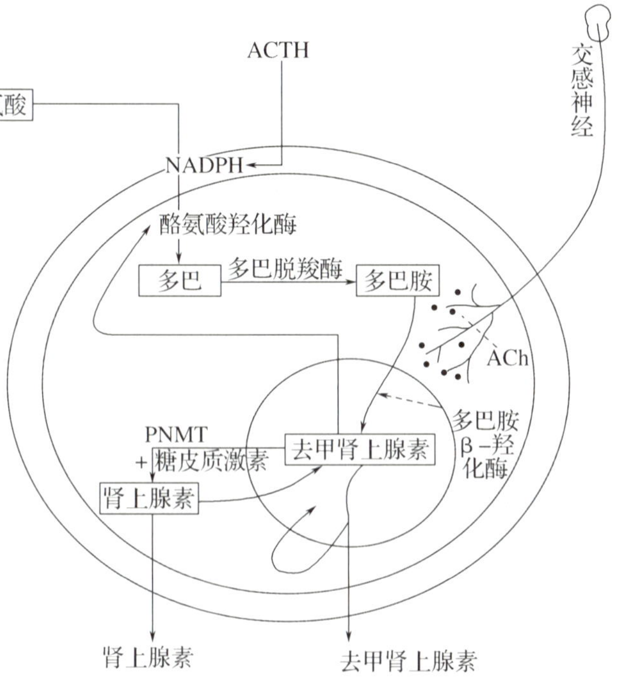

ACTH：促肾上腺皮质激素；NADPH：还原型辅酶Ⅱ；ACh：乙酰胆碱；PNMT：苯乙胺-N-甲基转移酶。

图 2-1-2　去甲肾上腺素的生物合成、释放和消除

（二）乙酰胆碱

乙酰胆碱的生物合成主要在胆碱能神经末梢。胆碱能神经末梢内存在的胆碱和乙酰辅酶 A，在胆碱乙酰化酶的催化下促进胆碱乙酰化形成乙酰胆碱。乙酰胆碱形成后即进入囊泡并与 ATP 和囊泡蛋白结合，贮存于囊泡中。神经冲动到达神经末梢时，以胞裂外排方式将囊泡中的乙酰胆碱释放至突触间隙，在呈现作用的同时于数毫秒内即被突触部位的乙酰胆碱酯酶水解为胆碱和乙酸而失效(图 2-1-3)。

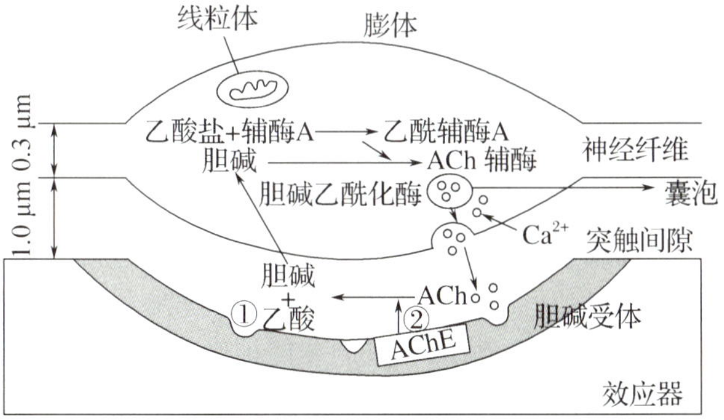

ACh：乙酰胆碱；AChE：乙酰胆碱酯酶。

图 2-1-3　乙酰胆碱的生物合成、释放和消除

二、传出神经的受体

（一）胆碱受体

能选择性地与乙酰胆碱结合的受体称为胆碱受体（cholinoceptor），可分为两类。

1. 毒蕈碱受体 能与以毒蕈碱（muscarine）为代表的拟胆碱药特异性结合而产生特异性效应的受体称为毒蕈碱受体（M 受体），主要位于副交感神经节后纤维所支配的效应器细胞膜上。根据不同组织 M 受体对配体亲和力的不同，M 受体可分为 M_1、M_2 和 M_3 三种亚型。M_1 受体主要分布于神经组织和腺体细胞，M_2 受体主要分布于心脏，M_3 受体主要分布于平滑肌和腺体的细胞上。

2. 烟碱型受体 能与烟碱（nicotine）特异性结合而产生特异性效应的受体称为烟碱型受体（N 受体），又可分为 N_1 受体和 N_2 受体。N_1 受体位于神经节细胞膜上，N_2 受体位于骨骼肌细胞膜上。

（二）去甲肾上腺素受体

能与去甲肾上腺素或肾上腺素（adrenaline，AD）结合而产生特异性效应的受体称为去甲肾上腺素受体（adrenoceptor）。去甲肾上腺素受体可分为 α 受体和 β 受体。

1. α 受体 根据特异性激动剂和阻断剂不同，又可分为两种亚型，即 α_1 受体和 α_2 受体。凡能被去氧肾上腺素激动，并被哌唑嗪阻断的受体称为 α_1 受体；凡能被可乐定激动，并被育亨宾阻断的受体称为 α_2 受体。α_1 受体主要分布于血管、瞳孔开大肌、胃肠和膀胱括约肌等处；α_2 受体主要分布于去甲肾上腺素能神经末梢突触前膜，也位于血管等处的突触后膜。突触前膜的 α_2 受体被激动时，可使 NA 递质释放减少，这是递质释放的自身调节机制。

2. β 受体 β 受体又可分为 β_1 受体和 β_2 受体两种亚型。β_1 受体主要分布于心脏，β_2 受体主要分布于支气管和血管平滑肌细胞上。

三、传出神经的生理功能

在机体中，多数内脏组织器官都同时接受去甲肾上腺素能神经和胆碱能神经的双重支配。作用于传出神经系统药物的作用主要是通过影响上述两类神经系统的功能而发挥的。因此，熟悉这两类神经的生理功能对于理解传出神经系统药物的作用具有重要意义。

去甲肾上腺素能神经兴奋时（相当于递质 NA 的作用），可见心脏兴奋、皮肤黏膜和内脏血管收缩、支气管和胃肠平滑肌舒张、瞳孔扩大及血糖升高（表 2－1－1）。这种效应常发生于劳作、精神紧张及危急情况时，有利于机体适应环境的急骤变化，称为机体的应急反应。

胆碱能神经兴奋时（相当于递质 ACh 的作用），节前纤维和节后纤维的功能有所不同。节前纤维兴奋时，可引起神经节兴奋和肾上腺髓质分泌的增加；节后纤维兴奋时，基本上表现为与去甲肾上腺素能神经兴奋时相反的效应（表 2－1－1）。这种效应常发生于静息睡眠等情况，有利于机体进行休整和能量蓄积。

机体中，多数内脏组织、器官均接受胆碱能神经和去甲肾上腺素能神经的双重支配，两类神经的作用大多是相互拮抗的。例如，心脏胆碱能神经兴奋时，可激动心脏上 M 受体，引起心脏抑制；当去甲肾上腺素能神经兴奋时，可激动心脏的 β_1 受体，引起心脏兴奋。但在中枢神经系统的调节下，它们能互相调节和互相制约，以维持机体协调的生理功能。

表 2-1-1　传出神经系统的受体分布及激动效应

生理指征		肾上腺素受体兴奋		胆碱受体兴奋	
		类型	效应	类型	效应
心脏	心率 收缩力 传导 自律性	β_1 β_1 β_1 β_1	加速 ++ 增强 ++ 加快 ++ 增加 +++	M	减慢 +++ 减弱 + 减慢 +++
平滑肌	动脉、静脉	α_1、α_2 β_1、β_2	收缩 舒张	M	动脉舒张 静脉无作用
平滑肌	气管、支气管	β_2	舒张 +	M	收缩 ++
平滑肌	胃壁 肠壁 括约肌	α_1、α_2、β_2 α_1、α_2、β_1、β_2 α_1	舒张 + 舒张 + 收缩 +	M	收缩 +++ 收缩 +++ 舒张 +
平滑肌	胆囊胆道	β_2	舒张 +	M	收缩 +
平滑肌	膀胱逼尿肌 三角肌与括约肌	β_2 α_1	舒张 + 收缩 ++	M	收缩 +++ 舒张 ++
平滑肌	瞳孔开大肌 瞳孔扩约肌 睫状肌	α_1 — β_2	收缩(散瞳)++ — 舒张(远视)+	M	无作用 收缩（缩瞳）+++ 收缩（近视）+++
腺体	汗腺分泌	α_1	分泌(手心) +	M	分泌(交感) +++
腺体	唾液腺分泌	α_1 β	K^+ 和 H_2O + 淀粉酶 +	M	K^+ 和 H_2O +++
腺体	支气管 腺体	α_1 β_2	减少 增加	M	分泌 +++
代谢	肝脏糖代谢 骨骼肌糖代谢 脂肪代谢	α_1、β_2 β_2 α_1、β_1、β_2	糖原分解、异生 肝糖原分解 + 脂肪分解 +++	M	无作用 无作用 无作用

第三节　传出神经系统药物的作用机制与分类

一、传出神经系统药物的作用机制

作用于传出神经系统的药物有很多，但其作用方式不外乎直接作用于受体及影响递质的合成、释放转化、贮存等过程。

（一）直接作用于受体

许多作用于传出神经系统的药物能直接与胆碱受体或去甲肾上腺素受体结合。若药物结合后能激动受体，产生与递质相似的作用，称之为受体激动药，如胆碱受体激动药和肾上腺素受体激动药；若结合后不激动受体，且阻碍递质（或激动药）与受体结合，产生与递质相反的作用，称之为受体阻断药或拮抗药，如胆碱受体阻断药和肾上腺素受体阻断药。

（二）影响递质

1. 影响递质的合成 抑制递质合成的药物很少，基本无临床应用价值，仅作为药理学研究的工具药。例如，α-甲基酪氨酸抑制酪氨酸羟化酶的活性，从而抑制去甲肾上腺素合成，密胆碱抑制乙酰胆碱的生物合成。

2. 促进递质的释放 有些传出神经系统药物可通过促进递质的释放而发挥拟递质作用。例如，麻黄碱和间羟胺可促进 NA 的释放而发挥拟肾上腺素作用；氨甲酰胆碱可促进 ACh 的释放而发挥拟胆碱作用。

3. 影响递质的转化 ACh 作用的消除主要是由于胆碱酯酶的水解而失活。因此，抗胆碱酯酶药通过抑制胆碱酯酶而减少乙酰胆碱水解，提高突触间隙的 ACh 浓度，从而产生效应。

4. 影响递质的贮存 有些药物通过影响递质在神经末梢的贮存而发挥作用。例如，利血平通过抑制去甲肾上腺素能神经末梢内囊泡膜对 NA 的摄取，使囊泡内 NA 逐渐减少以至耗竭，表现出抗去甲肾上腺素能神经的作用，导致降压。

二、传出神经系统药物的分类

传出神经系统药物按其作用性质、作用选择性和作用部位的不同，分类如下（表 2-1-2）。

表 2-1-2 传出神经系统药物的分类

拟似药	拮抗药
胆碱受体激动药	胆碱受体阻断药
1. 胆碱受体激动药	1. M 受体阻断药
(1) M、N 受体激动药（氨甲酰胆碱）	(1) M 受体阻断药（阿托品）
(2) M 受体激动药（毛果芸香碱）	(2) M_1 受体阻断药（派仑西平）
(3) N 受体激动药（烟碱）	2. N 受体阻断药
2. 抗胆碱酯酶药（新斯的明）	(1) N 受体阻断药（樟磺咪芬）
	(2) N 受体阻断药（筒箭毒碱）
肾上腺素受体激动药	肾上腺素受体阻断药
1. α、β 受体激动药（肾上腺素）	1. α 受体阻断药
2. α 受体激动药	(1) α_1、α_2 受体阻断药（酚苄明）
(1) α_1、α_2 受体激动药（去甲肾上腺素）	(2) α_1 受体阻断药（哌唑嗪）
(2) α_1 受体激动药（去氧肾上腺素）	(3) α_2 受体阻断药（育亨宾）
(3) α_2 受体激动药（可乐定）	2. β 受体阻断药
3. β 受体激动药	(1) β_1、β_2 受体阻断药（普萘洛尔）
(1) β_1、β_2 受体激动药（异丙肾上腺素）	(2) β_1 受体阻断药（阿替洛尔）
(2) β_1 受体激动药（多巴酚丁胺）	(3) β_2 受体阻断药（拉贝洛尔）
(3) β_2 受体激动药（沙丁胺醇）	

目标检测

一、选择题

1. 胆碱能神经不包括（　　）
   A. 副交感神经的节后纤维　B. 副交感神经的节前纤维
   C. 绝大部分交感神经的节后纤维　D. 交感神经的节前纤维
   E. 运动神经
2. 去甲肾上腺素能神经兴奋引起的功能变化不包括（　　）
   A. 皮肤黏膜血管和内脏血管收缩　B. 心脏兴奋
   C. 支气管平滑肌舒张　D. 胃肠平滑肌收缩
   E. 瞳孔扩大
3. 去甲肾上腺素在突触间隙中消除的主要途径是（　　）
   A. 被突触后膜再摄取　B. 被儿茶酚-O-甲基转移酶破坏
   C. 被突触前膜再摄取　D. 被单胺氧化酶破坏
   E. 被乙酰胆碱酯酶水解
4. 突触间隙中乙酰胆碱作用的消失主要依赖于（　　）
   A. 乙酰胆碱酯酶水解　B. 被突触前膜再摄取
   C. 被突触后膜再摄取　D. 胆碱乙酰化酶
   E. 酪氨酸羟化酶
5. α 肾上腺素受体分布占优势的效应器是（　　）
   A. 冠状血管　B. 脑血管
   C. 肾血管　D. 皮肤黏膜血管
   E. 骨骼肌血管
6. β 受体激动不会引起下列哪种效应（　　）
   A. 脂肪分解　B. 骨骼肌血管舒张
   C. 膀胱逼尿肌收缩　D. 支气管平滑肌舒张
   E. 心肌收缩力增加

二、简答题

1. M 受体激动后可产生哪些效应?
2. β 受体激动后可产生哪些效应?
3. 举例说明胆碱能神经和去甲肾上腺素能神经对机体功能的双重调节作用。
4. 神经递质乙酰胆碱和去甲肾上腺素的作用的消除方式有何不同?

第二单元 胆碱受体激动药和抗胆碱酯酶药

学习目标

1. 知识目标

(1) 掌握毛果芸香碱、新斯的明的药理作用、临床应用和不良反应。

(2) 熟悉有机磷脂类药物中毒的作用机制、症状和解救方法。

(3) 了解其他胆碱受体激动药和抗胆碱酯酶药的作用、特点。

2. 能力目标

能分析毛果芸香碱、新斯的明的药理学特性、临床应用和不良反应,指导临床合理用药。

3. 素质目标

具有高度的社会责任感和同情心。

拟胆碱药(cholinomimetic drugs)是一类作用与 ACh 相似的药物,可激动胆碱受体。按其作用机制不同,拟胆碱药可分为两大类,即胆碱受体激动药(cholinoceptor agonists)和抗胆碱酯酶药。

案例分析

患者,男,50 岁,近日来出现视物模糊、眼胀、头痛并呈加重趋势,伴恶心、呕吐,诊断为青光眼。该如何用药?应注意什么问题?

第一节 胆碱受体激动药

本类药物可分为 M、N 受体激动药,M 受体激动药和 N 受体激动药。由于 N 受体激动药(如烟碱)只有毒理学意义或作工具药应用,故本章不作介绍。

一、M、N 受体激动药

乙酰胆碱(acetylcholine,ACh)

ACh 既是外周也是中枢胆碱能神经的递质,特异性地作用于各类胆碱受体。ACh 在组织中迅速被乙酰胆碱酯酶破坏,ACh 水溶液不稳定,本身不易透过血脑屏障,选择性低。ACh 作用十分广泛,不良反应较多,目前主要作为药理实验研究的工具药,无临床应用研究价值,但掌握 ACh 的药理作用将有助于掌握一系列胆碱受体激动药和胆碱受体阻断药的药理作用。

【药理作用】小剂量 ACh 静脉注射可激动心脏、胃肠等部位平滑肌和腺体的 M 受体;剂量稍大时,还可激动 N 受体,产生相应的作用。

1. M 样作用 又称毒蕈碱样作用,表现出与节后胆碱能神经纤维兴奋时相似的效应,如心率减慢、血管舒张、血压下降、支气管和胃肠平滑肌兴奋、瞳孔括约肌和睫状肌收缩、腺体分泌增加等。

2. N 样作用 又称烟碱样作用,此作用与兴奋全部自主神经节和运动神经相似。传出神经的效应器往往同时接受胆碱能神经和去甲肾上腺素能神经的双重支配，且常以其中一类神经支配占优势，故全部自主神经节兴奋的表现较为复杂。其中，胃肠、膀胱平滑肌和腺体中以胆碱能神经占优势，而心肌和小血管中则以去甲肾上腺素能神经占优势。稍大剂量的 ACh 激动自主神经节的 N_1 受体时，不仅表现为胃肠和膀胱平滑肌收缩、腺体分泌增加等作用，而且会使心脏兴奋、血管收缩和血压升高。肾上腺髓质也受胆碱能神经支配，故 N_1 受体激动还可引起肾上腺髓质释放 AD。此外，ACh 还能激动骨骼肌运动终板上的 N_2 受体，而使骨骼肌收缩。

卡巴胆碱（carbacholine，氨甲酰胆碱）

其药理作用类似 ACh，由于化学性质较 ACh 稳定，不易被水解，因此维持时间较长。全身给药可激动 M、N 受体，产生广泛的 M 样和 N 样作用，但不良反应较多，仅限于眼科局部用药。本药滴眼可透过角膜激动瞳孔括约肌上的 M 受体，使瞳孔缩小，眼压降低。卡巴胆碱主要用于开角型青光眼的治疗，禁用于支气管哮喘、心力衰竭、动脉硬化、消化性溃疡患者。

二、M 受体激动药

毛果芸香碱（pilocarpine，匹鲁卡品）

本药是从南美洲毛果芸香属植物中提取的生物碱，其水溶液稳定，也能人工合成。

【药理作用】能选择性地激动 M 受体，产生 M 样作用。对眼和腺体的作用最明显。

1. 眼　以毛果芸香碱溶液滴眼，可引起瞳孔、眼压和视力调节等方面的改变(图 2－2－1)。

(1) 缩瞳：瞳孔的大小与虹膜内瞳孔括约肌和瞳孔开大肌的舒缩有关，瞳孔括约肌上分布有 M 受体，受胆碱能神经支配，该受体激动时瞳孔括约肌收缩，瞳孔缩小；瞳孔开大肌上分布有 α_1 受体，受去甲肾上腺素能神经支配，激动时瞳孔开大肌收缩，瞳孔扩大。毛果芸香碱能激动瞳孔括约肌上的 M 受体，使瞳孔括约肌收缩，瞳孔缩小。

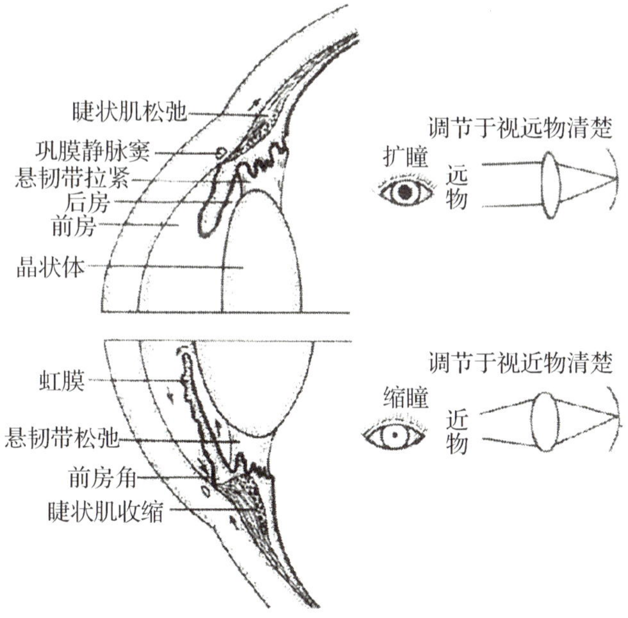

上：M 受体阻断药的作用；下：M 受体激动药的作用。

图 2－2－1　M 受体激动药和阻断药对眼的作用

(2) 降低眼压：眼内压的维持依赖于房水的正常循环。房水由睫状体上皮细胞分泌及血管渗出而产生，从后房经瞳孔流入前房，经前房角间隙及小梁网流入巩膜静脉窦，进入血液循环。毛果芸香碱通过缩瞳作用，使虹膜向中心拉紧，虹膜根部变薄，前房角间隙扩大，房水易于通过小梁网及巩膜静脉窦进入血液循环，从而使眼内压下降。

知识卡片

房水无色透明，充填于前房和后房。其成分以水为主，含极少蛋白质，有营养角膜、晶状体、玻璃体、视网膜和维持眼球内张力等重要作用，并参与构成眼屈光系统。

(3) 调节痉挛：正常眼睛能调节晶状体的屈曲度，通过晶状体聚焦，适应近视和远视的需要。晶状体可因自身弹性趋于突出，但悬韧带的外牵拉作用可使晶状体维持于较扁平状态。悬韧带受睫状肌控制，毛果芸香碱激动睫状肌(以环状纤维为主)上的 M 受体，睫状肌向瞳孔中心方向收缩，悬韧带松弛，晶状体变凸，屈光度增加，从而使近物在视网膜上聚焦，而远物不能清晰地成像于视网膜上；故视近物清楚，视远物模糊，这一作用称为调节痉挛。

2. 腺体 毛果芸香碱吸收后，通过激动腺体的 M 受体，使腺体分泌增加，以汗腺和唾液腺分泌增加最为明显。其他腺体如泪腺、胃腺、胰腺和呼吸道分泌也增加。

【临床应用】

1. 青光眼 眼内压增高是青光眼的主要特征，可引起头痛、视力减退等症状，严重时可致失明。青光眼分为闭角型青光眼(充血性青光眼)和开角型青光眼(单纯性青光眼)。闭角型青光眼主要是前房角狭窄，阻碍房水回流而使眼内压升高；开角型青光眼主要是小梁网及巩膜静脉窦变性或硬化，阻碍房水回流而使眼内压升高。毛果芸香碱对闭角型青光眼疗效较好，用药后通过缩瞳作用使前房角间隙扩大，改善房水循环，增加房水回流，使眼内压降低，从而缓解或消除青光眼的症状；对早期开角型青光眼也有一定疗效，可能是毛果芸香碱扩张巩膜静脉窦周围的小血管并收缩睫状肌后，小梁网结构发生改变，利于房水回流，使眼内压降低。

2. 虹膜炎 与扩瞳药(如阿托品)交替使用，使虹膜收缩和舒张交替进行，可防止虹膜与晶状体粘连。

【不良反应】局部应用不良反应较小，但滴眼时应压迫内眦部，避免因反复使用，药液大量流入鼻腔而吸收中毒。过量吸收中毒会出现 M 受体过度兴奋的症状，可表现为流涎、流泪、流涕、呼吸道分泌物增加、恶心、呕吐、腹痛、腹泻、胸闷、气短和呼吸困难等，可用 M 受体阻断药阿托品解救，并采用对症治疗和支持治疗，如维持血压和人工呼吸等。

第二节 抗胆碱酯酶药

胆碱酯酶(cholinesterase)是一类糖蛋白，以多种同工酶形式存在于体内，分为真性胆碱酯酶和假性胆碱酯酶。真性胆碱酯酶也称乙酰胆碱酯酶(acetylcholinesterase，AChE)，主要存在于胆碱能神经末梢突触间隙，特别是运动神经终板突触后膜的皱褶中聚集较多，也存在于胆碱能神经元和红细胞内。此酶水解乙酰胆碱作用最强，特异性也较高，一般简称为胆碱酯酶。假性胆碱酯酶广泛存在于神经胶质细胞、血浆及肝、肾组织中，对乙酰胆碱的特异性低，也可水解其他胆碱酯类，如琥珀酰胆碱。

胆碱酯酶水解乙酰胆碱的过程可分为三个步骤：① 乙酰胆碱分子中带正电荷的季铵阳

离子，以静电引力与胆碱酯酶的阴离子部位结合，同时乙酰胆碱分子中的羰基碳与胆碱酯酶酯解部位丝氨酸的羟基以共价键形式结合，形成乙酰胆碱和胆碱酯酶复合物；② 乙酰胆碱与胆碱酯酶复合物裂解成胆碱和乙酰化胆碱酯酶；③ 乙酰化胆碱酯酶迅速水解，分离出乙酸，酶的活性恢复。

抗胆碱酯酶药和乙酰胆碱一样，也能与胆碱酯酶结合，但结合较牢固，水解较慢，可使酶失去活性，导致胆碱酯酶神经末梢释放的乙酰胆碱大量堆积，激动胆碱受体，表现为 M 和 N 样作用。

按与胆碱酯酶结合后水解的难易，抗胆碱酯酶药可分为两类：一类是易逆性抗胆碱酯酶药，如新斯的明等；另一类为难逆性抗胆碱酯酶药，如有机磷酸酯类。

一、易逆性抗胆碱酯酶药

新斯的明（neostigmine）

新斯的明又名普鲁斯的明，是人工合成产品。其溴化物和甲硫酸盐皆为白色结晶性粉末。

【体内过程】本药脂溶性低，口服吸收少而不规则，故口服剂量应比皮下注射量大 10 倍以上才能达到后者相似的血药浓度。本药不易通过血脑屏障，无明显的中枢作用。其溶液被用于滴眼时，不易透过角膜，故对眼的作用也较弱。

【药理作用】本药通过与胆碱酯酶结合，形成新斯的明和胆碱酯酶的复合物，抑制胆碱酯酶活性，使突触间隙的乙酰胆碱堆积，激动胆碱受体，表现为 M 和 N 样作用。

在 M 和 N 样作用中，对骨骼肌的兴奋作用最强，因它除通过抑制胆碱酯酶而发挥作用外，还能直接激动骨骼肌运动终板上的 N_2 胆碱受体以及促进运动神经末梢释放乙酰胆碱。该药对胃肠道和膀胱平滑肌也有较强的兴奋作用，但对心血管、腺体、眼和支气管平滑肌作用较弱。

【临床应用】

1. 重症肌无力　这是一种自身免疫性疾病。其主要特征是骨骼肌经过短暂重复的活动后，出现肌无力症状，可表现为四肢无力、咀嚼和吞咽困难、眼睑下垂，严重者可致呼吸困难。新斯的明通过 N 样作用，改善肌无力症状。

> **知识卡片**
>
> 重症肌无力的英文简称是 MG。其是一种自身免疫系统的紊乱，临床主要特征是局部或全身横纹肌疲劳无力。

2. 腹气胀和尿潴留　新斯的明能兴奋胃肠平滑肌和膀胱逼尿肌，促进排气、排尿，适用于术后腹气胀和尿潴留。

3. 阵发性室上性心动过速　新斯的明通过 M 样作用，降低窦房结的自律性和减慢房室传导作用，使心率减慢。

4. 非去极化型肌松药中毒　新斯的明通过 N 样作用，对抗这类药物的肌肉松弛作用。

【不良反应】治疗量副作用较小；过量可致“胆碱能神经过度兴奋”，如恶心、呕吐、腹痛以及肌肉颤动等。其 M 样效应可用阿托品对抗，严重时可导致肌无力加重，这是由于胆碱酯酶受到严重抑制，大量乙酰胆碱堆积，致使骨骼肌持久去极化，从而阻断神经冲动的正常传递，此时应停用新斯的明。

【禁忌证】机械性肠梗阻、尿路梗阻和支气管哮喘。

毒扁豆碱（physostigmine）

毒扁豆碱也称为依色林（eserine），是从非洲出产的毒扁豆种子中提取的生物碱，现已人工合成。其水溶液不稳定，见光易被氧化成红色而疗效降低、刺激性增大，应保存在棕色瓶内。

【体内过程】本药为叔胺类化合物，易透过黏膜吸收。口服及注射均易吸收，易透过血脑屏障和眼角膜。

【药理作用及临床应用】作用与新斯的明相似，吸收后在外周表现为拟胆碱作用。对中枢神经系统，小剂量兴奋，大剂量抑制，中毒时引起呼吸麻痹。由于其选择性差，现主要是局部用药，滴眼用于治疗青光眼。常用0.05%溶液滴眼，作用较毛果芸香碱强而持久。也可用于对抗阿托品类药物中毒：首次0.2～0.5 mg静脉注射，以后酌情给药。

吡斯的明（pyridostigmine）

吡斯的明的作用与新斯的明相似，其特点是作用稍弱，但维持时间较长，不良反应较少。主要用于治疗重症肌无力，也可用于治疗术后腹气胀和尿潴留。禁忌证同新斯的明。

加兰他敏（galanthamine）

加兰他敏的药理作用较新斯的明弱，用于重症肌无力、脊髓灰质炎（小儿麻痹症）后遗症、多发性神经炎、脊神经根炎等。

安贝氯铵（ambenonium chloride）

安贝氯铵又名酶抑宁（mytelase），其药理作用较新斯的明强，作用维持时间也较长，临床主要用于重症肌无力治疗。由于本药的M样副作用较新斯的明少，故尤其适用于不能耐受新斯的明或吡斯的明的患者。

二、难逆性抗胆碱酯酶药

本类药属于有机磷酸酯类，毒性很强，主要用作农业杀虫剂，有的可用作环境卫生杀虫剂，如敌百虫、乐果、马拉硫磷、敌敌畏、内吸磷（1059）等，也可作为化学战毒气如沙林、索曼、塔崩等。此类药物对人畜均有强烈毒性，且极易引起中毒，因此在生产和使用过程中必须加强管理，避免中毒。

【中毒机制】有机磷酸酯类可经消化道、呼吸道、黏膜及皮肤吸收。进入机体后，其中亲电子的磷原子与胆碱酯酶酯解部位的丝氨酸羟基形成共价键结合，生成难以水解的磷酰化胆碱酯酶（图2-2-2），结果使胆碱酯酶失去水解乙酰胆碱的能力，导致乙酰胆碱在体内大量堆积，引起一系列中毒症状。若中毒时间较长，或未及时应用胆碱酯酶复活药，胆碱酯酶会发生“老化”，即生成更稳定的磷酰化胆碱酯酶（可能是单烷氧基磷酰化胆碱酯酶）。此时即使用胆碱酯酶复活药，也不能使胆碱酯酶复活。必须待新生胆碱酯酶形成才能恢复水解ACh的活性，而此过程需要数周时间。因此一旦中毒，必须迅速抢救，以提高抢救的成功率。

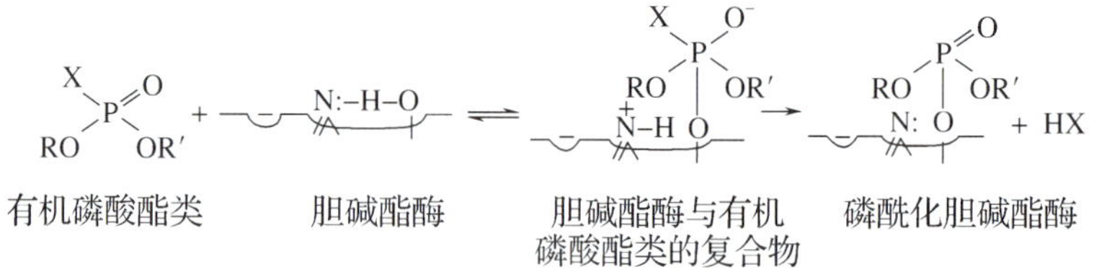

图2-2-2 有机磷酸酯类与胆碱酯酶结合示意图

【中毒表现】有机磷酸酯类使体内乙酰胆碱大量堆积，故中毒表现具有多样性。轻者以M样症状为主，中度者可同时有M样症状和N样症状。严重中毒者除出现外周M和N样中毒症状外，还出现中枢神经系统中毒症状，表现为先兴奋，如不安、谵妄、精神错乱以及全身肌肉抽搐；进而因过度兴奋转入抑制，出现昏迷；终因血管运动中枢抑制出现血压下降，呼吸中枢麻痹而致呼吸停止。

【中毒解救】

1. 一般措施　发现中毒者时，应立即将其移出有毒场所，并迅速清除毒物以减少再吸收。对经皮肤侵入中毒者，应用温水和肥皂彻底清洗染毒皮肤；对经消化道中毒者，应用微温的2%碳酸氢钠溶液或1%食用盐水反复洗胃，然后再给予硫酸镁导泻。敌百虫口服中毒时不能用碱性溶液洗胃，因为它在碱性溶液中可转化成毒性更大的敌敌畏。眼部染毒时，可用2%碳酸氢钠溶液或生理盐水冲洗。

2. 特异性解毒药

（1）M受体阻断药：本类药通过阻断M受体，竞争性地对抗有机磷酸酯类中毒时体内大量乙酰胆碱堆积所产生的M样中毒症状（如呕吐、流涎、大小便失禁、呼吸困难等），对中枢中毒症状也有一定疗效，但对N_2受体无作用，即不能改善有机磷酸酯类中毒时所表现的肌肉震颤或抽搐症状，因此须与胆碱酯酶复活药合用。常用药为阿托品，根据病情原则上应尽早、足量、反复用药，用药剂量不受药典限制，但也不宜过量，以免阿托品中毒，一般先用较大剂量达到阿托品化后再减量维持。阿托品化的主要指征是瞳孔散大，皮肤变干，颜面潮红，腺体分泌减少，轻度躁动不安，肺部湿啰音明显减少或消失，以及意识好转。除阿托品外，其他M受体阻断药如山莨菪碱、东莨菪碱也有效。其中，东莨菪碱还能对抗有机磷酸酯类中毒时引起的呼吸中枢抑制或惊厥。

（2）胆碱酯酶复活药：胆碱酯酶复活药（cholinesterase reactivators）是一类能使已被有机磷酸酯类结合的胆碱酯酶恢复活性的药物，目前常用的药物有氯解磷定（pyralidoxime chloride）、碘解磷定（pyraloxime iodide）和双复磷（obidoxime）等。

【附】胆碱酯酶复活药

氯解磷定

氯解磷定又名氯磷定、氯化派姆。其溶解度大，溶液稳定，使用方便，可静脉给药也可肌内注射。

【药理作用及临床应用】氯解磷定进入机体后，既能与磷酰化胆碱酯酶中的磷酰基结合使胆碱酯酶游离，恢复水解乙酰胆碱的活性；又能与体内游离的有机磷酸酯类结合，形成无毒的磷酰化氯磷定由肾脏排出体外。本药可用于各种急性有机磷中毒，能迅速解除N样症状，消除肌束颤动，但对M样症状效果较差，故应与阿托品合用。氯解磷定应尽早给药，首剂足量，重复应用，疗程延长到各种中毒症状消失，病情稳定48 h后停药。

【不良反应】肌内注射时局部轻微疼痛，静脉注射过快可出现头痛、乏力、眩晕、视力模糊、恶心及心动过速等，用量过大可抑制胆碱酯酶，导致神经-肌肉传导阻滞，甚至导致呼吸抑制。

碘解磷定

碘解磷定又名派姆。其作用和临床应用与氯解磷定相似，但作用弱，不良反应多，只用作静脉给药，不能肌内注射。

目标检测

一、选择题

1. 毛果芸香碱滴眼后会产生 ( )

A. 缩瞳、降低眼内压、调节痉挛
B. 扩瞳、升高眼内压、调节麻痹
C. 缩瞳、升高眼内压、调节痉挛
D. 扩瞳、降低眼内压、调节痉挛
E. 缩瞳、升高眼内压、调节麻痹

2. 毛果芸香碱缩瞳的机制是 ( )

A. 收缩瞳孔辐射肌
B. 收缩瞳孔括约肌
C. 舒张瞳孔括约肌
D. 作用于脑神经
E. 抑制瞳孔括约肌的 M 受体

3. 毛果芸香碱对视力的影响是 ( )

A. 视近物、远物均清楚
B. 视近物、远物均模糊
C. 视近物清楚，远物模糊
D. 视远物清楚，近物模糊
E. 以上均不对

4. 毛果芸香碱降低眼内压的原因是 ( )

A. 瞳孔括约肌收缩
B. 睫状肌收缩
C. 瞳孔开大肌收缩
D. 房水产生减少
E. 睫状肌上血管收缩

5. 新斯的明最强的作用是 ( )

A. 增加腺体分泌
B. 兴奋膀胱平滑肌
C. 缩小瞳孔
D. 兴奋骨骼肌
E. 兴奋胃肠道平滑肌

6. 新斯的明禁用于 ( )

A. 肠麻痹
B. 重症肌无力
C. 尿潴留
D. 支气管哮喘
E. 阵发性心动过速

7. 有机磷农药中毒不会出现下列哪些症状 ( )

A. 呼吸困难
B. 心跳加快
C. 恶心呕吐
D. 肌束颤动
E. 流涎流泪

8. 有机磷农药急性中毒时，可改善瞳孔缩小、呼吸困难、腺体分泌增多等症状的药物是 ( )

A. 碘解磷定
B. 哌替啶
C. 阿托品
D. 氨茶碱
E. 呋塞米

9. 碘解磷定对哪一种有机磷农药中毒无效　（　　）

A. 内吸磷　　B. 对硫磷

C. 乐果　　D. 敌敌畏

E. 敌百虫

10. 与新斯的明比较，毒扁豆碱作用的主要不同点是　（　　）

A. 抑制胆碱酯酶活性　　B. 无缩瞳作用

C. 有明显的中枢作用　　D. 促进运动神经末梢释放乙酰胆碱

E. 直接兴奋骨骼肌运动终板上的 N_2 受体

二、简答题

1. 毛果芸香碱和毒扁豆碱均可用于治疗青光眼，两者作用机制有何不同？应用时应注意哪些事项？

2. 新斯的明的作用特点有哪些？为何机械性肠梗阻、尿路梗阻患者禁用？

3. 抢救中、重度有机磷酸酯类中毒为何要将阿托品与氯解磷定合用？

第三单元　胆碱受体阻断药

学习目标

1. 知识目标

（1）掌握阿托品、琥珀胆碱的药理作用、临床应用和不良反应。

（2）熟悉山莨菪碱、东莨菪碱、阿托品合成代用品等药物的作用特点。

（3）了解其他药物的作用特点及临床应用。

2. 能力目标

能正确操作阿托品的临床应用。

3. 素质目标

具备无私的奉献精神和熟练的用药知识。

胆碱受体阻断药(cholinoceptor blocking drugs)是一类能与胆碱受体结合而不产生或极少产生拟胆碱作用，却能阻止乙酰胆碱或胆碱受体激动药与胆碱受体结合，从而拮抗拟胆碱作用的药物。按对胆碱受体选择性的不同，胆碱受体阻断药可分为M受体阻断药和N受体阻断药。

案例分析

王女士，42岁，患胆结石10年，近日再次出现上腹疼痛并放射到肩和背部，伴低热、恶心、呕吐、寒战。如何缓解患者的腹痛？该注意哪些事项？

第一节　M受体阻断药

一、阿托品及阿托品类生物碱

这类药物均是从茄科植物中提取而得，包括阿托品、东莨菪碱、山莨菪碱和樟柳碱等，有些也可以人工合成。

知识卡片

山莨菪碱和樟柳碱是我国学者分别于1965年和1970年首先从植物中提取的。

阿托品(atropine)

【体内过程】口服易吸收，1 h后血药浓度达峰值。生物利用度为50%，$t_{1/2}$为2 h，作用维持时间为3～4 h。肌内注射后15～25 min血药浓度达峰值。吸收后广泛分布于全身各组织，可透过血脑屏障和胎盘屏障。12 h内约60%以原形从尿中排出，其余为水解和与葡萄糖醛酸结合的代谢产物。

【药理作用】小剂量阿托品能阻断M受体，竞争性拮抗乙酰胆碱或胆碱受体激动药对M受体的激动作用。阿托品对M受体亚型选择低，由于M受体在全身各组织器官广泛分布，故阿托品的作用广泛，主要表现在以下几方面。

1. 抑制腺体分泌　阿托品阻断M受体，抑制腺体分泌。唾液腺和汗腺最为敏感，小剂量即可使唾液及汗液明显减少，引起口干及皮肤干燥；同时，泪腺和呼吸道分泌也减少。因胃酸分泌受胃泌素的调节，阿托品对胃酸分泌影响较小。

2. 对眼的影响　局部用药和全身用药均可出现，对眼的作用与毛果芸香碱相反，维持时间也长，表现为扩瞳、升高眼压和调节麻痹的作用。

（1）扩瞳：阿托品阻断瞳孔括约肌上的 M 受体，松弛瞳孔括约肌，故使去甲肾上腺素能神经支配的瞳孔开大肌收缩功能占优势，使瞳孔扩大，并失去对光反射。

（2）升高眼压：由于扩瞳作用，前房角间隙变窄，阻碍房水回流入血液循环，以致房水积聚，导致眼内压升高。

（3）调节麻痹：阿托品阻断睫状肌上的 M 受体，使睫状肌松弛而退向外缘，从而使悬韧带拉紧，晶状体变扁平，屈光度降低，不能将近物清晰地成像于视网膜上，故视近物模糊不清，仅适于看远物，这一作用称为调节麻痹。

3. 松弛内脏平滑肌　阿托品通过阻断内脏平滑肌上的 M 受体，能松弛多种内脏平滑肌。尤其当平滑肌处于痉挛状态时，效果更明显，对正常功能状态的平滑肌影响较小。对胃肠平滑肌及膀胱逼尿肌的松弛（解痉）作用较强，对胆道、输尿管和支气管的作用较弱，对子宫平滑肌的影响也较小。

4. 对心脏的影响

（1）心率：低剂量阿托品阻断副交感神经节后纤维突触前膜上的 M_1 受体，抑制负反馈，增加 ACh 释放，可使部分患者的心率短暂地减慢。较大剂量（1～2 mg）则因阻断窦房结的 M_2 受体，解除迷走神经对心脏的抑制作用，使心率加快。其加快心率程度取决于迷走神经张力：对迷走神经张力高的青壮年，加快心率作用较明显；对幼儿及老年人则影响不大。

（2）加快房室传导：阿托品通过拮抗迷走神经的作用，加快房室传导，尤其在迷走神经过度兴奋时作用较明显。

5. 对血管的影响　治疗量的阿托品对血管影响很小，这可能是由于许多血管缺少胆碱能神经支配。大剂量阿托品可扩张血管，解除小血管痉挛，尤其是皮肤的血管舒张最明显。

6. 对中枢神经系统的影响　治疗量的阿托品对中枢作用不明显，随着剂量增大可出现烦躁不安、多语、谵妄、幻觉等反应；中毒剂量（10 mg 以上）可出现定向障碍、运动失调和惊厥等反应；严重时可由兴奋转入抑制，出现昏迷和呼吸麻痹。

> **知识卡片**
> 阿托品扩血管的机制未明，与阻断 M 受体无关，可能是阿托品导致的发汗所引起的体温升高的代偿性散热反应，也可能是阿托品的直接扩血管作用。

【临床应用】

1. 解除平滑肌痉挛　其具有松弛内脏平滑肌的作用，适用于多种内脏平滑肌痉挛性疼痛（内脏绞痛）。一般对胃肠绞痛及膀胱刺激症状如尿频、尿急等，疗效较好，对胆绞痛和肾绞痛疗效较差，常与镇痛药合用。其松弛膀胱逼尿肌及增加括约肌张力的作用，也可用于治疗遗尿症。

2. 抑制腺体分泌　用于全身麻醉前给药，减少呼吸道腺体及唾液腺分泌，防止分泌物阻塞呼吸道及吸入性肺炎的发生。也可用于严重盗汗和流涎症的治疗。

3. 眼科应用

（1）虹膜睫状体炎：用 0.5%～1%阿托品溶液滴眼，使虹膜括约肌和睫状肌松弛，充分休息，利于炎症消退，同时还可防止虹膜和晶状体粘连。

(2) 眼底检查:阿托品溶液滴眼时可使瞳孔扩大,利于眼底检查。但因其作用维持时间过长,视力恢复较慢,故常被作用维持时间较短的后马托品等替代。

(3) 验光配镜:利用阿托品的调节麻痹作用,使晶状体固定,以便准确地测定晶状体的屈光度。但因本药作用时间过长,视力恢复较慢,现已少用,仅用于儿童验光。儿童的睫状肌调节功能较强,须用阿托品发挥充分的调节麻痹作用,使晶状体固定,以准确测定晶状体的屈光度。

4. 抗心律失常 阿托品能解除迷走神经对心脏的抑制作用,常用于治疗迷走神经过度兴奋所致的窦性心动过缓、房室传导阻滞,也可用于治疗窦房结功能低下所引起的室性异位节律。

5. 抗休克 大剂量阿托品(如成人每次 1～2 mg,小儿 0.03～0.05 mg/kg,静脉注射,每 15～30 min 一次,直至阿托品化)能解除血管痉挛,扩张血管,改善微循环,提高心脏功能。阿托品对休克的早期疗效较好,临床主要用于感染中毒性休克,可显著降低死亡率,也可用于出血性休克的治疗。

6. 解救有机磷酸酯类中毒 见模块二第二单元第二节相关内容。

知识卡片

当有机磷酸酯类中毒而用阿托品过量时,不能用新斯的明、毒扁豆碱等抗胆碱酯酶药。

【不良反应】

阿托品作用广泛,临床上应用其中某一作用时,其他作用便成为副作用,应预先告诉患者,以免引起惊慌。常见的不良反应有口干、视力模糊、心悸、瞳孔扩大、便秘、排尿困难、皮肤干热等,无须特殊处理,停药后可逐渐消失。但使用过量时,除上述症状加重外,还会出现中枢神经系统兴奋的症状,严重时可由中枢兴奋转入抑制,出现昏迷和呼吸麻痹等。

阿托品中毒的解救主要是对症治疗,如属口服中毒,应及时采取洗胃、导泻等措施以减少吸收。新斯的明 1～4 mg(儿童 0.5 mg)缓慢静脉注射可迅速对抗阿托品的中毒症状(包括中枢症状),也可使用毒扁豆碱或毛果芸香碱解救。中枢兴奋症状明显时,可用地西泮对抗,但不可过量,以免加重阿托品中毒后期的中枢抑制。

【禁忌证】青光眼、前列腺肥大。老年人慎用。

山莨菪碱(anisodamine)

山莨菪碱是从茄科植物山莨菪根中提取的生物碱,现已可人工合成,具有与阿托品类似的药理作用但稍弱。与阿托品相比,山莨菪碱抑制腺体分泌和扩瞳作用弱(仅为阿托品的 1/20～1/10)且不易透过血脑屏障,故很少有中枢作用。由于其解除平滑肌痉挛作用选择性相对较高,副作用较少,毒性较低,临床上常用于治疗内脏绞痛和感染中毒性休克。青光眼禁用。

知识卡片

山莨菪碱,天然品又名 654－1,合成品又名 654－2。

东莨菪碱(scopolamine)

东莨菪碱的外周作用与阿托品相似,对腺体抑制及扩瞳作用强于阿托品,但平滑肌解痉及对心血管的作用较弱。中枢作用与阿托品有别,具有较强的中枢抑制作用,小剂量镇静,较大剂量则产生催眠作用。此外,东莨菪碱还有防晕、止吐、抗震颤和麻痹作用,前两者可能与其抑制前庭神经内耳或大脑皮层功能以及胃肠蠕动有关,后两者可能与其中枢抗胆碱作用有关。

临床主要用于以下情况。① 麻醉前给药:东莨菪碱不仅有较强的抑制呼吸道腺体分泌作用，还具有镇静作用，可减少全麻药药量，同时还兼有兴奋呼吸中枢的作用，可提高麻醉的安全性，故较阿托品优越；② 晕动病：预防性用药效果较好，对于妊娠呕吐和放射病呕吐也有效；③ 震颤性麻痹：可改善流涎、震颤和肌强直等症状；④ 解救有机磷酸酯类中毒。禁忌证同阿托品。

二、阿托品的合成代用品

由于阿托品的选择性差、作用面广、副作用较多，在用于眼科疾病时，作用持续时间过长，视力恢复较慢。针对阿托品的缺点，通过改变其化学结构，半合成或全合成了不少代用品，以提高作用选择性、增强疗效、减少副作用。

（一）扩瞳药

后马托品（homatropine）

后马托品扩瞳和调节麻痹的作用时间较阿托品明显缩短，其扩瞳作用高峰时间出现在用药后 40～60 min。优点是扩瞳后恢复较快。临床用于扩瞳，也用于虹膜睫状体炎。

托吡卡胺（tropieamide）

作用快，维持时间比后马托品短。滴眼后，15～20 min 作用达高峰。用途同后马托品。

尤卡托品（eucatropine）

作用维持时间短，扩瞳作用于 30 min 内达高峰。无调节麻痹作用，用于眼底检查。

（二）合成解痉药

溴化丙胺太林（propantheline bromide，普鲁苯辛）

本药为季铵类药物，口服吸收较差，食物可妨碍其吸收，宜饭前 30 min 或 1 h 服用。该药不易透过血脑屏障，故很少发生中枢作用。它对胃肠道 M 受体的选择性较高，松弛胃肠平滑肌的作用较强而持久，并能不同程度地减少胃液分泌。一次用量（15 mg）作用维持 6 h，用于治疗胃肠痉挛性疼痛、妊娠呕吐和消化性溃疡。

贝那替秦（benactyzine，胃复康）

本药为叔胺类药物，口服较易吸收。解痉作用较明显，也有抑制胃酸分泌作用。此外，该药尚有安定作用，适用于伴有焦虑症的消化性溃疡、胃酸分泌过多、肠蠕动亢进和膀胱刺激症的治疗。

第二节　N 受体阻断药

一、N_1 受体阻断药

N_1 受体阻断药（又称神经节阻断药）能选择性地与自主神经节的 N_1 受体结合，竞争性阻断 ACh 对 N_1 受体的作用，从而阻断神经冲动在神经节中的传导过程。自主神经节被阻断后，其效应器的具体效应视交感神经和副交感神经对该器官的支配以何者占优势而定。例如，血管平滑肌以交感神经支配占优势，交感神经节被阻断后，阻断了交感神经冲动的传递，全身血管扩张，心输出量减少，血压下降；胃肠、膀胱、眼等器官的平滑肌和腺体则以副交感神经支配占优势，神经节被阻断后常出现便秘、尿潴留、瞳孔扩大和口干等不良反应。

N_1 受体阻断药曾用于治疗高血压，但由于其作用广泛，不良反应多，且降压作用过强过快，影响重要器官供血，故现仅作为麻醉辅助用药，以发挥控制性降压作用。较常用药物有美加明(mecamylamine)和樟磺咪芬(trimetaphan camsilate,阿方那特)。

二、N_2 受体阻断药

N_2 受体阻断药又称骨骼肌松弛药(skeletal muscular relaxants),简称肌松药。该药主要用作外科麻醉时的辅助用药,便于在较浅的麻醉下进行外科手术。根据作用机制的不同,该药可分为除极化型和非除极化型两类。

(一) 除极化型肌松药

本类药物与运动终板膜上的 N_2 胆碱受体结合。与乙酰胆碱相比,其被胆碱酯酶水解速度较慢,故产生与乙酰胆碱相似但较为持久的除极化作用,使终板膜失去对乙酰胆碱的反应性(处于不应状态),从而使骨骼肌松弛。

除极化型肌松药的特点是:① 用药后常先出现短时的肌束颤动,这是由于不同部位的骨骼肌除极化出现的时间先后不同所致;② 连续用药可产生快速耐受性;③ 抗胆碱酯酶药可增强此类药的肌松作用,故此类药物过量中毒时不能用抗胆碱酯酶药,如新斯的明解救;④ 临床治疗量无神经节阻断作用。

琥珀胆碱(succinylcholine,scoline,司可林)

【体内过程】在体内代谢迅速,可被血液和肝内假性胆碱酯酶迅速水解成琥珀酸和胆碱,有 10%~15%的药量可到达作用部位。代谢产物和不到 2%琥珀胆碱以原形自肾排泄。

【药理作用】琥珀胆碱可与运动终板膜上的 N_2 受体结合,导致该部位细胞膜较持久地除极化,复极过程受阻,继而出现神经肌肉传递功能障碍。其肌肉松弛作用快,但作用维持时间短。一次静脉注射后,先出现短暂的肌束颤动,1 min 内即转为肌肉松弛,约 2 min 时肌松作用最明显,在 5 min 内肌松作用消失,故静脉滴注可延长其作用时间。肌松作用从颈部、四肢开始,逐渐波及面部、舌、咽、喉、咀嚼肌和腹肌,呼吸肌无力现象不明显。

【临床应用】静脉注射用于短时间操作的一些检查,如气管内插管、气管镜、食管镜等。静脉滴注适用于较长时间手术的肌松需要。

【不良反应】

1. 术后肌痛 这与琥珀胆碱引起的肌束颤动损伤肌梭有关。一般表现为肌肉酸痛感,3~5 d 自愈,无须特殊处理。

2. 血钾升高 这与琥珀胆碱使肌肉持久去极化而释放出钾离子有关,故禁用于有高血钾或高血钾倾向者,如大面积烧伤、广泛性软组织损伤、偏瘫和脑血管意外等患者,以免产生高血钾性心脏骤停。

3. 眼内压升高 这与琥珀胆碱短暂地收缩眼外肌有关,故禁用于青光眼和白内障晶状体摘除术患者。

4. 呼吸肌麻痹 常发生于剂量过大、静脉滴注过快或有遗传性血浆假性胆碱酯酶缺乏者。主要措施是对症处理,如人工呼吸、吸氧等。

【药物相互作用】

(1) 氨基糖苷类抗生素和多黏菌素类抗生素等也有抑制呼吸肌的作用,不宜合用。

(2) 抗胆碱酯酶药、环磷酰胺、普鲁卡因等会降低血浆假性胆碱酯酶活性而增强琥珀胆碱的作用。

(3) 琥珀胆碱在碱性溶液中易分解,不宜与硫喷妥钠混合注射。

（二）非除极化型肌松药

非除极化型肌松药能与运动终板膜上的 N_2 受体结合，本身无内在活性，竞争性地阻断乙酰胆碱与 N_2 受体结合，使骨骼肌松弛，故又称为竞争性肌松药（competitive muscular relaxants）。

本类药物的特点：① 肌松前无肌束颤动；② 与抗胆碱酯酶药之间有相互拮抗作用，故过量中毒时可用抗胆碱酯酶药，如新斯的明解救；③ 兼有不同程度的神经节阻断作用，可使血压下降。

筒箭毒碱（tubocurarine）

本药是从南美洲植物浸膏箭毒（curare）中提取的生物碱，是临床上应用最早的典型的非除极化型肌松药。静脉注射 3～6 min 起效，但因药物来源有限，加之不良反应较多，现已少用。

泮库铵（pancuronium）

泮库铵的肌松作用较筒箭毒碱强，静脉注射 1 min 起效，2～3 min 达高峰，维持 20～40 min。治疗量无神经节阻断和组胺释放作用，但有轻度抗胆碱和促儿茶酚胺释放作用，可引起心跳加快和血压升高。

维库铵（vecuronium）

肌松作用较泮库溴铵快而强，对心血管系统几乎无作用。

阿曲库铵（atracurium）

作用同筒箭毒碱，但起效快，维持时间较短，一次静脉注射 2 min 产生肌松作用，维持时间 15～35 min，不良反应比筒箭毒碱小。

目标检测

一、选择题

1. 阿托品用作全身麻醉前给药的目的是（　　）

A. 增强麻醉效果　B. 减少呼吸道腺体的分泌
C. 预防心动过速　D. 中枢镇静作用
E. 解除微血管痉挛

2. 术后尿潴留可首选的药物是（　　）

A. 呋塞米　B. 新斯的明
C. 毒扁豆碱　D. 阿托品
E. 琥珀胆碱

3. 有机磷酸酯类中毒者反复大剂量注射阿托品后，原中毒症状缓解或消失，但又出现兴奋、心悸、瞳孔扩大、视近物模糊、排尿困难等症状，此时应（　　）

A. 采用山莨菪碱对抗新出现的症状　B. 采用毛果芸香碱对抗新出现的症状
C. 采用东莨菪碱缓解新出现的症状　D. 继续应用阿托品以缓解新出现的症状
E. 持久抑制胆碱酯酶

4. 真性胆碱酯酶存在的主要部位是（　　）

A. 神经胶质细胞　B. 血浆
C. 红细胞　D. 肝脏

E. 胆碱能神经末梢突触部位

5. 治疗胆绞痛宜选用 ( )
A. 阿托品 B. 哌替啶
C. 阿托品+哌替啶 D. 阿司匹林
E. 溴丙胺太林

6. 阿托品中毒时用哪种药物治疗 ( )
A. 山莨菪碱 B. 东莨菪碱
C. 后马托品 D. 琥珀胆碱
E. 毛果芸香碱

7. 与阿托品的作用相比较,东莨菪碱最显著的差异是 ( )
A. 抑制腺体分泌 B. 松弛胃肠平滑肌
C. 松弛支气管平滑肌 D. 中枢抑制作用
E. 扩瞳、升高眼压

8. 琥珀胆碱可引起 ( )
A. 血钙升高 B. 血钾下降
C. 血钾升高 D. 血钠升高
E. 血钠下降

9. 关于琥珀胆碱的叙述,错误的是 ( )
A. 属于去极化型肌松药
B. 可被新斯的明所拮抗
C. 禁用于高血钾患者
D. 与吸入麻醉剂合用时,会出现恶性高热
E. 大剂量应用可引起呼吸肌麻痹

10. 与阿托品比较,后马托品对眼的作用特点是 ( )
A. 作用强 B. 调节麻痹充分
C. 调节麻痹高峰出现较慢 D. 调节麻痹作用维持时间长
E. 扩瞳持久

11. 东莨菪碱的作用特点是 ( )
A. 兴奋中枢,促进腺体分泌 B. 兴奋中枢,抑制腺体分泌
C. 具有中枢抑制作用,可促进腺体分泌 D. 抑制心脏,减慢传导
E. 具有中枢抑制作用,抑制腺体分泌

二、简答题

1. 比较阿托品、山莨菪碱、东莨菪碱及溴丙胺太林的作用特点。
2. 阿托品的不良反应有哪些?
3. 以阿托品为例,说明药物的治疗作用与副作用可以相互转化。
4. 为什么琥珀胆碱中毒不能用新斯的明解救,而泮库溴铵中毒可用新斯的明解救?

第四单元　肾上腺素受体激动药

学习目标

1. 知识目标

(1) 掌握肾上腺素、去甲肾上腺素和异丙肾上腺素的药理作用、临床应用和不良反应。

(2) 熟悉多巴胺、麻黄碱和间羟胺的作用特点和临床应用。

(3) 了解其他肾上腺素受体激动药的作用和临床应用。

2. 能力目标

能比较肾上腺素、去甲肾上腺素、多巴胺的药理作用、临床应用和不良反应。

3. 素质目标

具有丰富的药理知识和在临床用药中的慎独精神。

肾上腺素受体激动药(adrenoreceptor agonists)是一类化学结构及药理作用和去甲肾上腺素相似的胺类药物,常用肾上腺素受体激动药能选择性地与肾上腺素受体结合,产生与肾上腺素效应相似的药物,故也称为拟肾上腺素药。它们的化学结构都属胺类,而所产生的效应与交感神经兴奋时的效应相似,故又称为拟交感胺类(sympathomimetic amines)。其基本化学结构为β-苯乙胺,肾上腺素、去甲肾上腺素、异丙肾上腺素和多巴胺等在苯环3、4位碳上为羟基(—OH),具有儿茶酚结构,故这类药又称为儿茶酚胺类(表2-4-1)。

表2-4-1　肾上腺素受体激动药的化学结构

名称	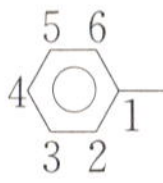	β CH	α CH	NH	受体选择性
1. 非选择性α受体激动药					
去甲肾上腺素	3-OH,4-OH	OH	H	H	α_1,α_2
间羟胺	3-OH	OH	CH_3	H	α_1,α_2
2. α_1受体激动药					
去氧肾上腺素	3-OH	OH	H	CH_3	α_1
甲氧明	2-OCH_3,5-OCH_3	OH	CH_3	H	α_1
3. α、β受体激动药					
肾上腺素	3-OH,4-OH	OH	H	CH_3	α,β
多巴胺	3-OH,4-OH	H	H	H	α,β
麻黄碱		OH	CH_3	CH_3	α,β
4. 非选择性β受体激动药					
异丙肾上腺素	3-OH,4-OH	OH	H	$CH(CH_3)_2$	β_1,β_2
5. β_1受体激动药					
多巴酚丁胺	3-OH,4-OH	H	H	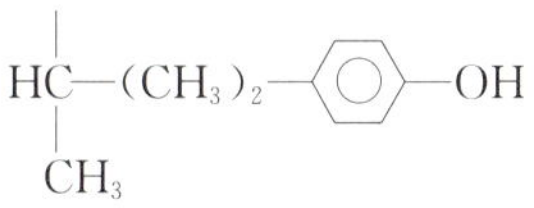	β_1
6. β_2受体激动药					
沙丁胺醇	3-CH_2OH,4-OH	OH	H	$C(CH_3)_3$	β_2

根据药物对肾上腺素受体的选择性不同，拟肾上腺素药可分为三类，即α、β受体激动药，α受体激动药和β受体激动药。

案例分析

患者，男，20岁，因溺水导致心脏停止跳动，应如何抢救？使用哪种药物？

第一节 α、β受体激动药

肾上腺素（adrenaline，AD）

肾上腺素是肾上腺髓质的主要激素。药用肾上腺素可从家畜肾上腺提取或人工合成。本药化学性质不稳定，遇光易失效；在中性尤其碱性溶液中，易氧化变色而失活。

【体内过程】口服易被碱性肠液、肠黏膜及肝脏破坏，吸收很少，故口服无效，只能注射给药。因本药可收缩皮下血管，而对骨骼肌血管无收缩作用，故肌内注射较皮下注射吸收快。肾上腺素吸收后大部分被去甲肾上腺素能神经末梢突触前膜摄入末梢内，然后被贮存，未被摄取部分很快被肝脏及其他组织部位的COMT和MAO破坏，故作用维持时间短，皮下注射可维持1 h左右，肌内注射仅维持10～30 min。静脉注射立即生效，仅维持数分钟。

【药理作用】肾上腺素对α和β受体均有强大的激动作用，产生α型和β型作用。

1. 兴奋心脏 肾上腺素激动心脏的β_1受体，使心肌收缩力加强，心率加快，传导加速，心输出量增加。此外，其还能兴奋冠状血管的β_2受体，舒张冠状血管，改善心肌的血液供给。但肾上腺素能提高心肌代谢，使心肌耗氧量增加，加上心肌兴奋性提高，如剂量过大或静脉注射速度过快，可引起心律失常，甚至心室纤颤。

2. 对血管、血压的影响 肾上腺素对血管的影响取决于各部位血管肾上腺素受体分布的类型和密度，对血压的影响则与剂量有关。

（1）血管：① 皮肤、黏膜、内脏（尤其是肾、脾）的α受体分布占优势，故呈收缩反应，但脑、肺血管收缩作用微弱，有时可因血压升高而被动扩张；② 骨骼肌血管和冠状动脉中β_2受体分布占优势，则呈扩张反应；③ 主要收缩小动脉和毛细血管前括约肌，对静脉和大动脉收缩作用弱，后者肾上腺素受体分布密度低。

（2）血压：① 治疗量的肾上腺素（0.5～1 mg）或低浓度静脉滴注因使心肌收缩力增强、心率加快、心输出量增加，而致收缩压升高；又因骨骼肌血管的舒张作用对血压的影响抵消或超过了皮肤黏膜和内脏血管收缩作用的影响，故舒张压变化不大或略有下降，此时身体各部位血液重新分配，使之更适合紧急状态下机体能量供应的需要。较大剂量静脉注射时，血管平滑肌上α受体占优势，皮肤、黏膜、内脏血管的收缩作用超过了骨骼肌血管的舒张作用，故收缩压和舒张压均升高。若先给予α受体阻断药（如酚妥拉明）再给予肾上腺素，则会减弱或取消肾上腺素的缩血管作用，而保留其激动β_2受体的舒血管效应，从而使肾上腺素的升压作用翻转为降压作用，这一现象称为"肾上腺素升压作用的翻转"。

3. 扩张支气管 肾上腺素激动支气管平滑肌上的β_2受体，松弛支气管平滑肌，对痉挛的支气管平滑肌尤为明显；此外，还能抑制肥大细胞释放过敏介质如组胺等，还可激动支气管黏膜血管的α受体，使支气管黏膜血管收缩，降低毛细血管通透性，有利于消除支气管黏膜的充血和水肿。

4. 对代谢的影响　肾上腺素通过激动肝细胞膜上的 α 和 β_2 受体，促进肝糖原分解和糖原异生，并降低外围组织对葡萄糖的摄取，从而使血糖升高；通过激动脂肪细胞的 β 受体，激活三酰甘油脂肪酶，加速脂肪分解，使血中脂肪酸升高。在一般剂量时，可使耗氧量增加20%～30%。

【临床应用】

1. 心脏骤停　肾上腺素是一种强效的心脏兴奋剂，用于多种原因引起的心脏骤停，如溺水、麻醉意外、药物中毒、传染病及心脏传导阻滞等所致的心脏骤停，在进行有效的胸外按压和人工呼吸的同时，可用肾上腺素进行静脉注射或心室内注射，以保证药物通过血液循环弥散至心肌细胞，达到心肺复苏的目的。对电击引起的心脏骤停，宜配合心脏除颤器或除颤药（利多卡因）以提高抢救的成功率。

知识卡片

心三联针：肾上腺素、去甲肾上腺素、异丙肾上腺素各 1 mg。或肾上腺素、阿托品各 1 mg；利多卡因 100 mg。此法用于心脏骤停抢救。

2. 过敏性休克　肾上腺素能兴奋心脏、收缩血管而升高血压，扩张支气管，减轻喉头水肿，并减少过敏介质释放等，从而缓解呼吸困难。其作用快而强，是治疗过敏性休克的首选药物。

3. 支气管哮喘　肾上腺素通过激动支气管平滑肌上的 β_2 受体，松弛支气管平滑肌，解除支气管平滑肌痉挛并降低支气管黏膜下毛细血管通透性，消除支气管黏膜的充血和水肿而改善肺通气，对支气管哮喘急性发作具有迅速的控制作用。

4. 与局麻药配伍　在局麻药中加入少量肾上腺素，可使注射部位的血管收缩而延缓局麻药的吸收，延长麻醉时间，并减少局麻药吸收中毒的发生。一般局麻药中肾上腺素的浓度为 1∶25 000，一次量不要超过 0.3 mg。但在肢体末梢部位如手指、足趾、阴茎等手术中，不宜加肾上腺素，以免引起局部组织缺血性坏死。

5. 局部止血　鼻黏膜出血和牙龈出血时，可将浸有 0.1%的盐酸肾上腺素的纱布或棉球填塞局部，使血管收缩而止血。

【不良反应】治疗量可出现心悸、不安、血压升高等。若剂量过大或静脉注射速度过快，可引起血压骤升、搏动性头痛，有发生脑出血的危险，同时可导致心律失常，如早搏、心动过速，甚至心室纤颤，故应严格控制剂量。

【禁忌证】高血压、器质性心脏病、糖尿病和甲状腺功能亢进症，老年人慎用。

多巴胺（dopamine，DA）

多巴胺是去甲肾上腺素生物合成的前体物质，药用为人工合成品。

【体内过程】与肾上腺素相似，口服因易被破坏而失活，一般采用静脉给药。多巴胺在体内迅速被 COMT 及 MAO 催化代谢而失活，故作用维持时间短暂。本药不易透过血脑屏障，故外源性多巴胺几无中枢作用。

【药理作用】多巴胺除激动 α 和 β 受体外，也能激动多巴胺受体。

1. 兴奋心脏　激动心脏的 β_1 受体，并促进去甲肾上腺素能神经末梢释放去甲肾上腺素，从而使心肌收缩力增强，心输出量增加。一般剂量对心率影响不大，但大剂量时可使心率加快。与肾上腺素相比，其兴奋心脏作用较温和，较少引起心律失常。

2. 对血管、血压的影响　治疗量时可激动多巴胺受体（D_1 受体），使肾和肠系膜血管舒张；激动 α 受体，使皮肤、黏膜血管收缩；使收缩压升高而舒张压几无变化或略有升高。大剂

量时则以 α 受体的兴奋作用占优势，除兴奋心脏外，主要表现为血管收缩，总外周阻力增加，故收缩压和舒张压均升高。

3. 对肾脏的影响 治疗量时能激动肾血管上多巴胺受体，使肾血管舒张，肾血流量和肾小球滤过率增加，同时多巴胺还能抑制肾小管对钠的重吸收，通过排钠而达到利尿作用。但在大剂量时由于肾血管的 α 受体兴奋作用占优势，使肾血管明显收缩，肾血流量减少，诱发和加重肾衰。

【临床应用】

1. 抗休克 用于治疗各种休克，尤其适用于心肌收缩力减弱、尿量减少的休克。治疗时应注意补充血容量及纠正酸中毒。

2. 急性肾功能衰竭 与利尿药合用治疗急性肾功能衰竭，可使尿量增加，改善肾功能。

【不良反应】治疗量时较轻，偶见恶心、呕吐。若剂量过大或静脉滴注过快，可出现心动过速、心律失常和肾血管收缩引起的肾功能下降等反应。一旦发生，应减慢滴速或停药，反应可消失。必要时，可用 α 受体阻断药酚妥拉明对抗。长时间滴注可因皮肤、黏膜血管收缩而出现手足缺血性疼痛、发冷，甚至局部坏死。高血压、心脏器质性疾病患者慎用。

麻黄碱（ephedrine）

麻黄碱是中药麻黄中提取的生物碱，现已人工合成。

【体内过程】口服易吸收，皮下注射吸收更快。麻黄碱易透过血脑屏障。在体内仅有少量被 MAO 代谢，一次用药作用可维持 3～6 h。大部分以原形经肾排泄，酸性尿液可促进其排泄。

【药理作用】麻黄碱的基本作用与肾上腺素相似，可激动 α 和 β 受体，并能促进去甲肾上腺素释放。与肾上腺素相比，其具有以下特点：① 对心血管、支气管的作用较肾上腺素弱而持久；② 中枢兴奋作用较显著，可引起失眠；③ 短期内反复应用可产生快速耐受性。

【临床应用】

（1）用于防治轻度支气管哮喘，对重症急性发作疗效较差。也常与止咳化痰药配成复方剂，用于支气管痉挛性咳嗽。

（2）防治某些低血压状态，如硬脊膜外麻醉或蛛网膜下腔麻醉时引起的低血压。

（3）鼻黏膜充血肿胀引起的鼻塞常用 0.5%～1%药液滴鼻。

【不良反应】可引起中枢兴奋，如不安、失眠等，故不宜晚间服用，必要时可加镇静催眠药以防失眠。本药可从乳汁分泌，故哺乳期妇女不宜使用。禁忌证同肾上腺素。

第二节 α 受体激动药

一、α_1、α_2 受体激动药

去甲肾上腺素（noradrenaline，NA；norepinephrine，NE）

去甲肾上腺素是去甲肾上腺素能神经末梢释放的主要递质，肾上腺髓质也会少量分泌。药用的为人工合成品，化学性质不稳定，遇光易失效；在中性尤其在碱性溶液中，会迅速氧化而失效，故忌与碱性药物配伍。

【体内过程】口服易被肠液、肠黏膜和肝脏破坏，故口服无效。皮下或肌内注射因局部血

管强烈收缩，吸收很少，且可发生局部缺血性坏死，故只能静脉给药，一般采用静脉滴注。去甲肾上腺素主要分布于去甲肾上腺素能神经支配的组织器官和肾上腺髓质，吸收进体内后很快被去甲肾上腺素能神经末梢再摄取，部分被肝脏和其他组织的 COMT 和 MAO 催化代谢而失活，故作用维持时间短。不易透过血脑屏障，其代谢产物及少量原形自肾排泄。

【药理作用】去甲肾上腺素主要激动 α 受体，对 β_1 受体作用较弱，对 β_2 受体几乎无作用。

1. 收缩血管　激动血管平滑肌上的 α_1 受体，除冠状血管外，全身血管都表现为收缩效应，主要是小动脉和小静脉。其中以皮肤黏膜血管收缩最明显，其次是肾血管收缩作用，脑、肝、肠系膜和骨骼肌血管也呈收缩反应。冠状血管可因心脏兴奋、心肌的代谢产物（如腺苷等）增加而呈舒张反应。

2. 兴奋心脏　去甲肾上腺素有较弱的激动心脏 β_1 受体的作用，使心肌收缩力增强，心率加快，传导加速，心输出量增加。在整体情况下，心率由于血压升高而反射性地减慢。

3. 升高血压　小剂量静脉滴注时，由于心脏兴奋，心输出量增加，但血管收缩尚不剧烈，故收缩压升高，舒张压升高不多，脉压增大。较大剂量时，由于全身血管强烈收缩，外周阻力明显增加，故收缩压升高的同时舒张压也明显升高，脉压变小。其升压作用较强，且不被 α 受体阻断药所翻转。因此，对 α 受体阻断药引起的低血压可用本药升压。

【临床应用】

1. 抗休克　休克的本质是微循环灌注不足和有效血容量下降，故其治疗应是改善循环和补充血容量。目前，去甲肾上腺素抗休克已不占重要地位，仅限于某些休克的治疗，如早期神经源性休克及药物中毒引起的低血压等。利用其兴奋心脏、增加心输出量及使血管轻度收缩的作用，使血压维持在 12 kPa 左右，以保证心、脑等重要器官供血。现也主张去甲肾上腺素和 α 受体阻断药酚妥拉明合用以拮抗前者的缩血管作用，保留其对 β_1 受体的作用。

2. 上消化道出血　去甲肾上腺素 1～3 mg 适当稀释后口服，可使食管和胃内血管收缩，产生局部止血效果。

> **知识卡片**
>
> 上消化道出血是指屈氏韧带以上的消化道，包括食管、胃、十二指肠或胰、胆等病变引起的出血。

【不良反应】

1. 局部组织缺血性坏死　多见于静脉滴注时漏出血管外、静脉滴注时间过长、浓度过高时，可因局部血管强烈收缩而引起组织缺血性坏死。如发现外漏或注射部位皮肤苍白，应及时更换注射部位，进行局部热敷，并用普鲁卡因或 α 受体阻断药如酚妥拉明进行局部浸润注射，以扩张血管，改善局部血流灌注。

2. 急性肾功能衰竭　静脉滴注时间过长、剂量过大时，可因肾血管强烈收缩，肾血流量急剧减少，引起少尿、无尿和肾实质损伤，故用药期间应监测尿量变化，应保持在每小时 25 mL 以上。

【禁忌证】高血压、动脉硬化症及器质性心脏病。

间羟胺（metaraminal，aramine，阿拉明）

间羟胺为人工合成品，性质较稳定。可直接兴奋 α 受体，对 β_1 受体作用较弱。也可促进去甲肾上腺素释放而间接发挥作用。

与去甲肾上腺素相比，其主要作用特点是：① 收缩血管、升高血压作用较弱而持久；② 略增强心肌收缩力，可使休克患者心输出量增加；③ 较少引起心悸和心律失常；④ 收缩肾血管作用较弱，较少引起少尿；⑤ 可静脉给药，也可肌内注射。

临床上常作为去甲肾上腺素的代用品，用于各种休克早期和某些低血压状态，也用于阵发性房性心动过速伴低血压患者。

二、α_1 受体激动药

去氧肾上腺素(phenylephrine、neosynephrine、新福林)

去氧肾上腺素为人工合成品,主要激动 α_1 受体。作用与去甲肾上腺素相似但弱而持久,主要是收缩血管、升高血压,并因血压升高而反射性使心率减慢。由于本药能明显减少肾血流量,现很少用于抗休克,可用于脊椎麻醉、全身麻醉及某些药物如吩噻嗪类所致的低血压,还可用于治疗阵发性室上性心动过速。

本药还能激动瞳孔开大肌上的 α_1 受体,产生扩瞳作用。与阿托品相比,本药一般不引起眼内压升高和调节麻痹,扩瞳作用弱,起效快而维持时间短,主要在眼底检查时作为快速、短效的扩瞳药。

第三节 β 受体激动药

一、β_1、β_2 受体激动药

异丙肾上腺素(isoprenaline、ISP)

异丙肾上腺素为人工合成品,化学结构是去甲肾上腺素氨基上的一个氢原子被异丙基所取代。

【体内过程】口服时,其因在肠壁与硫酸结合而失效,吸收后又经肝脏代谢而失活,故口服作用很弱。气雾剂吸入给药时,吸收较快,舌下给药可经口腔黏膜吸收。进入体内的异丙肾上腺素可被肝、肺等组织中的 COMT 代谢,MAO 对其代谢较弱,也较少被去甲肾上腺素能神经末梢摄取,故作用持续时间较肾上腺素和去甲肾上腺素长。

【药理作用】异丙肾上腺素对 β 受体有很强的激动作用,对 β_1 和 β_2 受体选择性很低,对 α 受体几无作用。

1. 兴奋心脏 激动心脏 β_1 受体,使心肌收缩力增强,心率加快,传导加速,心输出量增加。与肾上腺素相比,异丙肾上腺素加快心率和加速传导作用较强,对心脏正位起搏点有显著兴奋作用,故引起心律失常的情况较肾上腺素少。

2. 对血管、血压的影响 激动血管平滑肌上 β_2 受体,使血管舒张,主要是舒张骨骼肌血管,对肾血管和肠系膜血管舒张作用较弱,对冠状血管也有舒张作用。小剂量使收缩压上升,舒张压下降,脉压增大。大剂量使用时,由于静脉明显扩张,回心血流量减少,血压下降,收缩压和舒张压均下降,冠状动脉的灌注压下降,有效血流量不增加。

3. 扩张支气管 激动支气管平滑肌上 β_2 受体,引起支气管平滑肌舒张,此作用比肾上腺素稍强。也具有抑制组胺等过敏性物质释放的作用,但对支气管黏膜血管无收缩作用,故消除支气管黏膜充血、水肿作用较肾上腺素弱。

4. 对代谢的影响 升高血中游离脂肪酸作用与肾上腺素相似,而升高血糖作用较弱。能增加组织的耗氧量。

【临床应用】

1. 支气管哮喘 常采用舌下或喷雾给药,用于控制支气管哮喘的急性发作,疗效快而强。

2. 房室传导阻滞　能加速房室传导，治疗Ⅱ、Ⅲ度房室传导阻滞，一般采用舌下或静脉滴注给药。

3. 心脏骤停　适用于心室自身节律缓慢、高度房室传导阻滞、窦房结功能衰竭并发的心脏骤停。常与去甲肾上腺素或间羟胺合用，采用心室内注射。

4. 休克　在补足血容量的基础上，对中心静脉压高和心输出量低的感染性休克有一定疗效。

【不良反应】常见的有心悸、头痛、皮肤潮红等。用药过程中应注意控制心率。气雾剂治疗哮喘时，气雾剂剂量不易掌握，如剂量过大，可致心肌耗氧量明显增加，易引起严重心律失常，应予注意。长期使用可产生耐受性，一般停药 7～10 d 后耐受性可消失。

【禁忌证】心绞痛、心肌梗死、心肌炎和甲状腺功能亢进症。

二、β_1 受体激动药

多巴酚丁胺（dobutamine）

本药选择性地激动 β_1 受体，对 β_2 受体、α 受体作用较弱，治疗量能增强心肌收缩力，增加心输出量，对心率影响不大。口服无效，必须持续静脉滴注，主要用于治疗心脏外科术后或急性心肌梗死并发的心力衰竭，也可作为难治性心力衰竭的辅助用药。禁用于梗阻性肥厚型心肌病。

三、β_2 受体激动药

本类药物选择性激动 β_2 受体，扩张支气管，是目前临床上治疗支气管哮喘的主要药物。常用药物有沙丁胺醇、克仑特罗、特布他林等。

目标检测

一、选择题

1. 去甲肾上腺素治疗上消化道出血时的给药方法是　（　　）

A. 静脉滴注　　B. 皮下注射
C. 肌内注射　　D. 口服稀释液
E. 以上均不是

2. 溺水、麻醉意外引起的心脏骤停应选用　（　　）

A. 去甲肾上腺素　　B. 肾上腺素
C. 麻黄碱　　D. 多巴胺
E. 地高辛

3. 治疗过敏性休克的首选药物是　（　　）

A. 糖皮质激素　　B. 阿托品
C. 扑尔敏　　D. 去甲肾上腺素
E. 肾上腺素

4. 具有较强中枢兴奋作用的拟肾上腺素药物是　（　　）

A. 多巴胺　　B. 麻黄碱
C. 去甲肾上腺素　　D. 间羟胺
E. 异丙肾上腺素

5. 具有舒张肾血管、增加肾血流量作用的拟肾上腺素药是 ( )
A. 间羟胺 B. 多巴胺
C. 去甲肾上腺素 D. 肾上腺素
E. 麻黄碱

6. 肾上腺素扩张支气管是由于 ( )
A. 阻断 α_1 受体 B. 阻断 β 受体
C. 兴奋 β_1 受体 D. 兴奋多巴胺受体
E. 兴奋 β_2 受体

7. 微量肾上腺素与局麻药配伍的主要目的是 ( )
A. 防止过敏性休克 B. 中枢镇静作用
C. 局部血管收缩，促进止血 D. 延长局麻药作用时间及防止吸收中毒
E. 防止出现低血压

8. 使用过量易引起心律失常的药物是 ( )
A. 间羟胺 B. 伪麻黄碱
C. 去甲肾上腺素 D. 肾上腺素
E. 麻黄碱

9. 防治蛛网膜下腔或硬膜外麻醉引起的低血压应选用 ( )
A. 异丙肾上腺素 B. 多巴胺
C. 麻黄碱 D. 肾上腺素
E. 去甲肾上腺素

10. 去甲肾上腺素静脉滴注时间过长或剂量过大可引起哪种严重的不良反应 ( )
A. 抑制心脏 B. 血压升高
C. 心律失常 D. 局部组织缺血坏死
E. 急性肾衰竭

11. 大剂量注射肾上腺素可引起的血压变化是 ( )
A. 收缩压和舒张压均缓慢、持久升高
B. 收缩压升高，舒张压不变或稍下降
C. 收缩压和舒张压均升高，脉压变小
D. 收缩压升高，舒张压下降，脉压增大
E. 收缩压升高，舒张压升高不明显，脉压增大

二、简答题

1. 抢救过敏性休克为什么首选肾上腺素？
2. 比较肾上腺素、去甲肾上腺素、异丙肾上腺素对血压的影响有何不同？
3. 防治硬膜外麻醉及蛛网膜下腔麻醉引起的低血压，为什么选用麻黄碱而不选肾上腺素？
4. 多巴胺为什么能用于治疗急性肾衰竭？

第五单元　肾上腺素受体阻断药

学习目标

1. 知识目标

（1）掌握酚妥拉明、酚卡明的药理作用、临床应用和不良反应。

（2）熟悉 β 受体阻断药的药理作用、临床应用和不良反应。

（3）了解 β 受体阻断药分类、代表药物及药理学特性。

2. 能力目标

能解释酚妥拉明对心脏的作用机制。

3. 素质目标

具有较强的独立思维能力和判断能力。

肾上腺素受体阻断药(adrenoceptor blocking drugs)是一类能与肾上腺素受体结合却不产生拟肾上腺素作用，反而阻止去甲肾上腺素能神经递质或肾上腺素受体激动药与肾上腺素受体结合而产生效应的药物。根据对受体选择性的不同，其可分为 α 受体阻断药和 β 受体阻断药。

案例分析

患者，女，28 岁，左上肢皮肤间歇性苍白，潮红改变，寒冷时加重，拟诊断为雷诺综合征。应选用何药治疗？该注意哪些问题？

第一节　α 受体阻断药

α 受体阻断药选择性地与 α 肾上腺素受体结合，竞争性阻断去甲肾上腺素能神经递质或肾上腺素受体激动药与 α 受体结合，从而拮抗 α 受体激动所产生的一系列效应。根据药物作用持续时间的不同，α 受体阻断药可分为短效和长效两类。

一、短效 α 受体阻断药

本类药物与 α 受体结合力弱，易于解离，作用温和，维持时间短。由于此类药与激动药之间有竞争性，故又称竞争性 α 受体阻断药。

酚妥拉明(**phentolamine**、**regitin**、立其丁)

【体内过程】生物利用度低，口服药效仅为注射给药的 20%。药物在体内代谢迅速，加之本药与受体结合不牢固，易于解离，故作用维持时间较短。口服给药，作用维持 3～6 h；肌内注射，作用仅维持 30～45 min。

【药理作用】

1. 舒张血管　通过阻断血管平滑肌 α_1 受体和直接舒张血管平滑肌作用，使血管扩张，外周阻力降低，血压下降。

2. 兴奋心脏　本药由于舒张血管，致血压下降而反射性地兴奋心脏；也可通过阻断去甲肾上腺素能神经末梢突触前膜 α_2 受体，促使神经末梢释放去甲肾上腺素而引起心脏兴奋，使心率加快，心肌收缩力增强，心输出量增加。

【临床应用】

1. 外周血管痉挛性疾病 可用于如肢端动脉痉挛病(雷诺病)、血栓栓塞性脉管炎及冻伤后遗症等疾病的治疗。也可用本药进行局部浸润注射，以拮抗大剂量静脉滴注去甲肾上腺素或去甲肾上腺素漏出血管所产生的血管痉挛，防止局部组织缺血性坏死。

知识卡片

雷诺病又称肢端动脉痉挛病，于1862年由莫里斯·雷诺(Maurice Raynaud)首先提出，故称雷诺病。

2. 休克 本药能增加心输出量，舒张血管，降低外周阻力，特别是能明显降低肺血管阻力，防止肺水肿的发生，从而改善内脏组织血流灌注，解除微循环障碍。但用药前需要补足血容量。目前主张与去甲肾上腺素合用，目的是对抗去甲肾上腺素的 α 型缩血管作用，保留其 β 型增强心肌收缩力作用。主要用于感染中毒性休克、心源性休克和神经源性休克。

3. 急性心肌梗死和顽固性心力衰竭 本药使小动脉扩张，外周阻力降低，减轻心脏后负荷，增加心输出量；又通过扩张小静脉，使回心血流量减少，减轻心脏前负荷，改善心力衰竭。

4. 肾上腺嗜铬细胞瘤 本药用于鉴别诊断以及术前治疗，缓解由此病症分泌大量肾上腺素骤发的高血压危象。

【不良反应】常见体位性低血压、胃肠道平滑肌兴奋所引起的腹痛、腹泻、恶心、呕吐等反应，可诱发或加剧消化性溃疡。静脉注射可引起心率加快、心律失常和心绞痛，故静脉注射宜缓慢或采用静脉滴注。消化性溃疡和冠心病患者慎用。

妥拉唑啉(**tolazoline**)

妥拉唑啉作用与酚妥拉明相似，但阻断 α 受体作用较弱，拟组胺样作用和拟胆碱作用较强，故不良反应发生率较高。临床上主要用于外周血管痉挛性疾病的治疗，也用于嗜铬细胞瘤以控制症状。

二、长效 α 受体阻断药

本类药物与 α 受体以共价键结合，结合牢固，具有受体阻断作用强、作用时间长等特点，故又称非竞争性 α 受体阻断药。

酚苄明(**phenoxybenzamine**，苯苄胺)

【体内过程】口服吸收率为20%～30%。因刺激性强，不作肌内或皮下注射，主要以口服和静脉给药，静脉注射1 h可达最大效应。本药进入体内后，其分子中的氯乙胺基须转化成乙撑亚胺基后，才能与 α 受体牢固结合，加之消除缓慢，故阻断 α 受体作用起效慢，但作用强大而持久，一次给药作用可持续3～4 d。本药主要经肝脏代谢，经尿和胆汁排泄。

【药理作用】酚苄明可阻断 α_1 受体和 α_2 受体，舒张血管、降低外周阻力，使血压下降。其作用强度与血管受去甲肾上腺素能神经控制的程度有关。对处于静卧的正常人，酚苄明的血管扩张和降压作用往往不明显或表现为舒张压略下降。当交感神经张力高，血容量减少或直立时则引起明显的降压作用。由于血压下降，反射性作用即阻断突触前膜的 α_2 受体和抑制去甲肾上腺素重摄取，可致心率加快。此外，本药在大剂量使用时，还具有较弱的抗5-HT和抗组胺作用。

【临床应用】主要用于治疗外周血管痉挛性疾病，也可用于肾上腺嗜铬细胞瘤及抗休克。

【不良反应】常见的有体位性低血压、心动过速、鼻塞、口干、嗜睡、乏力等，也可出现腹部不适、恶心、呕吐等胃肠道反应。静脉注射宜缓慢。

哌唑嗪(prazosin)

哌唑嗪选择性阻断 α_1 受体，对 α_2 受体阻断作用很弱，故不影响去甲肾上腺素的释放，加快心率副作用较轻。能舒张小动脉和小静脉，降低血压，是目前临床上治疗高血压的常用药物。

育亨宾(vohimbine)

育亨宾选择性阻断中枢和外周部位的 α_2 受体，可用于治疗男性性功能障碍及糖尿病患者的神经病变，目前主要用作科研的工具药。

第二节　β 受体阻断药

β 受体阻断药是一类能选择性与 β 受体结合，竞争性阻止去甲肾上腺素能神经递质或肾上腺素受体激动药与 β 受体结合而发挥作用的药物，因此具有抗肾上腺素作用。根据对 β_1、β_2 受体选择性的不同，本类药可分为非选择性 β 受体阻断药和选择性 β_1 受体阻断药。

【体内过程】β 受体阻断药口服后自小肠吸收，但受脂溶性高低的影响。脂溶性高的药物如普萘洛尔、美托洛尔口服易吸收，但首关消除明显，生物利用度较低，体内分布广泛，易透过血脑屏障，脑脊液浓度与血浆浓度相近；脂溶性低的药物如吲哚洛尔、阿替洛尔口服吸收差，但首关消除较低，生物利用度较高，主要在肝脏代谢，经肾排泄。$t_{1/2}$ 为 2～5 h(表 2-5-1)。临床应用普萘洛尔必须注意剂量个体化，因不同个体口服相同剂量时血药浓度可相差 4～20 倍，故临床用药须从小剂量开始，逐渐增加剂量以达有效安全剂量。

表 2-5-1　β 受体阻断药分类及药理学特性

药物	受体选择性	内在拟交感活性	首关消除/%	生物利用率/%	$t_{1/2}$/h
普萘洛尔	β_1,β_2	0	60～70	30	3～4
阿普洛尔	β_1,β_2	++	90	10	2～5
氧烯洛尔	β_1,β_2	++	40～70	24～60	2～3
吲哚洛尔	β_1,β_2	++	10～20	90	3～4
美托洛尔	β_1	0	25～60	40～75	3～4
醋丁洛尔	β_1	+	30	20～60	2～4
拉贝洛尔	β_1,β_2,α_1	+	60	20～40	4～6

【药理作用】

1. β 受体阻断作用

(1) 心血管系统：① 阻断心脏的 β_1 受体，使心率减慢，传导速度减慢，心肌收缩力减弱，心输出量减少，心肌耗氧量下降，血压降低。当交感神经活性增高时，其抑制心脏的作用表现更为明显。② 阻断血管平滑肌上 β_2 受体，加之心脏功能抑制，反射性地兴奋交感神经引起全身血管收缩和外周阻力增加，肝、肾、骨骼肌等器官和组织血流量减少，冠脉血流量也减少。

(2) 支气管平滑肌：阻断支气管平滑肌上 β_2 受体，使支气管平滑肌收缩而增加呼吸道阻力，可诱发或加重哮喘发作。

(3) 代谢：可抑制交感神经兴奋所引起的脂肪、糖原分解。与 α 受体阻断药合用可拮抗肾上腺素升高血糖作用，但并不影响正常人的血糖水平，也不影响胰岛素的降血糖作用，但可影响使用胰岛素后血糖水平的恢复。

（4）肾素：阻断肾小球旁器细胞的 β_1 受体，减少肾素分泌。在 β 受体阻断药中，以普萘洛尔的此作用最强。

2. 膜稳定作用 某些 β 受体阻断药具有局麻样作用和奎尼丁样作用，这两种作用都与其降低细胞膜对离子的通透性有关，故称为膜稳定作用。但此作用须在高于临床有效血药浓度几十倍时才能发挥，因此认为这一作用与其临床治疗作用关系不大。

3. 内在拟交感活性 某些 β 受体阻断药在阻断 β 受体的同时，会产生一定程度的 β 受体激动效应，称为内在拟交感活性（intrinsic sympathomimetic activity，ISA）。ISA 较强的药物在临床应用时，其心脏抑制作用和支气管收缩作用一般较不具 ISA 的药物弱。

4. 其他 普萘洛尔还有抗血小板聚集的作用，可能与其膜稳定作用有关。噻吗洛尔尚有降低眼内压的作用，可能与其减少房水生成有关。

【临床应用】

1. 心律失常 本类药对多种原因引起的快速性心律失常均有效，对于交感神经兴奋性过高、甲状腺功能亢进症等引起的窦性心动过速疗效较好，也可用于由运动或情绪激动、紧张所致的心律失常或由心肌缺血、强心苷中毒引起的心律失常。

2. 心绞痛和心肌梗死 对心绞痛有良好的疗效。长期应用可降低心肌梗死的复发率和猝死率。

3. 高血压 本类药是治疗高血压的常用药物，可单独使用，也可与利尿药、钙通道阻滞药、血管紧张素转化酶抑制药联合使用。

4. 其他 ① 治疗甲状腺功能亢进症或甲状腺危象；② 用于嗜铬细胞瘤及肥厚型心肌病；③ 噻吗洛尔常局部用药治疗青光眼；④ 普萘洛尔适用于偏头痛、肌震颤、肝硬化所致上消化道出血等。

【不良反应】

1. 一般反应 包括恶心、呕吐、轻度腹泻等消化道症状，一般不影响用药，停药后可消失。偶见过敏反应如皮疹、血小板减少等。

2. 抑制心脏功能 因阻断心脏的 β_1 受体，会出现心脏功能抑制，特别是严重心功能不全、窦性心动过缓和房室传导阻滞的患者对药物敏感性增高，更易发生此类反应，甚至会引起重度心功能不全、肺水肿、房室传导完全阻滞或停搏等严重后果。

3. 诱发或加重支气管哮喘 本类药由于阻断支气管平滑肌 β_2 受体，使支气管平滑肌收缩，呼吸道阻力增加，故可诱发或加重支气管哮喘。

4. 外周血管收缩和痉挛 本类药由于使心输出量减少（阻断 β_1 受体）和阻断血管平滑肌 β_2 受体，可使外周血管收缩和痉挛，从而引起四肢发冷、皮肤苍白或发绀、间歇跛行或雷诺症状，甚至产生脚趾溃烂和坏死。

5. 反跳现象 长期应用 β 受体阻断药后若突然停药，可使原有疾病复发或加重，称为反跳现象。这是长期使用后，β 受体向上调节，对内源性儿茶酚胺敏感性明显增高的结果。因此，长期用药者不宜突然停药，须逐渐减量、停药。

【禁忌证】严重左心衰竭、重度房室传导阻滞、窦性心动过缓和支气管哮喘等。

目标检测

一、选择题

1. 治疗去甲肾上腺素外漏所致的局部组织缺血坏死，可选用 （　　）
A. 阿托品　　B. 肾上腺素
C. 酚妥拉明　　D. 多巴胺
E. 普萘洛尔

2. 酚妥拉明降低血压的机制是 （　　）
A. 阻断 β 受体　　B. 兴奋 M 受体
C. 兴奋 β 受体　　D. 直接影响血管平滑肌以及阻断 α_1 受体
E. 阻断 α 和 β 受体

3. 下列哪种药物可用于治疗青光眼 （　　）
A. 阿替洛尔　　B. 吲哚洛尔
C. 噻吗洛尔　　D. 普萘洛尔
E. 拉贝洛尔

4. 可诱发消化道溃疡的药物是 （　　）
A. 酚妥拉明　　B. 酚节明
C. 普萘洛尔　　D. 吲哚洛尔
E. 哌唑嗪

5. 下列哪种药物膜稳定性作用较强 （　　）
A. 普萘洛尔　　B. 噻吗洛尔
C. 吲哚洛尔　　D. 拉贝洛尔
E. 美托洛尔

6. 普萘洛尔的不良反应中没有 （　　）
A. 支气管哮喘　　B. 心动过缓
C. 房室传导阻滞　　D. 发绀
E. 局部组织坏死

7. 普萘洛尔阻断突触前膜 β_2 受体可引起 （　　）
A. 去甲肾上腺素释放增加　　B. 去甲肾上腺素释放减少
C. 外周血管收缩　　D. 心肌收缩力增加
E. 去甲肾上腺素释放无明显变化

二、简答题

1. 酚妥拉明对心脏有什么作用？解释其作用机制。
2. 酚妥拉明为什么能用于休克的治疗？
3. 联系受体阻断药的作用，解释其用于高血压的机制，并分析长期应用不可突然停药的原因。

第六单元　麻醉药

学习目标

1. 知识目标
（1）掌握局部麻醉的给药方法。
（2）掌握普鲁卡因、利多卡因、丁卡因、布比卡因的药理学特性、临床应用和不良反应。
（3）熟悉复合麻醉方法及常用药物。
（4）了解全身麻醉药的作用及常用药物。
2. 能力目标
能利用局部麻醉药的应用方法指导合理用药。
3. 素质目标
提高观察病情的能力和操作技术，具备认真负责的态度。

麻醉是机体或机体的一部分暂时失去对外界刺激反应的一种状态或指造成这种状态的方法，它是进行外科手术的必要条件。能够引起麻醉状态的药物称为麻醉药，其可分为局部麻醉药与全身麻醉药两类。

案例分析

患者，男，40岁，左手因外伤行清创术，为减轻患者痛苦，该如何麻醉？应注意哪些问题？

第一节　局部麻醉药

局部麻醉药（local anesthetics）简称局麻药，是一类局部应用于神经末梢或神经干周围，能可逆性地阻断感觉神经冲动产生与传导，在意识清醒的状态下使局部痛觉暂时消失的药物。按化学结构，局麻药可分为两类：第一类为酯类，主要有普鲁卡因、丁卡因等；第二类为酰胺类，主要有利多卡因、布比卡因等。

知识卡片

局麻药的最早应用是从南美洲古柯树叶中提取的可卡因。因其毒性较大，1904年合成了低毒的普鲁卡因并广泛应用。

一、局麻药的作用

1. 局麻作用　局麻药在低浓度时可抑制感觉神经冲动的发生和传导，使感觉丧失。局麻药的作用与神经纤维直径大小及神经组织的解剖特点有关。一般规律是细神经纤维比粗神经纤维更易被阻断，无髓鞘的神经纤维比有髓鞘的神经纤维更敏感。麻醉的顺序为：痛觉最先消失，其次是温觉、触觉、压觉。较高浓度时运动神经亦可受到影响而出现麻痹。神经冲动传导的恢复则按相反顺序进行。其机制为局麻药和神经细胞膜内侧钠通道结合，阻断钠离子内流，抑制动作电位的发生与传导，产生局部麻醉。

2. 吸收作用　局麻药从给药部位吸收入血并达到一定浓度后会引起全身作用，实际上是局麻药的不良反应。

（1）中枢神经系统：一般表现为先兴奋后抑制，即先出现头晕、烦躁不安、多言、震颤、肌张力增高，甚至惊厥；随后转入昏迷，发生呼吸衰竭而死亡。

（2）心血管系统：主要表现为心脏抑制作用，降低心肌兴奋性、传导性，减弱心肌收缩力，最后抑制房室传导，直至心跳停搏；还可使血管扩张，血压下降。

二、局部麻醉的给药方法

1. 表面麻醉　将局麻药涂于黏膜表面，使黏膜下神经末梢麻醉。多用于口腔、咽喉、眼、鼻、气管和尿道等部位的浅表手术。常选用穿透力强的丁卡因。

2. 浸润麻醉　将局麻药注射到皮下或手术切口部位，使局部神经末梢麻醉。适用于浅表小手术。可选用穿透力小、毒性较低的利多卡因、普鲁卡因。

3. 传导麻醉　将局麻药注入神经干旁，阻断神经冲动的传导，使该神经分布的区域麻醉。适用于四肢手术。可选用利多卡因、普鲁卡因和布比卡因。

4. 蛛网膜下腔麻醉（简称腰麻）　将药物注入低位腰椎的蛛网膜下腔，麻醉该部位的脊神经根。常用于下腹部和下肢手术。可选用普鲁卡因、丁卡因等。

5. 硬膜外麻醉　将药物注入硬膜外腔，使其沿神经鞘扩散而麻醉脊神经。适用于颈部至下肢的手术，尤其是腹部手术。可选用普鲁卡因、利多卡因、丁卡因等。

腰麻和硬膜外麻醉时由于交感神经传导亦被阻断，引起血管扩张、血压下降及心脏抑制，可用麻黄碱防治。

三、常用局麻药

（一）酯类局麻药

普鲁卡因（procaine，奴佛卡因）

普鲁卡因为最常用局麻药，本药对黏膜的穿透力弱，广泛用于浸润麻醉、传导麻醉、腰麻和硬膜外麻醉，一般不用于表面麻醉。本药属短效局麻药，注射给药后 1～3 min 起效，维持 30～60 min，加用肾上腺素后可延长 1～2 h。此外，普鲁卡因也可用于损伤部位的局部封闭。

本药毒性低，大量吸收后可引起中枢神经系统和心血管的反应。普鲁卡因在血浆中被酯酶水解，转变为对氨苯甲酸（PABA）和二乙氨基乙醇。前者能对抗磺胺药的抗菌作用，后者增强强心苷的毒性反应，应尽量避免同时应用。本药偶可引起过敏反应，用药前应做过敏试验。

丁卡因（tetracaine，地卡因）

丁卡因麻醉作用及毒性均比普鲁卡因强 10 倍左右，故一般不用于浸润麻醉。其作用迅速，对黏膜穿透力强，常用于表面麻醉，也可用于传导麻醉、腰麻和硬膜外麻醉。

（二）酰胺类局麻药

利多卡因（lidocaine）

利多卡因为中效局麻药，是目前应用最多的局麻药。本药起效快、穿透力强、安全范围较大，局麻强度、持续时间及毒性均介于普鲁卡因和丁卡因之间。用于表面麻醉、浸润麻醉、传导麻醉及硬膜外麻醉。本药由于扩散力强，麻醉范围及麻醉部位难以控制，一般不用于腰麻。对普鲁卡因过敏者可选用此药。本药也可用于抗心律失常。

布比卡因(bupivacaine)

布比卡因为长效、强效局麻药,主要用于浸润麻醉、传导麻醉和硬膜外麻醉。常用局麻药的特点见表2-6-1。

表2-6-1 常用局麻药的比较

局麻药	利多卡因	丁卡因	布比卡因
作用特点	穿透力强,为普鲁卡因的1.5~2倍	穿透力更强,为普鲁卡因的10倍	穿透力强,为利多卡因的4~5倍
持续时间	1.5~2 h	2~3 h	5~10 h
毒 性	较普鲁卡因大	较普鲁卡因大,为10~15倍,发生率高	较大,与丁卡因相当或略小
用 途	用于各种局麻方法,抗心律失常	用于表面麻醉、传导麻醉、腰麻、硬膜外麻醉	用于浸润麻醉、传导麻醉、硬膜外麻醉

第二节 全身麻醉药

全身麻醉药(general anesthetics)简称全麻药,是一类作用于中枢神经系统,能可逆性地引起意识、感觉和反射消失的药物。其应用后可消除疼痛和松弛骨骼肌,有助于实施手术。

根据给药途径的不同,全麻药可分为吸入麻醉药与静脉麻醉药两类。

一、吸入麻醉药

(一)概述

【体内过程】吸入麻醉药都是挥发性液体或气体,脂溶性高,很易通过生物膜。药物先经肺泡进入血液,再通过血脑屏障进入中枢神经系统,达到一定的分压(浓度)时,即产生全麻作用。

全麻药从肺吸收进入血液循环的速率除受药物的理化性质(脂溶性)影响外,也受吸入气体中的药物浓度影响,浓度愈高,全麻药的气、血浓度愈大,其吸收速率愈快。麻醉药分布在血液中的量主要受其在血液中的溶解度影响。溶解度通常用血/气分布系数(血中药物浓度与吸入气体中药物浓度达到平衡时的比值)来表示。血/气分布系数小的药物(如氧化亚氮)在血中溶解度小,肺泡气、血中和脑内的药物分压易提高,麻醉深度易调节,诱导期短,苏醒快。这也代表全麻药发展的方向。

麻醉药被吸入后随即分布到各个器官。由于脑组织血流量大,脑内类脂质丰富,药物能迅速分布到脑组织中。当给药停止后,药物多以原形从肺呼出,部分经肝脏代谢。

【作用机制】目前尚未完全阐明,主要用类脂质学说来解释。全麻药物分子溶入细胞膜的脂质层,使脂质分子排列紊乱,从而使膜中镶嵌的蛋白质(受体、离子通道等)发生构象和功能改变,抑制神经细胞膜的除极化,阻断神经冲动传递,引起全身麻醉。

(二)常用药物

麻醉乙醚(anesthetic ether)

麻醉乙醚为无色透明易挥发液体,有臭味,遇火易燃烧或爆炸,应注意预防。乙醚麻醉分期明显，镇痛、肌松作用强，对呼吸、循环抑制较弱，对心、肝、肾毒性较小，安全性高，但因局部刺激性较大、诱导期长等缺点，现已少用。

氟烷（halothane）

氟烷又名三氟氯溴乙烷，为无色透明、有香气的挥发性液体，不燃不爆，无异味。特点是诱导期短，苏醒快，镇痛、肌松作用较弱，可增强心肌对儿茶酚胺的敏感性，诱发心律失常等。反复应用偶致肝损害，应予警惕。目前应用有逐渐减少的趋势。

恩氟烷（enflurane，安氟醚）和异氟烷（isoflurane）

二者均为无色液体，不燃不爆，性质稳定。特点是诱导期短，苏醒快，肌松作用良好，不增强心肌对儿茶酚胺的敏感性。反复应用无明显副作用，偶有恶心、呕吐。该药是目前应用最广泛的麻醉药。

氧化亚氮（nitrous oxide，N_2O，笑气）

氧化亚氮为无色、味甜、无刺激性的液态气体，不燃不爆，性质稳定。特点是诱导期短，苏醒迅速，镇痛作用强，无肌松作用。本药对呼吸和肝、肾无不良影响，但对心肌略有抑制作用。因麻醉效能低，本药主要用于诱导麻醉或与其他全麻药配伍使用。

知识卡片

氧化亚氮早期被用于牙科手术的麻醉，有麻醉作用，人吸入后狂笑不住，故又称“笑气”。

二、静脉麻醉药

硫喷妥钠（thiopental sodium）

硫喷妥钠又名戊硫巴比妥钠，系超短效巴比妥类药物，脂溶性高，静脉注射后数秒后即可进入脑组织，麻醉作用迅速、可靠，无兴奋期。但由于此药在体内重新分布，迅速由脑组织转移到脂肪等组织中，故作用维持时间短，仅 10 min 左右。此药镇痛效果差，肌松不完全，临床主要用于诱导麻醉、基础麻醉及短时手术的麻醉。

本药对呼吸中枢抑制作用明显，尤其是新生儿和婴幼儿，应禁用。本药还易诱发喉头及支气管痉挛，故支气管哮喘者禁用。

氯胺酮（ketamine）

氯胺酮又名凯他明，为白色结晶性粉末，易溶于水。氯胺酮静脉注射后能使人较快地进入一种特殊的麻醉状态。一方面阻断痛觉冲动向丘脑和新皮层传导，引起意识模糊、短暂性记忆缺失及满意的镇痛效果；另一方面兴奋脑干及边缘系统，导致睁眼、梦幻，肌张力增高，心率加快，血压升高。这种抑制与兴奋并存的状态称为分离麻醉。本药可单独用于不需要肌松的短小手术，如烧伤清创、植皮等；也可与其他全麻药合用于长时间手术。术后苏醒慢、噩梦多为其缺点。

羟丁酸钠（sodium oxybate）

羟丁酸钠又名 γ-羟基丁酸钠，为白色结晶粉末，极易溶于水。静脉注射后能产生类似睡眠状的麻醉现象，但无明显镇痛和肌松作用，故常与其他麻醉药配伍用于基础麻醉、诱导麻醉和复合麻醉等。此药安全范围大，对呼吸、循环影响轻微，是毒性最低的静脉麻醉药。

依托咪酯（etomidate，乙咪酯）

依托咪酯为速效、短效的新型静脉麻醉药，静脉注射后约 20 s 即产生麻醉，停药后 3～5 min 苏醒，无明显镇痛、肌松作用。本药可用于诱导麻醉、短小手术和麻醉维持。此药对呼吸有短暂抑制，但较硫喷妥钠轻，对心血管影响小，可使心率稍快，并可引起阵挛性肌肉收缩现象。

三、复合麻醉

目前使用的全麻药品种虽多，但没有一种是完美无缺的，而手术对全麻药的基本要求是意识消失、镇痛、肌肉松弛及合理控制应激反应，因此常在麻醉前或麻醉过程中同时或先后联合用药，即为复合麻醉。复合麻醉用药见表2-6-2。

表2-6-2　复合麻醉用药

用药目的	常用药物
镇静、解除精神紧张	巴比妥类、苯二氮䓬类
短暂性记忆缺失	苯二氮䓬类、氯胺酮、东莨菪碱
基础麻醉	巴比妥类、水合氯醛
诱导麻醉	硫喷妥钠、异丙酚、氧化亚氮
镇痛	吗啡、哌替啶、芬太尼
骨骼肌松弛	琥珀胆碱、筒箭毒碱
抑制迷走神经	阿托品类
降温	氯丙嗪
抗过敏、镇静	异丙嗪
安定、止吐	氟哌利多
控制性降压	硝普钠、钙通道阻滞药

1. 麻醉前给药　为消除患者的紧张情绪、增强麻醉效果、减少麻醉药用量或防止不良反应，于麻醉前应用一定药物，称为麻醉前给药。例如，术前注射阿托品防止呼吸道分泌物所致吸入性肺炎。

2. 基础麻醉　进入手术室前先应用适宜全麻药或催眠药达到浅麻醉或深睡状态，称为基础麻醉。在此基础上再用全麻药调节麻醉深度，使麻醉平稳，用药量减少，常用于小儿。

3. 诱导麻醉　应用诱导期短的药物(如硫喷妥钠静脉注射)，使患者迅速进入外科麻醉期，再用其他药维持麻醉。此法可避免诱导期的不良反应。

4. 低温麻醉　在物理降温的基础上合用氯丙嗪使体温下降至28～30 ℃，降低心、脑等生命器官的耗氧量，以利于心脏直视手术的进行。

5. 神经安定镇痛术　常用氟哌利多及芬太尼按50∶1制成的合剂进行静脉注射，使患者产生意识朦胧、痛觉消失、安静但不入睡的特殊麻醉状态，适用于外科小手术。例如，加用氧化亚氮和肌松药可达到满意的外科麻醉目的，称为神经安定麻醉。

6. 合用肌松药　为进行需要肌肉松弛的手术而应用全麻药时，可合用琥珀胆碱或筒箭毒碱等肌松药，以达到符合要求的骨骼肌松弛状态。

目标检测

一、选择题

1. 表面麻醉常选用　(　　)

A. 丁卡因　　B. 普鲁卡因
C. 可待因　　D. 利多卡因
E. 布比卡因

2. 既有局麻作用，又有抗心律失常作用的药物是（　　）
A. 丁卡因　B. 普鲁卡因
C. 普鲁卡因胺　D. 利多卡因
E. 布比卡因

3. 蛛网膜下腔麻醉及硬脊膜外麻醉时常合用麻黄碱，其目的是防止局麻药（　　）
A. 降低血压　B. 引起心律失常
C. 抑制呼吸　D. 局麻作用过快消失
E. 扩散作用

4. 下列关于普鲁卡因的叙述，错误的是（　　）
A. 可用于表面麻醉　B. 可用于腰麻及硬膜外麻醉
C. 可用于损伤部位的局部封闭　D. 用药前宜做皮肤过敏试验
E. 应避免与磺胺类药同时使用

5. 局麻药液中加入肾上腺素禁用于（　　）
A. 面部手术　B. 指、趾末端手术
C. 头部手术　D. 腹部手术
E. 颈部手术

6. 有关全麻药作用特点的叙述，错误的是（　　）
A. 对骨骼肌均具有良好松弛作用　B. 麻醉作用选择性不高
C. 全麻药安全范围较窄　D. 麻醉过深可抑制延髓生命中枢
E. 麻醉过深对所有神经肌肉组织有麻痹作用

7. 具有分离麻醉作用的全麻药是（　　）
A. 麻醉乙醚　B. 硫喷妥钠
C. 氯化亚氮　D. 氯胺酮
E. 氟烷

8. 对硫喷妥钠药理作用特点叙述，错误的是（　　）
A. 作静脉麻醉无诱导兴奋期　B. 作用维持时间短
C. 肌肉松弛不完全　D. 对呼吸循环影响小
E. 镇痛效果差

二、简答题

1. 常用局麻药有哪些？各有何作用特点？
2. 局部麻醉时为什么常在局麻药液中加入少量肾上腺素？
3. 什么是基础麻醉？

模块三　中枢神经系统药理

第一单元　镇静催眠药

学习目标

1. 知识目标

(1) 掌握苯二氮䓬类药的作用、临床应用和不良反应。

(2) 熟悉巴比妥类药的分类、用途、临床应用及其中毒的解救。

(3) 了解其他镇静催眠药的作用特点。

2. 能力目标

能为有抗焦虑和镇静催眠需求的患者正确用药。

3. 素质目标

具备较高的用药安全意识和法律意识。

镇静催眠药是一类对中枢神经系统有普遍抑制作用的药物。常用的镇静催眠药包括苯二氮䓬类和巴比妥类。小剂量产生镇静作用，消除烦躁情绪；中等剂量则能促进和维持近似生理性睡眠；较大剂量具有抗惊厥、抗癫痫等作用。

案例分析

王某，女，18岁，因高考前过度紧张导致失眠、心悸、食欲下降、注意力不集中、记忆力下降。医生拟用地西泮治疗，该如何用药？应注意什么问题？

第一节　苯二氮䓬类

本类药物抗焦虑和镇静催眠效果好，安全范围大，目前几乎完全取代了其他镇静催眠药而广泛应用于临床。

知识卡片

生理睡眠根据脑电图和睡眠中眼球运动的情况分为两个时相：非快速眼动睡眠(NREM - S)和快速眼动睡眠(REM - S)。分别历时90 min和20 min，一夜间两种时相交替4～6次。

地西泮(diazepam，安定)

地西泮是苯二氮䓬类的典型代表药，是目前临床最常用的镇静、催眠及抗焦虑药。

【体内过程】口服吸收迅速完全，约1 h达血药峰浓度。肌内注射吸收缓慢且不规则，血浆蛋白结合率高达99%。因其脂溶性高，首先分布至脑组织，随后迅速分布到脂肪组织中，故静脉注射后中枢抑制作用出现快而短暂。本药主要经肝代谢，最终经肾排泄。可通过胎盘进入胎儿体内，少量还可经乳汁排出，故孕妇、哺乳期妇女禁用。

【临床应用】

1. 抗焦虑　地西泮是目前临床抗焦虑的首选药，在小剂量时即有良好的抗焦虑作用，能显著改善患者的紧张、忧虑、恐惧和烦躁等焦虑症状。本药可用于治疗各种原因引起的焦虑症。

2. 镇静催眠　中等剂量可产生快而确实的镇静催眠作用。本药安全范围大，大剂量也不引起麻醉；对生理性睡眠周期干扰相对较小，用药后嗜睡等后遗作用少，停药后代偿性反跳症状较轻，连续用药依赖性小；无药酶诱导作用。故本药也是目前临床治疗失眠症的首选药。此外，还可用于治疗夜惊或夜游症。

知识卡片

NREM－S与保证肌肉组织的休整和体力活动有关。NREM－S又分为浅睡眠和深睡眠阶段。长期干扰深睡眠阶段，易导致有自杀倾向、白天有恐惧感等；夜惊和夜游症也大多发生在此阶段。REN－S在神经系统维持正常脑功能和精神活动中起重要作用，梦境大多发生在这个时相。

3. 抗惊厥、抗癫痫作用　地西泮有较强的抗惊厥作用，临床用于治疗破伤风、子痫、小儿高热惊厥和药物中毒性惊厥。静脉注射地西泮是目前治疗癫痫持续状态的首选药。

4. 中枢性肌肉松弛　地西泮可使肌张力降低，但不影响机体正常活动。可用于治疗中枢或局部病变引起的肌张力增强和肌肉痉挛。

5. 其他　临床上还可用于麻醉前给药，缓解患者的紧张、恐惧情绪，减少麻醉药的用量。较大剂量会产生暂时性记忆缺失，可用于心脏电击复律或内窥镜检查前。

【不良反应】

1. 中枢神经系统反应　治疗量可出现嗜睡、头昏、乏力、记忆力减退等。大剂量可致共济失调、言语不清、震颤、视力模糊。

2. 依赖性　长期用药可产生一定耐受性和依赖性，与酒类合用时更易发生。突然停药可出现戒断症状。

3. 急性中毒　静脉注射过快或超大剂量服用可致昏迷和呼吸循环抑制，故静脉注射时速度应缓慢，不超过 5 mg/min。急性中毒可用苯二氮䓬受体阻断药氟马西尼（flumazenil）解救。

4. 其他　有致畸作用，故孕妇、哺乳期妇女禁用。老年人和儿童慎用。青光眼及重症肌无力患者禁用。

目前临床常用的苯二氮䓬类有20余种，根据半衰期长短分为短效、中效和长效制剂。它们的药理作用与临床应用各有特点（表3－1－1）。

表3－1－1　常用苯二氮䓬类药物特点比较

类别	药物	药理作用与临床应用特点
短效	三唑仑（triazolam）	镇静、肌松、安定作用分别为地西泮的45倍、30倍和10倍。适用于各种失眠症和焦虑症。依赖性较强
	艾司唑仑（estazolam）	镇静催眠作用比地西泮强2.5～4倍，抗惊厥、抗癫痫、中枢性肌松作用比地西泮弱。用于各种失眠症、焦虑症

续表

类别	药物	药理作用与临床应用特点
中效	氯氮䓬(chlordiazepoxide)	作用与地西泮相似而较弱。用于治疗焦虑症、失眠症和癫痫
长效	氟硝西泮(flunitrazepam)	镇静催眠和肌松作用较强。用于各种失眠症和术前镇静
	地西泮(diazepam)	常用于抗焦虑、镇静、催眠、抗惊厥和麻醉
	氟西泮(flurazepam)	催眠作用强而持久,不易产生依赖性。用于各种失眠症,尤其适用于其他催眠药不能耐受的患者

第二节 巴比妥类

巴比妥类(barbiturates)为巴比妥酸的衍生物。

根据起效快慢和作用持续时间长短,该类药物可分为四类,见表3-1-2。

表3-1-2 巴比妥类药物分类与主要用途比较

类别	药物	脂溶性	显效时间/h	作用持续时间/h	给药途经	消除方式	主要用途
长效	苯巴比妥	低	0.5～1	6～8	肌内注射	肾排泄	抗惊厥、抗癫痫
中效	戊巴比妥	稍高	0.25～0.5	3～6	肌内注射	肝代谢	抗惊厥
	异戊巴比妥	稍高	0.25～0.5	3～6	口服	肝代谢	镇静催眠
短效	司可巴比妥	较高	0.25	2～3	肌内注射、口服	肝代谢	抗惊厥、镇静催眠
超短效	硫喷妥钠	最高	立即	0.25	静脉注射	肝代谢	静脉麻醉

【临床应用】

1. 镇静催眠 小剂量(麻醉量的1/4)巴比妥类药物可缓解焦虑、烦躁不安的状态;中等剂量(麻醉剂量的1/3)可催眠,能缩短入睡时间,减少觉醒次数和延长睡眠时间。与苯二氮䓬类相比,巴比妥类药物具有:① 安全范围相对较小。② 缩短REM-S时相较明显。久用后停药产生反跳性多梦,以致继续用药而产生耐受性、依赖性。③ 不良反应多,后遗作用明显。④ 有肝药酶诱导作用,合用影响其他药物代谢。该类药目前已很少用于镇静催眠。

知识卡片

理想催眠药的主要特征:快速诱导睡眠,维持时间适当;可产生主观睡眠感,对精神、运动无影响,无记忆损害;无失眠反弹,无耐受性,无依赖性;无呼吸抑制作用;安全范围大,可长期(>6个月)使用;适合多类人群使用。

2. 抗惊厥 巴比妥类有强大的抗惊厥作用,可用于小儿高热、破伤风、子痫及药物中毒引起的惊厥。

3. 抗癫痫 苯巴比妥有抗癫痫作用,常用于治疗癫痫大发作和癫痫持续状态。

4. 麻醉及麻醉前给药 硫喷妥钠用于静脉麻醉和诱导麻醉;其他药物仅用作麻醉前给药。

【不良反应】

1. 后遗效应　服用催眠剂量药物，次晨可出现头晕、乏力、困倦、精神不振的症状。

2. 耐受性和依赖性　长期用药可产生依赖性，突然停药可出现戒断症状，表现为激动、失眠、焦虑，甚至惊厥。

3. 过敏反应　偶见皮疹、剥脱性皮炎等。

4. 急性中毒　口服10倍催眠量或静脉注射速度过快，可引起急性中毒，表现为昏迷、呼吸抑制、血压下降、体温降低、多种反射减弱或消失，最后因呼吸衰竭而死亡。急性中毒的抢救原则包括：维持呼吸、循环功能；洗胃、导泻，应用碳酸氢钠碱化尿液，加速药物排泄；必要时可进行血液透析。

第三节　其他镇静催眠药

水合氯醛（chloral hydrate）

口服吸收迅速，有镇静、催眠、抗惊厥和麻醉作用。催眠作用强，约15 min起效，维持6～8 h，不缩短REM－S时间，醒后无后遗作用。临床主要用于治疗失眠症，大剂量可用于抗惊厥。久用可产生耐受性和依赖性。局部刺激性强，溃疡患者不宜口服给药。口服和灌肠前均应稀释。

格鲁米特（glutethimide，导眠能）和甲丙氨酯（meprobamate，眠尔通）

两药均有镇静催眠作用，久用可致依赖性。

目标检测

一、选择题

1. 静脉注射5 mg地西泮时间不应小于　（　　）

A. 5 s　　B. 10 s

C. 30 s　　D. 60 s

E. 90 s

2. 有关地西泮的叙述，哪项是错误的　（　　）

A. 可通过胎盘进入胎儿体内

B. 口服治疗量对呼吸及循环影响小

C. 能治疗癫痫持续状态

D. 较大量可引起全身麻醉

E. 其代谢产物也有作用

3. 地西泮中毒特异性抢救药物是　（　　）

A. 碳酸氢钠　　B. 氟马西尼

C. 山梗菜碱　　D. 尼可刹米

E. 阿托品

4. 巴比妥类药物中毒抢救时，需选用的泻药是 ( )

A. 硫酸镁 B. 硫酸钠

C. 酚酞 D. 大黄

E. 液体石蜡

5. 下列关于苯二氮䓬类药物的叙述，哪项是错误的 ( )

A. 是目前最常用的镇静催眠药 B. 治疗焦虑症

C. 可用于心脏电复律前给药 D. 长期用药不会产生耐受性和依赖性

E. 治疗小儿惊厥

6. 苯巴比妥急性中毒时为加速其从肾脏排泄，应采取的主要措施是 ( )

A. 静滴碳酸氢钠 B. 静滴低分子右旋糖酐

C. 静滴 10%葡萄糖 D. 静滴大剂量维生素

E. 静滴甘露醇

7. 巴比妥类急性中毒，引起死亡的主要原因是 ( )

A. 心脏骤停 B. 肾衰竭

C. 呼吸衰竭 D. 惊厥

E. 吸入性肺炎

8. 下列关于水合氯醛的正确叙述是 ( )

A. 对胃无刺激 B. 无成瘾性

C. 不缩短快波睡眠 D. 无肝功能损害

E. 安全范围大

二、简答题

1. 常用的镇静催眠药有哪些？比较常用的镇静催眠药的作用特点是什么？
2. 地西泮有哪些作用？
3. 如何防止或减少患者对镇静催眠药产生依赖性？

第二单元　抗癫痫药及抗惊厥药

学习目标

1. 知识目标

（1）掌握各抗癫痫药的作用、临床应用、不良反应及其防治。

（2）熟悉抗癫痫药的临床用药原则。

（3）了解硫酸镁的抗惊厥作用及中毒的解救。

2. 能力目标

能根据癫痫发作的类型选择合适的药物。

3. 素质目标

具备高度的责任心、耐心、爱心，拥有娴熟的操作技能。

第一节　抗癫痫药

癫痫是一组常见的中枢神经系统慢性疾病，是由多种原因引起的局部脑细胞异常放电并向周围扩散，从而导致的慢性反复发作性短暂大脑功能失调综合征。药物治疗是目前控制发作的主要手段，可减少或防止发作，但还不能根治，故须长期用药，甚至终身用药。

知识卡片

癫痫的常见类型：① 单纯局限性发作（局限性发作）；② 复杂局限性发作（精神运动性发作）；③ 大发作（强直-阵挛性发作）；④ 小发作（失神性发作）；⑤ 肌阵挛发作；⑥ 癫痫持续状态。

一、常用抗癫痫药

苯妥英钠（phenytoin sodium，大仑丁）

本药为临床最常用的抗癫痫药。

【体内过程】口服吸收慢而不规则，需连续用药 6～10 d 才能达到稳定血药浓度。本药刺激性大，不宜肌内注射。血浆蛋白结合率为 85%～90%，主要在肝内代谢，代谢产物经肾排泄，$t_{1/2}$ 约 20 h。

【临床应用】

1. 抗癫痫　苯妥英钠是治疗大发作和单纯局限性发作的首选药，对精神运动性发作亦有效，缓慢静脉滴注可用于治疗癫痫持续状态，但对小发作无效。因本药起效慢，故可先用苯巴比妥等作用较快的药物控制发作，在改用本药前，逐渐减量停用苯巴比妥。

2. 抗外周神经痛　用于治疗三叉神经痛、舌咽神经痛和坐骨神经痛。

3. 抗心律失常　主要用于治疗室性快速型心律失常，是治疗强心苷中毒引起的室性心律失常的首选药。

【不良反应】

1. 局部刺激性　苯妥英钠呈强碱性（pH＝10.4），口服易引起恶心、呕吐、食欲不振、上腹疼痛等，饭后服药可以减轻。静脉注射可引起静脉炎，宜稀释后选用较粗大的血管缓慢给药。

2. 牙龈增生 长期用药可致牙龈增生，多见于青少年，应注意口腔卫生，经常按摩牙龈，停药3～6个月可自行消退。

3. 神经系统反应 过量中毒可引起神经系统反应，出现头痛、眩晕、眼球震颤、视物模糊、共济失调、精神失常甚至昏睡、昏迷。

4. 血液系统反应 久服可影响叶酸的吸收和代谢，导致巨幼红细胞贫血，可用甲酰四氢叶酸治疗。

5. 过敏反应 可见药热、皮疹、粒细胞减少、血小板减少、再生障碍性贫血、肝坏死等。长期用药应定期进行血常规和肝功能检查。

6. 其他 妊娠早期可致畸胎；静脉注射过快可使心脏抑制、血压下降，宜在心电监护下进行；小儿服用易出现软骨病，可服用维生素D预防；久服后骤停可使癫痫加重，甚至诱发癫痫持续状态。

苯巴比妥（phenobarbital）

苯巴比妥对除小发作外的各型癫痫均有效，可作为癫痫大发作的首选药之一；对单纯局限性发作效果好；静脉注射可用于癫痫持续状态；对复杂局限性发作有一定疗效。

常见不良反应是中枢抑制症状。

卡马西平（carbamazepine，酰胺咪嗪）

口服吸收缓慢、不规则，2～6 h可达血药峰浓度，$t_{1/2}$ 平均约为35 h；血浆蛋白结合率为80%；经肝代谢，代谢产物经肾排泄。本药系广谱抗癫痫药，对精神运动性发作效果较好，可作为首选药。对大发作、单纯局限性发作也有效，对小发作无效。治疗外周神经痛效果优于苯妥英钠。对锂盐无效的躁狂症、抑郁症有效。

常见不良反应有眩晕、恶心、呕吐、共济失调等，亦有皮疹和心血管反应，不需要中断治疗，1周左右逐渐消退。偶见骨髓抑制和肝损害。

丙戊酸钠（sodium valproate）

口服吸收迅速而完全，血浆蛋白结合率为90%；主要在肝代谢，由肾排泄。对各型癫痫都有不同程度的疗效，对小发作的疗效好于乙琥胺，但因该药的肝毒性，临床仍首选乙琥胺治疗小发作；对癫痫大发作疗效不及苯妥英钠；对精神运动性发作疗效不及卡马西平；对其他药不能控制的癫痫应用本药治疗有效。

常见不良反应有胃肠道反应，严重的毒性为肝损害，用药期间应定期进行肝功能检查。妊娠早期用药可致畸胎。

乙琥胺（ethosuximide）

治疗小发作的首选药，对其他类型癫痫无效。

副作用及耐受性较弱，常见不良反应有眩晕、困倦、思睡、共济失调。偶见粒细胞减少及再生障碍性贫血。

扑米酮（primidone）

本药对大发作及单纯局限性发作疗效较好，对精神运动性发作也有效，与卡马西平和苯妥英合用有协同作用，目前只用于其他药物不能控制的大发作患者。

不良反应为嗜睡、眩晕、共济失调等。偶可发生巨幼红细胞贫血、白细胞减少和血小板减少。

地西泮(diazepam)

采用静脉注射，是治疗癫痫持续状态的首选药。静脉注射过快或剂量过大可致呼吸抑制。

二、临床用药原则

1. 合理选药　根据癫痫发作类型合理选药，可参考表 3-2-1。

表 3-2-1　抗癫痫药的选药及给药参考表

癫痫类型	首选药	次选药	给药方法
大发作	苯妥英钠	丙戊酸钠、卡马西平、苯巴比妥、扑米酮	口服
小发作	乙琥胺	丙戊酸钠	口服
单纯性局限性发作	苯妥英钠	扑米酮	口服
精神运动性发作	卡马西平	苯妥英钠、扑米酮	口服
癫痫持续状态	地西泮	苯妥英钠	静脉注射

2. 剂量个体化　不同患者对药物反应的个体差异较大，所以治疗方案应个体化。① 治疗初期，一般从小剂量开始，逐渐增量，直至产生最好疗效而不出现严重不良反应。应先选用一种有效药，如疗效不佳，可加用其他药物，症状控制后改维持量治疗。② 治疗过程中，不能随意更换药物，必须换药时，可在原药基础上加用新药，待后者发挥疗效后，再逐渐撤掉原药，否则可使发作加剧，甚至诱发癫痫持续状态。

3. 长期治疗　本类药物为对症治疗，须长期用药，一般应持续用药至患者症状完全控制后 2～3 年，才能逐渐停药，而且从减量至停药需时 1～2 年；有的患者须终身用药。但 1 年内偶发 1～2 次者，一般不用药物预防。

4. 定期检查　用药期间应根据各药易出现的不良反应随时观察，定期进行血常规及肝、肾功能检查，一旦发现中毒情况，及时处理。

第二节　抗惊厥药

惊厥是中枢神经系统过度兴奋的一种症状，表现为全身骨骼肌不自主地强烈收缩。常见原因有高热、破伤风、子痫、癫痫大发作、中枢兴奋药中毒等。

> **知识卡片**
> 临床常用抗惊厥药有巴比妥类、苯二氮䓬类、水合氯醛和硫酸镁。

硫酸镁(magnesiums sulfate)

硫酸镁静脉注射给药可产生抗惊厥和降低血压两种作用。神经化学传递和骨骼肌收缩均需 Ca^{2+} 参与，Mg^{2+} 与 Ca^{2+} 化学性质相似，可在效应器的作用部位特异性地拮抗 Ca^{2+} 的兴奋作用，引起骨骼肌和平滑肌松弛、心肌收缩力减弱，从而产生抗惊厥、降低血压的作用。临床用于各种原因所致惊厥，对子痫治疗效果尤佳，也可用于高血压危象的救治。

口服硫酸镁可产生导泻、利胆作用。硫酸镁过量可引起呼吸抑制、血压骤降、心脏抑制，严重者可致死亡，静脉缓慢注射钙剂可立即消除 Mg^{2+} 的作用。

目标检测

一、选择题

1. 下列哪项不属于苯妥英钠的不良反应 (　　)
   A. 嗜睡　　B. 牙龈增生
   C. 粒细胞减少　　D. 可致畸胎
   E. 共济失调
2. 下列有关苯妥英钠的叙述，哪项是错误的 (　　)
   A. 治疗某些心律失常有效　　B. 刺激性大，不宜肌内注射
   C. 能引起牙龈增生　　D. 对各型癫痫均有效
   E. 治疗癫痫大发作有效
3. 能很有效地治疗癫痫大发作而又无催眠作用的药物是 (　　)
   A. 安定　　B. 苯巴比妥
   C. 乙琥胺　　D. 苯妥英钠
   E. 氯丙嗪
4. 苯妥英钠不宜用于 (　　)
   A. 癫痫大发作　　B. 癫痫持续状态
   C. 癫痫小发作　　D. 精神运动性发作
   E. 局限性发作
5. 对癫痫大发作、小发作和精神运动性发作均有较好疗效的是 (　　)
   A. 苯妥英钠　　B. 苯巴比妥
   C. 卡马西平　　D. 乙琥胺
   E. 丙戊酸钠
6. 关于苯妥英钠，错误的叙述是 (　　)
   A. 口服吸收慢且不规则　　B. 用于癫痫大发作
   C. 属肝药酶抑制剂　　D. 可抗心律失常
   E. 引起牙龈增生
7. 对癫痫病的药物治疗原则是 (　　)
   A. 治疗开始时主张联合用药　　B. 疗效不佳时应立即换药
   C. 癫痫发作时需静脉给药　　D. 长期应用直至控制症状和发作达 2～3 年
   E. 定期做体格和神经系统检查
8. 对惊厥治疗无效的药物是 (　　)
   A. 安定　　B. 水合氯醛
   C. 硫酸钠　　D. 苯巴比妥
   E. 硫酸镁
9. 癫痫持续状态的首选药物是 (　　)
   A. 地西泮　　B. 苯妥英钠
   C. 乙琥胺　　D. 苯巴比妥
   E. 卡马西平

10. 治疗小发作的首选药是　(　　)

A. 苯巴比妥　　B. 地西泮

C. 扑米酮　　D. 乙琥胺

E. 卡马西平

二、简答题

1. 各型癫痫治疗首选药物有哪些?

2. 苯妥英钠有哪些作用?应用时要注意什么?

3. 对使用苯妥英钠的患者,如何进行用药及心理护理?

第三单元　抗精神失常药

学习目标

1. 知识目标

（1）掌握氯丙嗪的作用、临床应用、不良反应及其防治。

（2）熟悉其他类抗精神病药、常用抑郁药和抗躁狂药的作用特点、临床应用和不良反应。

（3）了解抗焦虑药的作用特点。

2. 能力目标

能根据精神障碍患者的症状合理指导用药。

3. 素质目标

具有良好的人际沟通能力和团队合作意识。

精神失常是由多种原因引起的精神活动障碍性疾病。常见的类型有精神分裂症、躁狂症、抑郁症和焦虑症。治疗精神失常的药物称为抗精神失常药，可分为抗精神病药、抗躁狂药、抗抑郁药和抗焦虑药。

案例分析

李某，女，32 岁，因精神病复发入院。入院时静脉注射氯丙嗪 100 mg，患者安静后在前往病房的途中发生昏迷，诊断为直立性低血压。试分析发生原因、抢救及预防措施。

第一节　抗精神病药

精神分裂症是一类以思维、情感、行为之间不协调，精神活动与现实分离为主要特征的最常见的精神病。抗精神病药主要用于精神分裂症的治疗，亦可用于其他精神障碍性疾病的躁狂症状。根据化学结构，常用抗精神病药可分为吩噻嗪类、硫杂蒽类、丁酰苯类和其他类。

知识卡片

精神分裂症根据临床症状可分为两型：Ⅰ型和Ⅱ型。前者以阳性症状（幻觉、妄想和思维紊乱）为主，后者则以阴性症状（情感淡漠、思维贫乏和主动性缺乏）为主。

一、吩噻嗪类

氯丙嗪（chloropromazine，冬眠灵）

【体内过程】本药口服吸收慢且不规则，2～4 h 血药浓度达峰值，肌内注射吸收迅速，血浆蛋白结合率达 90%以上。本药易透过血脑屏障，脑内浓度可达血浆的 10 倍。主要经肝代谢，从肾排出；血浆 $t_{1/2}$ 为 30 h。口服相同剂量时，不同个体之间血药浓度可相差 10 倍以上，故给药剂量应个体化。

【临床应用】氯丙嗪主要对多巴胺受体有阻滞作用，另外也能阻断 α 受体和 M 受体。因此，其药理作用广泛而复杂。

1. 中枢神经系统

（1）镇静安定及抗精神病作用：正常人服用治疗量氯丙嗪后，可出现安静、情感淡漠、注意力下降、活动减少，在安静环境下易诱导入睡，但易唤醒，醒后神志清楚，加大剂量也不引起麻醉。精神分裂症患者用药后，可在不引起过分镇静的情况下，迅速控制兴奋躁动。

> **知识卡片**
>
> 人类中枢神经系统有四条多巴胺能神经通路：① 中脑-边缘通路；② 中脑-皮质通路，这两条通路与人的精神、情绪及行为活动有关；③ 黑质-纹状体通路，与锥体外系的运动功能有关；④ 结节-漏斗通路，与神经内分泌活动有关。

继续用药，可使幻觉、妄想、躁狂及精神运动性兴奋逐渐消失，理智恢复，情绪安定，生活自理。氯丙嗪抗幻觉及抗妄想作用一般需要连续用药 6 周至 6 个月才能充分显效，且无耐受性。但安定及镇静作用在连续用药时可逐渐减弱，出现耐受性。

临床上主要应用氯丙嗪治疗各型精神分裂症，对急性患者疗效较好，但无根治作用。此外，也可用于治疗躁狂症及其他精神病伴有的兴奋、紧张及妄想等症状。

（2）镇吐作用：氯丙嗪有强大的镇吐作用，小剂量可阻断催吐化学感受区的多巴胺受体，产生镇吐作用；大剂量直接抑制呕吐中枢，对多种药物和疾病引起的呕吐有显著的镇吐作用，但对晕动病引起的呕吐无效。此外，对顽固性呃逆也有效。

（3）对体温调节的影响：氯丙嗪阻断下丘脑体温调节中枢，使体温调节功能减退，导致体温随环境温度的变化而变化。在低温环境中其使体温降低，不仅降低发热体温，还能降低正常体温；而在高温环境中则可使体温升高。

> **知识卡片**
>
> 氯丙嗪、异丙嗪、哌替啶共同组成冬眠合剂，可使患者体温、代谢速度、组织耗氧量均降低，使机体对各种病理刺激的反应性降低，有利于帮助患者度过危险的缺血缺能阶段，为其他有效的治疗争取时间。

氯丙嗪配合物理降温，可用于低温麻醉和人工冬眠，用于严重感染、中毒性休克、甲状腺危象等的辅助治疗。

（4）加强中枢抑制药的作用：氯丙嗪可加强麻醉药、镇静催眠药及乙醇的作用。上述药物与氯丙嗪合用时，应适当减量，以免加深对中枢系统的抑制。

2. 自主神经系统　氯丙嗪能阻断 α 受体，可引起血管扩张，血压下降；阻断 M 受体，可引起口干、便秘、视力模糊等。

3. 内分泌系统　氯丙嗪能阻断下丘脑多巴胺受体，增加催乳素的分泌；并抑制促性腺激素和糖皮质激素的分泌。其还可抑制垂体激素的分泌，适用于治疗巨人症。

【不良反应】

1. 一般不良反应　中枢抑制作用可引起嗜睡、乏力；M 受体阻断可引起口干、皮肤干燥、便秘、视力模糊、眼压升高等；α 受体阻断可引起鼻塞、直立性低血压、心悸等。注射用药后应卧床 1～2 h 后再缓慢起床。注射可引起血栓性脉管炎，应以生理盐水或葡萄糖溶液稀释后缓慢注射。长期应用可致乳房肿大、闭经及生长减慢等。

2. 锥体外系反应　为长期大量应用氯丙嗪治疗精神分裂症时最常见的不良反应，见表 3-3-1。此反应由阻断黑质-纹状体通路的 D_2 受体引起。

表 3-3-1 氯丙嗪锥体外系反应症状及处理措施

类型	症 状	发生时间	处理措施
帕金森综合征	肌张力增高、面容呆板、动作迟缓、肌肉震颤、流涎等。中老年多见	用药后 5～30 d	抗胆碱药苯海索
急性肌张力障碍	强迫性张口、伸舌、斜颈、呼吸运动障碍及吞咽困难，青少年多见	用药后 1～5 d	抗胆碱药苯海索
静坐不能	坐立不安、反复徘徊，中年多见	用药后 5～60 d	减量，抗胆碱药苯海索
迟发性运动障碍	不自主、有节律的刻板运动，出现口-舌-颊三联征，如吸吮、舐舌、咀嚼等，老年女性多见。早期发现并及时停药后可恢复，但也有停药后仍难恢复者	用药数月～数年	停药，重在预防 抗胆碱药无效

3. 过敏反应 偶有皮疹、光敏性皮炎、肝损害、急性粒细胞缺乏等。

4. 急性中毒 超大剂量用药可致急性中毒，出现昏迷、血压下降、心动过速、心电图异常等。目前没有特效解毒药，主要采取对症治疗。

5. 神经阻滞药恶性综合征 多由剂量过大或多种药物合用而引起的严重不良反应。表现为高热、肌强直、意识障碍、循环衰竭，严重者可致死亡。应立即停药，进行支持治疗，同时用多巴胺激动药如溴隐停等治疗。

有癫痫史、昏迷、青光眼、严重肝功能损害者禁用。冠心病及有心血管疾病的老年人慎用。

其他吩噻嗪类药物如奋乃静（perphenazine）、氟奋乃静（fluphenazine）、三氟拉嗪（trifluoperazine）的共同特点是抗精神病作用强、镇静作用弱、锥体外系反应明显。

二、硫杂蒽类

氯普噻吨（chlorprothixene，泰尔登）

氯普噻吨抗精神分裂症和抗幻觉、妄想的作用比氯丙嗪弱，镇静作用强，兼有抗抑郁和抗焦虑作用。本药可用于伴有抑郁、焦虑症状的精神分裂症，以及焦虑性神经官能症和更年期抑郁症患者。不良反应与氯丙嗪相似。

三、丁酰苯类

氟哌啶醇（haloperidol）

氟哌啶醇为强效抗精神病药。抗精神病作用迅速、强大而持久；但锥体外系反应发生率高，程度严重；镇静、降压作用很弱，抗躁狂、幻觉、妄想作用显著。临床用于治疗以上述症状为主的精神分裂症和躁狂症，还可用于疾病及药物引起的呕吐和呃逆。长期大量用药可致心肌损害。孕妇和抑郁症患者禁用。

氟哌利多（droperidol，氟哌啶）

氟哌利多作用出现快，维持时间短，临床麻醉中与芬太尼合用组成神经安定镇痛剂。

四、其他类抗精神病药

氯氮平（clozapine）

氯氮平为苯二氮䓬类新一代抗精神病药。其临床应用和疗效与氯丙嗪相似，但起效快，几乎没有锥体外系反应。主要用于急慢性精神分裂症，对其他药物无效的病例仍有效。可诱发癫痫和粒细胞减少，严重者致粒细胞缺乏。

五氟利多（penfluridol）

为长效抗精神病药。抗病作用强，适用于急慢性精神分裂症，尤适用于慢性患者维持疗效。锥体外系反应常见。

舒必利（sulpiride）

镇静作用弱，镇吐作用强，并有一定的抗抑郁作用，对以木僵、退缩、幻觉和妄想症状为主的精神症状有较好疗效。临床用于急慢性精神分裂症的治疗，亦可用于其他药物无效的患者。不良反应少，锥体外系反应轻。

抗精神病药的作用比较见表 3-3-2。

表 3-3-2　抗精神病药的作用比较

制剂	抗精神病作用	止吐作用	镇静作用	降压作用	锥体外系反应	其他作用及特点
氯丙嗪	中等	中等	强	注射强	中等	口服中等
奋乃静、氟奋乃静、三氟拉嗪	强	强	弱	弱	强	
氯普噻吨	中等	中等	强	中等	中等	抗抑郁作用较强
氟哌啶醇	强	中等	弱	弱	强	
五氟利多	强	中等	无	弱	强	长效、每周给药 1 次
氯氮平	中等				无	易发生粒细胞减少
舒必利	强	弱	弱	弱		抗抑郁作用较强

第二节　抗躁狂、抑郁药

躁狂症和抑郁症均属情感性精神障碍，表现为情绪高涨或情绪低落。其发病可能与脑内单胺类递质水平改变有关，5-羟色胺（5-HT）能神经递质缺乏是共同的生化基础。在此基础上，若去甲肾上腺素过多，表现为躁狂症；若去甲肾上腺素减少，则表现为抑郁症。

一、抗躁狂药

碳酸锂（lithium carbonate）

口服吸收快而完全，2～4 h 血药浓度达峰值，但不易透过血脑屏障，因此起效较慢；主要经肾排泄。治疗量的锂盐对正常人的精神活动几无影响，对躁狂症患者有显著疗效，使发作时的语言及行为恢复正常。临床主要用于治疗躁狂症，对精神分裂症的躁狂症状也有效。锂盐不良反应较多，过量中毒可出现恶心、呕吐、腹泻、肢体震颤等，严重者可出现精神紊乱、反射亢进、共济失调、惊厥，甚至死亡。

二、抗抑郁药

米帕明（imipramine，丙米嗪）

【体内过程】吸收良好，2～8 h 血药浓度达峰值，血浆 $t_{1/2}$ 为 10～20 h，主要在肝内代谢，代谢产物经肾排泄。

【临床应用】米帕明属三环类抗抑郁药，有明显的抗抑郁作用，连续用药可使抑郁患者情绪提高、精神振奋、活动增加，是常用抗抑郁药。主要用于各种抑郁症的治疗。此外，还可用于小儿遗尿症、恐惧症等。该药起效慢，需要连续用药2～3周后才见效。

【不良反应】最主要的不良反应为口干、便秘、视力模糊、心悸等。本药易致尿潴留及眼内压升高，故前列腺肥大及青光眼患者禁用。极少数患者可出现皮疹、粒细胞缺乏及黄疸等过敏反应。

阿米替林(amitriptylime)

抗抑郁作用与丙米嗪相似，镇静作用和抗胆碱作用比丙米嗪强，适用于治疗各型抑郁症和抑郁状态，对兼有焦虑和抑郁状态的患者疗效优于丙米嗪。不良反应与丙米嗪相似但较轻。

第三节 抗焦虑药

焦虑是一种常见的精神症状，焦虑症则是一种以急性焦虑发作为特征的神经症，患者自觉紧张、恐惧、心悸、气促、出冷汗、震颤及失眠等。无论是焦虑症还是焦虑状态，药物治疗均有效。常用的药物为苯二氮䓬类(详见模块三第一单元第一节相关内容)，此外眠尔通、阿米替林等亦可应用。

目标检测

一、选择题

1. 久用氯丙嗪引起锥体外系反应是因为 ( )
   A. 阻断边缘系统α受体　B. 阻断纹状体的多巴胺受体
   C. 阻断中枢胆碱受体　D. 阻断网状结构的多巴胺受体
   E. 以上均不对
2. 以下氯丙嗪用途中哪一项不正确 ( )
   A. 降低体温用于人工冬眠　B. 治疗震颤麻痹症
   C. 大剂量可抗惊厥　D. 治疗顽固性呃逆
   E. 治疗精神分裂症
3. 氟奋乃静的特点是 ( )
   A. 抗精神病作用、镇静作用都较强
   B. 抗精神病作用、锥体外系反应都较弱
   C. 抗精神病作用、降压作用都较强
   D. 抗精神病作用、锥体外系反应都较强
   E. 抗精神病作用较强、锥体外系反应较弱
4. 下列关于氯丙嗪的应用，哪项是错误的 ( )
   A. 药物引起的呕吐　B. 麻醉前给药
   C. 人工冬眠　D. 精神分裂症
   E. 晕动病

5. 有关氯丙嗪的药理作用，以下哪项叙述是正确的 （　　）

A. 阻断 α 受体及拟胆碱作用

B. 过量引起的低血压可用肾上腺素来治疗

C. 抑制促性腺激素分泌，从而使催乳素分泌减少

D. 对抗刺激前庭所引起的呕吐

E. 抗精神病作用无明显耐受性

6. 氯丙嗪翻转肾上腺素的升压作用是由于该药能 （　　）

A. 兴奋 M 受体　　B. 兴奋 β 受体

C. 阻断多巴胺受体　　D. 阻断 α 受体

E. 阻断 β 受体

7. 氯丙嗪引起的锥体外系反应不包括 （　　）

A. 迟发性运动障碍　　B. 胃肠功能紊乱

C. 急性肌张力障碍　　D. 静坐不能

E. 震颤麻痹

8. 使氯丙嗪降温作用最明显的条件是 （　　）

A. 加用乙酰水杨酸　　B. 加用哌替啶

C. 加用苯巴比妥　　D. 加用异丙嗪

E. 加物理降温

9. 下列哪项不是氯丙嗪的药理作用 （　　）

A. 抗精神病作用　　B. 影响体温中枢

C. 镇吐　　D. 阻断 N 受体

E. 加强中枢抑制药作用

10. 治疗氯丙嗪过量引起的低血压应选用 （　　）

A. 肾上腺素　　B. 去甲肾上腺素

C. 麻黄碱　　D. 异丙肾上腺素

E. 多巴胺

二、简答题

1. 氯丙嗪有哪些作用、用途和不良反应？

2. 解释氯丙嗪用于人工冬眠的原理。

3. 试说明氯丙嗪的作用、不良反应与受体间的关系。

第四单元 镇痛药

学习目标

1. 知识目标

(1) 掌握吗啡、哌替啶的药理作用、临床应用及不良反应。

(2) 熟悉喷他佐辛的作用特点和临床应用。

(3) 了解其他类镇痛药的作用特点。

2. 能力目标

能正确选用镇痛药物为患者止痛。

3. 素质目标

确立正确的职业观、价值观和人生观。

镇痛药是一类作用于中枢神经系统，在患者意识清醒的情况下缓解或消除疼痛，且不影响其他感觉，大多伴有镇静作用的药物。疼痛是多种原因引起的临床最常见症状，也是许多患者就诊的首要原因，而疼痛的性质、部位常是疾病诊断的重要依据。因此，对诊断不明的疼痛不宜过早使用镇痛药物，以免掩盖病情，贻误诊断。

知识卡片

疼痛通常分为两类：一类为快痛，即剧痛或锐痛；另一类为慢痛，即钝痛。

案例分析

陈某，男，27 岁，因急性腹痛就诊。在门诊使用哌替啶注射液 100 mg 肌内注射，病情有所缓解后回家休息，次晨家人发现患者死亡。尸检报告：急性胃穿孔。死亡原因：急性腹膜炎并感染性休克。

第一节 阿片生物碱类镇痛药

阿片(opium)为罂粟科植物罂粟未成熟蒴果浆汁的干燥物，含有 20 多种生物碱，其中的吗啡、可待因具有镇痛作用。

吗啡(morphine)

【体内过程】吗啡口服易吸收，但首关消除明显，生物利用度低，常注射给药。血浆蛋白结合率为 25%，血浆 $t_{1/2}$ 为 2.5～3 h，脂溶性低，仅有少量可通过血脑屏障，但足以发挥中枢性镇痛作用。主要在肝脏代谢，经肾脏排泄，少量经乳汁和胆汁排出。可通过胎盘进入胎儿体内。

【药理作用】

1. 中枢神经系统

(1) 镇痛镇静：镇痛作用强大，皮下注射 5～10 mg 即可缓解或消除各种疼痛，一次用药可维持 4～6 h，对持续性慢性钝痛的作用强于间断性锐痛。吗啡还有明显的镇静作用，可

知识卡片

中枢镇痛系统：研究表明，体内存在内源性阿片样物质，统称为内源性阿片肽。阿片受体和阿片肽共同组成了机体的抗痛系统。阿片受体主要分布于下丘脑、中脑导水管周围灰质、蓝斑核和脊髓背角区，吗啡的镇痛作用是通过激动脑室及导水管周围灰质、脊髓胶质区、丘脑内侧等部位的阿片受体，模拟内源性阿片肽的功能而产生镇痛作用。

改善疼痛患者的紧张、焦虑、恐惧情绪，提高对疼痛的耐受力，在安静的环境下可诱导入睡。部分患者可产生欣快感，是吗啡成瘾的原因。

(2) 呼吸抑制：在治疗量时即可抑制呼吸中枢，降低呼吸中枢对血液中 CO_2 张力的敏感性，使呼吸变浅、变慢。中毒量可使呼吸降至 3～4 次/min，最终导致呼吸停止。

(3) 其他作用：吗啡可抑制延髓咳嗽中枢，有强大的镇咳作用，因易成瘾，临床极少应用。吗啡还能兴奋缩瞳核引起双侧瞳孔缩小，中毒时瞳孔如针尖样大小是其中毒特征之一。吗啡还可兴奋延髓催吐化学感受区引起恶心、呕吐。

2. 平滑肌　吗啡可提高胃肠、胆道、支气管及膀胱平滑肌的张力，可使胃肠蠕动减慢，胃排空延迟，肠内容物通过延缓；抑制消化液的分泌；抑制中枢，减弱便意和排便反射，因此可引起便秘。治疗量吗啡还可引起胆道奥狄括约肌痉挛性收缩，胆道排空受阻，胆内压升高甚至胆绞痛。输尿管平滑肌及膀胱括约肌张力增加，导致尿潴留。大剂量可使支气管平滑肌收缩，诱发或加重哮喘。可对抗缩宫素兴奋子宫作用，使产程延长。

3. 心血管系统　吗啡可抑制血管运动中枢，使血管扩张，降低外周血管阻力，引起直立性低血压。吗啡由于抑制呼吸，可使 CO_2 潴留，引起脑血管扩张而致颅内压升高。

【临床应用】

1. 镇痛　吗啡对各种疼痛均有效，但反复应用易致成瘾，临床主要用于其他镇痛药无效的急性锐痛，如严重创伤、烧伤、癌症及手术疼痛等，但禁用于分娩止痛。对心肌梗死引起的剧痛，若血压正常，可用吗啡镇痛。对内脏平滑肌痉挛引起的绞痛（胆绞痛、肾绞痛），应与解痉药阿托品合用。

2. 心源性哮喘　左心衰竭突发肺水肿，出现心源性哮喘，除应用强心苷、氨茶碱和吸氧外，静脉注射吗啡常可取得良好的效果。因其能降低呼吸中枢对 CO_2 的敏感性，故可使呼吸频率变慢、呼吸加深，使急促浅表的呼吸得到缓解；此外，吗啡的镇静作用有利于解除患者的紧张、焦虑情绪；吗啡的扩血管作用可减轻心脏的负担，有利于肺水肿的消除。

3. 止泻　适用于急、慢性消耗性腹泻。可选用含有吗啡成分的阿片酊或复方樟脑酊。

【不良反应】

1. 副作用　治疗量时有嗜睡、眩晕、恶心、呕吐、便秘、排尿困难、呼吸抑制等。

2. 耐受性和依赖性　治疗剂量连续应用 2～3 周即可产生耐受性。按每天 3 次给药，连用 1～2 周就可产生依赖性，包括精神依赖和身体依赖，停药后 6～10 h 产生戒断症状。

3. 急性中毒　剂量过大可致急性中毒，主要表现为昏迷、瞳孔针尖样大小、呼吸深度抑制，常伴血压下降、严重缺氧。呼吸麻痹是致死原因。抢救时除对症处理外，须静脉注射阿片受体阻断药纳洛酮。

支气管哮喘、肺源性心脏病、颅脑损伤、严重肝功能障碍及哺乳期妇女、新生儿禁用，并禁用于分娩止痛。

第二节　人工合成镇痛药

哌替啶（pethidine，度冷丁）

【体内过程】口服易吸收，皮下和肌内注射吸收更迅速，因皮下注射有刺激性，多采用肌内注射。给药 10 min 出现镇痛镇静作用，1～2 h 达高峰，维持 2～4 h。血浆蛋白结合率约

60%，可通过胎盘屏障。主要经肝代谢，代谢产物经肾排泄。少量可由乳汁排出。

【临床应用】

1. 镇痛 作用与吗啡相似但较弱。作用强度是吗啡的1/10～1/7，由于依赖性相对较轻，是临床最常用的镇痛药之一。可代替吗啡用于创伤性剧痛、手术后疼痛、癌症疼痛；用于内脏绞痛时须加阿托品。可以用于分娩止痛，但因可通过胎盘屏障，抑制胎儿及新生儿呼吸，故产妇临产前2～4 h不宜使用。

2. 心源性哮喘 可替代吗啡用于心源性哮喘的辅助治疗。

3. 麻醉前给药 麻醉前给予哌替啶可消除患者的紧张、焦虑情绪，减少麻醉药用量。

4. 人工冬眠 本药与氯丙嗪、异丙嗪组成冬眠合剂，用于人工冬眠疗法。

【不良反应】不良反应与吗啡相似但较轻，可出现眩晕、恶心、直立性低血压，久用可成瘾，故须控制使用。大剂量可抑制呼吸。中毒时瞳孔扩大，易致惊厥。禁忌证与吗啡相似。

其他人工合成镇痛药的特点见表3-4-1。

表3-4-1 其他人工合成镇痛药特点比较

制剂	作用特点及用途	不良反应
芬太尼（fentanyl）	镇痛作用为吗啡的80～100倍，起效快，成瘾性较小，用于各种剧痛和强化麻醉	维持时间短。大剂量产生明显肌肉僵直
美沙酮（methadone）	镇痛作用与吗啡相似，镇静、呼吸抑制、缩瞳等作用较弱。耐受性与成瘾性发生较慢，戒断症状轻。用于各种剧痛，以及吗啡、海洛因等成瘾的脱毒治疗	恶心、呕吐、头晕、便秘等。长期用药易致多汗、淋巴细胞增多，皮下注射可致局部刺激和硬结
二氢埃托啡（dihydroe-torphine）	镇痛作用为吗啡的12 000倍，起效快。对平滑肌有松弛作用。小剂量间断用药不易产生耐受性。治疗慢性顽固性疼痛和晚期癌症疼痛；诱导麻醉和复合麻醉	反复应用产生耐受性与依赖性。颅脑损伤、呼吸困难者慎用
喷他佐辛（pentazocine）	镇痛作用为吗啡的1/3，呼吸抑制作用为吗啡的1/2，增加剂量并不加大呼吸抑制作用。成瘾性很小。适用于各种慢性疼痛	镇静、恶心、眩晕、出汗、呼吸抑制。大剂量出现血压升高、心率加快等

第三节 其他类镇痛药

罗通定（rotundine）

罗通定具有明显的镇静、催眠、安定和镇痛作用。镇痛作用介于哌替啶与解热镇痛药之间，镇痛作用与阿片受体无关。无成瘾性，口服吸收良好，用于慢性钝痛和内脏痛，对急性锐痛效果差。有明显镇静作用，用于疼痛性失眠者效果较好。

【附】阿片受体拮抗药

纳洛酮（naloxone）

纳洛酮的化学结构与吗啡相似，与阿片受体的亲和力比吗啡和脑啡肽强，小剂量静脉给药可迅速翻转阿片类药物的作用，解除呼吸抑制和其他中枢抑制症状。临床用于阿片类药物急性中毒的解救。本药可诱发戒断症状，可用于对阿片类药物成瘾者的鉴别诊断。

目标检测

一、选择题

1. 哌替啶比吗啡常用的原因是（　　）
   A. 镇痛作用比吗啡强
   B. 成瘾性比吗啡轻，其产生速度也慢
   C. 无成瘾性
   D. 对肠道平滑肌有解痉作用
   E. 显效快，作用持续时间长
2. 吗啡不具有下列哪种药理作用（　　）
   A. 抑制呼吸
   B. 引起恶心
   C. 引起腹泻
   D. 抑制咳嗽
   E. 引起直立性低血压
3. 吗啡的镇痛作用最适用于（　　）
   A. 诊断未明的急腹症
   B. 分娩止痛
   C. 颅脑外伤的疼痛
   D. 其他药物无效的急性锐痛
   E. 授乳妇女的止痛
4. 吗啡对中枢神经系统的作用是（　　）
   A. 镇痛、镇静、催眠、呼吸抑制、止吐
   B. 镇痛、镇静、镇咳、缩瞳、止吐
   C. 镇痛、镇静、镇咳、呼吸兴奋
   D. 镇痛、镇静、止吐、呼吸抑制
   E. 镇痛、镇静、扩瞳、呼吸抑制
5. 吗啡的镇痛作用机制是（　　）
   A. 降低外周神经末梢对疼痛的感受性
   B. 激动中枢阿片受体
   C. 抑制中枢阿片受体
   D. 抑制大脑边缘系统
   E. 以上均不是
6. 哌替啶禁用于（　　）
   A. 人工冬眠
   B. 分娩止痛
   C. 颅脑外伤
   D. 麻醉前给药
   E. 心源性哮喘
7. 吗啡的禁忌证不包括（　　）
   A. 颅内压升高
   B. 分娩镇痛
   C. 肝功能损害
   D. 心源性哮喘
   E. 呼吸抑制
8. 吗啡对消化道的作用是（　　）
   A. 提高胃肠道平滑肌的张力
   B. 抑制消化腺的分泌
   C. 加速胃排空
   D. 升高胆内压
   E. 加速肠蠕动

9. 临床上用于解救吗啡急性中毒引起的呼吸抑制的药物是 (　　)

A. 喷他佐辛　　B. 哌替啶

C. 芬太尼　　D. 美沙酮

E. 纳洛酮

10. 对创伤性剧痛无明显疗效的药物是 (　　)

A. 芬太尼　　B. 美沙酮

C. 罗通定　　D. 哌替啶

E. 二氢埃托啡

二、简答题

1. 为什么吗啡能用于治疗心源性哮喘而禁用于支气管哮喘?
2. 为什么胆绞痛患者使用镇痛药时要合用解痉药?
3. 如何防止患者用药后出现的依赖性?

第五单元　解热镇痛抗炎药

学习目标

1. 知识目标
（1）掌握解热镇痛抗炎药的共性及阿司匹林的作用、临床应用及不良反应。
（2）熟悉其他解热镇痛抗炎药的作用特点、临床应用及不良反应。
（3）了解解热镇痛抗炎药的分类和复合制剂。
2. 能力目标
能根据患者的症状合理应用阿司匹林。
3. 素质目标
具备高度的敬业精神和服务精神。

解热镇痛抗炎药是一类具有解热、镇痛，大多还具有抗炎作用的药物。它们与糖皮质激素不同，在化学结构中没有甾体结构，故又称为非甾体抗炎药。本类药物对感冒的发热、头痛、肌肉酸痛等症状有明显疗效，是临床常用药。

案例分析

李某，女，22岁，患急性风湿性关节炎，使用阿司匹林对症治疗，用药后出现腹胀、恶心、呕血、头晕、心悸等症状。试分析原因。

第一节　解热镇痛抗炎药的基本作用

解热镇痛抗炎药在化学结构上虽属不同类别，但都可抑制体内前列腺素（prostaglandin，PG）的生物合成，这是它们作用的共同基础。前列腺素是体内一类重要的生物活性物质，其衍生物参与机体的多种病理过程，如炎症、发热、疼痛及血栓形成等。解热镇痛抗炎药通过抑制催化前列腺素合成的环氧酶而影响前列腺素的合成，从而产生以下三大共同作用。

1. 解热作用　本类药物有显著的解热作用，能使发热患者的体温降低或恢复正常，但对体温正常者无影响。解热镇痛抗炎药可抑制中枢部位的环氧酶，使下丘脑前列腺素合成减少，使发热患者的体温调定点恢复到正常，从而使产热减少、散热增加，体温恢复正常。

知识卡片

环氧酶（COX）有COX－1和COX－2两种同工酶。前者是固有的，具有多种生理功能；后者是经诱导产生的，由各种损伤性化学、物理和生物等因素诱导产生，具有病理学意义，与炎症、疼痛等有关。因此，本类药物对COX－2的抑制为其治疗作用的基础；而对COX－1的抑制则是其不良反应的原因。

2. 镇痛作用　本类药物镇痛强度不及镇痛药，其作用部位主要在外周，通过抑制环氧酶使外周前列腺素的合成减少，使前列腺素的致痛作用及痛觉增敏作用减弱。本药主要对慢性钝痛有良好的镇痛效果，对炎症引起的疼痛效果更佳，且久用不产生耐受性和依赖性，但对创伤性锐痛、内脏绞痛几乎无效。

3. 抗炎作用　除苯胺类外，其他本类药物均有抗炎作用。抗炎作用只对症、不对因，只缓解炎症引起的局部充血、水肿和疼痛，不能消除引起炎症的原因。对缓解风湿性及类风湿性关节炎的症状有一定疗效，但无根治作用，也不能防止疾病发展及合并症的发生。

第二节 常用解热镇痛抗炎药

一、水杨酸类

阿司匹林（aspirin，乙酰水杨酸）

【体内过程】口服易吸收，0.5～2 h 血药浓度达峰值，血浆蛋白结合率可达 80%～90%。口服小剂量（1 g 以下）阿司匹林，其代谢按一级动力学进行，血浆 $t_{1/2}$ 为 2～3 h；但大剂量（1 g 以上）时，其代谢转变为零级动力学进行，$t_{1/2}$ 延长为 15～30 h。阿司匹林主要在肝内转化，代谢产物以水杨酸盐的形式存在，具有药理活性。尿液 pH 变化对水杨酸盐排泄量的影响很大，在碱性尿时排泄多，而在酸性尿时排泄少，故同服碳酸氢钠可促进其排泄，降低其血药浓度。本药可通过血脑屏障及胎盘屏障，可从乳汁排泄。

【临床应用】

1. 解热镇痛抗风湿 中等剂量的阿司匹林具有较强的解热镇痛作用，可用于头痛、牙痛、肌肉痛、月经痛等慢性钝痛及一般性发热等，大剂量用药能使风湿热症状在 24～48 h 内明显好转，可作为急性风湿热的鉴别依据。对类风湿性关节炎可迅速缓解疼痛，使关节炎症消退，减轻关节损伤。目前仍是对症治疗风湿和类风湿性关节炎的首选药。

2. 抗血栓形成 血栓素 A_2（TXA_2）是血小板聚集的诱导剂。小剂量阿司匹林（40～80 mg/d）通过抑制血小板的环氧化酶，可减少血小板中 TXA_2 的合成，从而抑制血小板聚集，防止血栓形成。剂量过大可以抑制血管内皮细胞中前列环素（PGI_2）的合成，PGI_2 是 TXA_2 的生理拮抗剂，其合成减少可能促进血栓形成。因此，抗血栓形成必须小剂量应用。临床用于心肌梗死、冠心病、血小板聚集性患者和脑血管疾病患者，可降低其病死率和再梗死率。

【不良反应】

1. 胃肠道反应 最常见的不良反应，表现为上腹部不适、恶心、呕吐、诱发或加重消化性溃疡等。较大剂量长期服用，可引起胃溃疡及无痛性胃出血。饭后服药可减轻反应。

2. 凝血障碍 一般剂量长期应用可出现凝血时间延长；大剂量（5 g/d 以上）可抑制肝脏合成凝血酶原，引起凝血障碍，服用维生素 K 可防治。严重肝损害、有出血倾向者禁用阿司匹林。定期检查凝血功能可防止全身出血倾向。

3. 过敏反应 少数患者可出现荨麻疹和血管神经性水肿等反应。罕见“阿司匹林哮喘”，临床表现凶险，服药后数分钟即出现呼吸困难、喘息，严重者可致死，肾上腺素治疗无效。

4. 水杨酸反应 本药过量时出现的中毒反应，表现为头痛、头晕、恶心、呕吐、耳鸣、视力和听力减退、精神恍惚，甚至出现惊厥、昏迷。一旦发现应立即停药，并静脉滴注碳酸氢钠以加速水杨酸的排泄。

5. 瑞氏综合征 极少数病毒性感染伴有发热的儿童或青年服用阿司匹林后，发生严重肝衰竭合并脑病，严重者可以致死。表现为短暂发热、惊厥、频繁呕吐、颅内压增高、昏迷、一过性肝功能异常等。故 10 岁以下患病毒感染的儿童忌用本药。

消化性溃疡、支气管哮喘、凝血功能障碍、维生素 K 缺乏及严重肝功能不全者禁用。

二、苯胺类

对乙酰氨基酚(acetaminophen，扑热息痛，醋氨酚)

口服易吸收，主要在肝内代谢，代谢产物从肾排出，血浆 $t_{1/2}$ 为 2～4 h。本药解热作用与阿司匹林相似，镇痛作用弱，几乎无抗炎抗风湿作用，因无明显胃肠刺激作用，临床常用于不宜用阿司匹林而需要解热镇痛的患者。常用剂量安全可靠，偶见皮疹等过敏反应，长期或大剂量用药可引起肾乳头坏死、肝坏死、高铁血红蛋白血症。

三、吡唑酮类

保泰松(phenylbutazone)

口服易吸收，血浆 $t_{1/2}$ 为 60 h，主要在肝内代谢，代谢产物经肾排泄。抗炎抗风湿作用强，解热镇痛作用较弱，对炎性疼痛效果较好。本药主要用于风湿性及类风湿性关节炎、强直性脊柱炎等。不良反应较多，现已少用。

四、其他有机酸类

吲哚美辛(indomethacin，消炎痛)

口服吸收迅速、安全，血浆蛋白结合率为 90%。主要经肝代谢，代谢物由尿、胆汁和粪便排出，血浆 $t_{1/2}$ 为 2～3 h。本药有显著的解热、镇痛和抗炎作用，抗炎作用比阿司匹林强 20～40 倍，对炎性疼痛有良好的镇痛效果。本药仅用于对其他药物不能耐受或疗效不显著的风湿性和类风湿性关节炎、强直性脊柱炎等。对癌症发热及其他不易控制的发热有效。不良反应多且严重，常见恶心、呕吐、诱发或加重溃疡；头痛、眩晕；偶见精神异常；可引起粒细胞减少、再生障碍性贫血。

布洛芬(ibuprofen)

具有与阿司匹林相似的解热、镇痛、抗炎作用。由于胃肠反应较轻，患者易于耐受。本药主要用于风湿性及类风湿性关节炎，也可用于发热患者及体表疼痛。不良反应发生率低，少数患者可出现过敏反应、血小板减少和视物模糊，一旦出现视力障碍应停药。

【附】抗痛风药

痛风是体内嘌呤代谢紊乱所引起的一种代谢性疾病，以高尿酸血症为特征。治疗药物有秋水仙碱、别嘌醇、丙磺舒等。

秋水仙碱(colchicine)

秋水仙碱对急性痛风性关节炎有选择性抗炎、镇痛作用，可迅速解除急性痛风发作症状，用药后数小时关节红、肿、热、痛即消退。对一般性疼痛无作用，也不影响血中尿酸浓度及尿酸的排泄。不良反应较多，常见胃肠反应，可有骨髓抑制、肾损害。慢性痛风者禁用。

别嘌醇(allopurinol，别嘌呤醇)

别嘌醇口服易吸收，原形及代谢物别黄嘌呤可抑制黄嘌呤氧化酶，使尿酸生成减少，降低血中尿酸浓度。用于防治慢性高尿酸血症。不良反应较少，偶见皮疹、胃肠反应、粒细胞减少、转氨酶升高等，应定期检查肝功能和血常规。

丙磺舒(probenecid，羧苯磺胺)

丙磺舒口服吸收完全，因脂溶性高，肾小管可重吸收，从而竞争性抑制肾小管对尿酸的重吸收，增加尿酸排泄，降低血中尿酸浓度。本药用于治疗慢性痛风和高尿酸血症。少数患者可有胃肠反应、皮疹、发热等。为避免大量尿酸排出时在泌尿道深积形成结石，开始时宜加服碳酸氢钠并大量饮水。不能与阿司匹林合用。

目标检测

一、选择题

1. 下列解热镇痛药中，不具抗风湿作用的是 ( )
   A. 对乙酰氨基酚　　B. 保泰松
   C. 阿司匹林　　D. 吲哚美辛
   E. 布洛芬
2. 以下哪项不是阿司匹林的作用 ( )
   A. 能抑制凝血酶原在肝内形成
   B. 有较强的解热镇痛作用
   C. 具有较强的镇静作用
   D. 抑制前列腺素的生物合成
   E. 具有良好的抗风湿作用
3. 阿司匹林不具有下列哪项不良反应 ( )
   A. 胃肠道反应　　B. 过敏反应
   C. 水杨酸反应　　D. 水钠潴留
   E. 凝血障碍
4. 阿司匹林预防血栓形成的机理是 ( )
   A. 减少 TXA_2 的形成　　B. 直接抑制血小板的聚集
   C. 抑制凝血酶的形成　　D. 激活血浆中抗凝血酶Ⅲ
   E. 对抗维生素 K 的作用
5. 有关对乙酰氨基酚的叙述，错误的是 ( )
   A. 无成瘾性　　B. 有消炎抗风湿作用
   C. 抑制前列腺素合成而发生镇痛作用　　D. 不抑制呼吸
   E. 用于躯体钝痛
6. 既有解热镇痛又有抗炎作用的药物是 ( )
   A. 吗啡　　B. 哌替啶
   C. 阿司匹林　　D. 氯丙嗪
   E. 以上都不是
7. 阿司匹林不适用于 ( )
   A. 缓解关节痛　　B. 缓解胃肠绞痛
   C. 预防术后血栓形成　　D. 感冒引起的发热
   E. 预防心肌梗死
8. 治疗风湿性关节炎的首选药物是 ( )
   A. 保泰松　　B. 布洛芬
   C. 阿司匹林　　D. 对乙酰氨基酚
   E. 吲哚美辛

9. 不属于阿司匹林禁忌证的是　　　　　　　　　　　　　　　　　　　　　　（　　）

A. 维生素 K 缺乏症　　　　　　　　　B. 支气管哮喘

C. 溃疡病　　　　　　　　　　　　　D. 冠心病

E. 低凝血酶原血症

二、简答题

1. 解热药的解热作用与氯丙嗪的降温作用有何异同?

2. 解热镇痛药的镇痛作用与阿片类镇痛药的镇痛作用有何异同?

第六单元　中枢兴奋药

学习目标

1. 知识目标

(1) 掌握尼可刹米、洛贝林的药理作用、临床应用及不良反应。

(2) 熟悉咖啡因和其他药物的作用特点及临床应用。

2. 能力目标

能用所学知识分析呼吸衰竭的原因及主要急救措施。

3. 素质目标

提高判断分析能力和灵活应变能力。

中枢兴奋药是一类能提高中枢神经系统机能活动的药物。根据主要作用部位和功能，其可分为三类：① 主要兴奋大脑皮质的药物，如咖啡因等；② 主要兴奋延髓呼吸中枢的药物，又称呼吸兴奋药，如尼可刹米等；③ 促大脑功能恢复药，如甲氯芬酯等。这种分类是相对的，随着剂量增加，其中枢作用部位也随之扩大，过量均可引起中枢各部位广泛兴奋而导致惊厥。本单元主要介绍前两类药物。

案例分析

曾某，男，3岁，因急性感染性肺炎合并呼吸衰竭，使用洛贝林效果不佳而改用二甲弗林注射液加入5%葡萄糖中缓慢静脉滴注，患儿很快出现惊厥症状。试分析原因。

第一节　主要兴奋大脑皮质的药物

咖啡因(caffeine)

咖啡因是茶叶、咖啡和可可豆中提取的生物碱，临床所用药物为人工合成品。

本药能明显兴奋大脑皮质，小剂量(50～200 mg)即能振奋精神、改善思维、减轻疲劳、消除睡意、提高工作效率；较大剂量(200～250 mg)可直接兴奋延髓呼吸中枢、血管运动中枢和迷走神经中枢，使呼吸加深加快、血压升高，在呼吸中枢受抑制时尤为明显；中毒剂量兴奋脊髓，引发惊厥。此外，咖啡因可直接兴奋心脏、扩张血管(冠状血管、肾血管等)，但此外周作用常被其兴奋迷走中枢及血管运动中枢的作用所掩盖，故无治疗意义，但其收缩脑血管、减少脑血管搏动的作用可以缓解头痛。

临床上解救严重传染病、中枢抑制药过量中毒及其他原因引起的中枢性呼吸抑制，但应用较少。最常与解热镇痛药合用治疗一般性头痛，也与麦角胺合用治疗偏头痛。

咖啡因较大剂量可引起激动、不安、失眠、心悸等。中毒时可致惊厥。

第二节　主要兴奋延髓呼吸中枢的药物

尼可刹米（nikethamide，可拉明）

尼可刹米主要直接兴奋延髓呼吸中枢，也可因刺激颈动脉体和主动脉体化学感受器而反射性兴奋延髓呼吸中枢，并能提高呼吸中枢对 CO_2 的敏感性，使呼吸加深加快。作用温和，安全范围大，一次注射作用仅维持数分钟。必要时须重复用药。对肺心病引起的呼吸衰竭及吗啡中毒引起的呼吸抑制疗效较好。过量可致血压上升、心动过速、肌震颤及僵直，甚至发生惊厥。

洛贝林（lobeline，山梗菜碱）

本药通过刺激颈动脉体和主动脉体化学感受器，反射性兴奋延髓呼吸中枢。其具有作用快、维持时间短、不易引起惊厥等特点。主要用于新生儿窒息、小儿感染性疾病引起的呼吸衰竭及一氧化碳中毒。过量时可因兴奋交感神经节及肾上腺髓质而致心动过速。

二甲弗林（dimefline，回苏灵）

本药直接兴奋延髓呼吸中枢，作用比尼可刹米强 100 倍，起效快，维持时间短。用于中枢性呼吸抑制，对肺性脑病有苏醒作用，但安全范围小。过量易致惊厥，静脉给药须稀释后缓慢注射。

目标检测

一、选择题

1. 洛贝林（山梗菜碱）常用于新生儿窒息，其最大优点是　（　　）
   A. 注射后生效迅速
   B. 持续时间短可减少不良反应
   C. 能使迷走中枢兴奋而减慢心率
   D. 用量过大时不易产生心动过速和房室传导阻滞
   E. 对大脑和脊髓影响很小，不易引起惊厥
2. 有关尼可刹米的叙述，哪项是错误的　（　　）
   A. 主要通过直接兴奋呼吸中枢引起呼吸兴奋作用
   B. 作用温和，安全范围大
   C. 用于吗啡中毒引起的呼吸抑制效果较好
   D. 对巴比妥类药物所致的呼吸抑制效果较差
   E. 过量不引起惊厥
3. 抢救吗啡急性中毒引起的呼吸抑制宜选　（　　）
   A. 咖啡因　　B. 二甲弗林
   C. 尼可刹米　　D. 洛贝林
   E. 甲氯酚酯
4. 新生儿窒息首选　（　　）
   A. 洛贝林　　B. 二甲弗林
   C. 甲氯酚酯　　D. 尼可刹米
   E. 咖啡因

5. 中枢兴奋药共同的主要不良反应是 ( )
A. 心动过速
B. 血压升高
C. 惊厥
D. 提高骨骼肌张力
E. 头痛眩晕

6. 关于咖啡因正确的论述是 ( )
A. 大剂量能使心率加快
B. 增加冠脉血量,增加心脏做功
C. 扩张脑小动脉
D. 增加胃液量和酸度
E. 有止痛作用,故是复方乙酰水杨酸片的成分之一

7. 一氧化碳中毒引起的呼吸抑制,可选用 ( )
A. 洛贝林
B. 尼可刹米
C. 二甲弗林
D. 咖啡因
E. 甲氯酚酯

8. 尼可刹米临床常用的给药方法是 ( )
A. 口服
B. 皮下注射
C. 静脉单次给药
D. 静脉间歇给药
E. 舌下含服

二、简答题

1. 简述中枢兴奋药的分类和用途。
2. 用所学的知识分析呼吸衰竭的原因及主要急救措施。

模块四　心血管系统药理

第一单元　抗高血压药

学习目标

1. 知识目标

(1) 掌握利尿降压药、交感神经抑制药、肾上腺素受体阻断药、钙通道阻滞药、血管紧张素转化酶抑制药的药理作用、临床应用和不良反应。

(2) 熟悉其他抗高血压药的作用机制、临床应用和不良反应。

(3) 了解高血压的定义和抗高血压药的分类。

2. 能力目标

(1) 能简述抗高血压药的应用原则。

(2) 能指导高血压患者合理用药。

3. 素质目标

具有健康的心理及开朗、稳定的情绪。

高血压是一类以体循环动脉血压升高为主要表现的临床综合征，是常见的心血管疾病，发病率高，对人类健康危害大。世界卫生组织和国际高血压联盟对高血压的定义为：未服抗高血压药的情况下，收缩压≥140 mmHg(18.665 kPa)，或舒张压≥90 mmHg(11.999 kPa)。绝大部分(90%以上)高血压病因不明，称原发性高血压或高血压病；少数高血压继发于其他疾病，称继发性高血压或症状性高血压，常见病因如原发性醛固酮增多症、妊娠中毒症、肾动脉狭窄等。高血压疾病的发展可引发脑血管意外、心力衰竭、肾衰竭等。凡能有效降低血压即用于高血压治疗的药物称为抗高血压药(antihypertensive drug)，也称降压药。合理使用抗高血压药不仅可以控制血压，还可以减少心、脑、肾等器官的损伤，降低病死率，提高生活质量，延长寿命。多数高血压患者需长期服药以控制症状，若能配合非药物治疗，如低盐饮食、戒烟限酒、控制体重、改变生活方式等，可取得更好的效果。

案例分析

张先生，男，45 岁，半年来常感到头痛、头晕。体检：体温 36.7 ℃，脉搏 80 次/min，血压 165/105 mmHg，体形肥胖，两肺及心界正常，心音有力，腹软，肝脾未触及，双下肢不水肿。诊断：原发性高血压 2 级。

问题：① 在非药物治疗中需要注意什么？② 可选用何种药物进行治疗？③ 用药时应注意什么？

第一节 抗高血压药分类

根据作用环节及机理的不同，抗高血压药可分为以下几类。

1. 利尿降压药 主要代表药物为氢氯噻嗪。

2. 交感神经抑制药

（1）中枢性抗高血压药：可乐定、甲基多巴。

（2）神经节阻滞药：樟磺咪芬、美加明。

（3）去甲肾上腺素能神经末梢阻滞药：利血平、胍乙啶。

3. 肾上腺素受体阻断药

（1）β 受体阻断药：普萘洛尔、美托洛尔。

（2）α_1 受体阻断药：哌唑嗪、特拉唑嗪。

（3）α、β 受体阻断药：拉贝洛尔。

4. 钙通道阻滞药 主要代表药物为硝苯地平、尼群地平。

5. 肾素-血管紧张素-醛固酮系统抑制药

（1）血管紧张素转化酶(ACE)抑制药：卡托普利、依那普利。

（2）血管紧张素Ⅱ(Ang Ⅱ)受体阻断药：氯沙坦。

6. 血管舒张药

（1）直接舒张血管药：肼屈嗪、硝普钠等。

（2）钾通道开放药：吡那地尔、米诺地尔。

（3）其他舒张血管药：吲达帕胺。

目前，临床上应用广泛、疗效好、毒性低的抗高血压药称为一线降压药，包括利尿降压药、β 受体阻断药、钙通道阻滞药、血管紧张素转化酶抑制药、血管紧张素Ⅱ受体阻断药等几类。

第二节 常用抗高血压药

一、利尿药

利尿药是 WHO 推荐的一线降压药，常作为治疗高血压的基础药物。常用药物为噻嗪类，其中以氢氯噻嗪最常用。

氢氯噻嗪(hydrochlorothiazide)

【药理作用】氢氯噻嗪降压作用温和、持久、可靠，降压过程平稳，长期应用不易发生耐受性。一般认为利尿药初期降压机制是排钠利尿，造成体内 Na^+、水负平衡，使细胞外液和血容量减少。若长期应用利尿药，当血容量及心输出量已逐渐恢复至正常时，血压仍可持续降低，其可能机制如下：① 因排钠而降低动脉壁细胞内 Na^+ 的含量，并通过 Na^+-Ca^{2+} 交换机制，使胞内 Ca^{2+} 量减少。② 降低血管平滑肌对收缩血管物质如去甲肾上腺素的反应性。③ 诱导动脉壁产生扩血管物质，如激肽、前列腺素等。

【临床应用】可单用于轻度高血压或与其他降压药合用治疗各类高血压，联合用药可增强降压作用，并防止其他药物引起的水钠潴留。

【不良反应】长期应用可降低血钾、钠、镁，增加血中总胆固醇、甘油三酯及低密度脂蛋白胆固醇含量，增加尿酸及血浆肾素活性。大剂量噻嗪类利尿药还可加剧高脂血症，降低糖耐量等。

髓袢利尿剂呋塞米、布美他尼主要用于高血压危象及伴有慢性肾功能不全的高血压患者。

二、交感神经抑制药

（一）中枢性抗高血压药

可乐定（clonidine，可乐宁）

可乐定为咪唑类衍化物。

【药理作用】降压作用中等偏强，降压作用机制较复杂，目前认为主要是激动血管运动中枢延髓腹外侧核吻侧端的 I_1 咪唑啉受体，使外周交感张力降低，从而产生降压作用。该药的降压机制还涉及激动脑内阿片受体，促进内源性阿片肽的释放；激动外周交感神经突触前膜 α_2受体及其相邻的咪唑啉受体，通过负反馈抑制去甲肾上腺素的释放。此外，该药还可产生镇静作用及一定的镇痛作用，能抑制胃肠道分泌和运动。

【临床应用】较少单独使用，与利尿剂合用有协同作用。常用于其他降压药无效的中、重度高血压，对兼有溃疡病的高血压及肾性高血压较为适宜。此外，可作为吗啡类镇痛药成瘾者的戒毒药。

【不良反应】常见不良反应为口干，由于其作用于胆碱能神经末梢上的 α_2 受体，减少乙酰胆碱的释放和过量唾液的分泌所致。久用使水、钠潴留，合用利尿药可克服。此外，不良反应还有镇静、嗜睡、头痛、便秘、腮腺痛、阳痿等，停药后自行消失。少数患者在突然停药后可出现短时的交感神经功能亢进现象，如心悸、出汗、血压突然升高等，可能是久用后突触前膜 α_2 受体敏感性降低、负反馈减弱、去甲肾上腺素释放过多所致。再用可乐定或用 α 受体阻断药酚妥拉明能取消之。

甲基多巴（methyldopa）

甲基多巴的降压作用与可乐定相似，属中等偏强，降压时也伴有心率减慢、心输出量减少，外周血管阻力明显降低。治疗中度高血压，适用于肾功能不全的高血压患者。

莫索尼定（moxonidine）

莫索尼定是第二代中枢性降压药，优点为对 I_1 咪唑啉受体的选择性比可乐定高，口服吸收好，作用持久，可每日给药一次。降压作用略低于可乐定，因其对 α_2 受体作用较弱。不良反应较可乐定少，无停药反跳现象。主要不良反应有口干、嗜睡等。本药主要用于轻、中度高血压。

（二）神经节阻滞药

代表药物有樟磺咪芬（timethaphan）及美卡拉明（mecamyhamine，美加明）。通过阻断交感神经节而降血压，作用快而强。但不良反应多而严重，且易发生体位性低血压和耐受性，目前已基本不用，偶尔用于高血压危象、高血压脑病等危急情况以及外科手术中的控制性降压，以减少手术中出血。

（三）去甲肾上腺素能神经末梢阻滞药

该类药物主要通过抑制交感神经末梢摄取去甲肾上腺素和多巴胺，耗竭递质而产生降压作用，如利血平(reserpine)及胍乙啶(guanethidine，依斯迈林)。这类药物不良反应多，目前已不单独使用，仅作为一些传统的抗高血压药复方制剂的成分之一。

知识卡片

利血平是印度萝芙木所含的一种生物碱；国产萝芙木所含总生物碱的制剂称降压灵，主要降压成分仍为利血平，由萝芙木根、茎、叶提取而得。

三、肾上腺素受体阻断药

（一）β受体阻断药

β受体阻断药除用于治疗心律失常、心绞痛外，也是疗效确切的抗高血压药，主要有普萘洛尔、美托洛尔、阿替洛尔、纳多洛尔、吲哚洛尔等。

普萘洛尔(propranolol)

【药理作用】非选择性β受体阻断药，对β_1、β_2受体都有阻断作用。降压机制目前认为和下列作用有关：① 阻断心肌β_1受体，使心肌收缩力减弱，心率减慢，心输出量减少而发挥作用。② 阻断肾小球旁器部位的β_1受体，减少肾素分泌，从而抑制肾素-血管紧张素系统。③ 阻断去甲肾上腺素能神经突触前膜β_2受体，消除正反馈作用，减少去甲肾上腺素的释放。④ 阻断中枢β受体，抑制外周交感神经张力而降压。⑤ 促进具有扩张血管作用的前列环素等的生成。

【临床应用】适用于轻、中度高血压，对伴有心输出量偏高或血浆肾素活性增高者以及伴有冠心病、脑血管病变者更适宜。

【不良反应】该类药物长期使用不能突然停药，以免诱发或加重心绞痛。支气管哮喘、严重左心室衰竭及重度房室传导阻滞者禁用。

美托洛尔(metoprolol)和阿替洛尔(atenolol)

两药降压机制与普萘洛尔相同，但对心脏β_1受体有较大选择性，对支气管的β_2受体影响较小。口服用于各种程度的高血压，降压作用持续时间较长，每日服用1～2次，作用优于普萘洛尔。

（二）α_1受体阻断药

降压机制为选择性阻断突触后膜α_1受体，扩张血管使血压下降，对突触前膜α_2受体无影响，降压时不引起反射性心率加快。长期应用有一定的降血脂作用。

哌唑嗪(prazosin)

【药理作用与临床应用】降压作用中等偏强，用于轻、中度高血压及伴有肾功能障碍者，重度高血压需要合用利尿药或β受体阻断药，也用于嗜铬细胞瘤的治疗。

【不良反应】有首剂现象（首次用药90 min内出现体位性低血压、心悸、晕厥、意识消失），用药数次后这种现象可消失。若首次剂量减为0.5 mg，在临睡前服用可避免其发生。其他不良反应有眩晕、疲乏、鼻塞、口干、尿频、头痛、嗜睡及胃肠道反应等，一般无须停药。

同类药物还有特拉唑嗪(terazosin)、乌拉地尔(urapidil)等。特拉唑嗪还可以降低前列腺及膀胱出口平滑肌的紧张度，可用于良性前列腺肥大。

（三）α、β受体阻断药

拉贝洛尔（labetalol）

【药理作用】阻断 β_1 受体的作用比阻断 β_2 受体作用略强，对 α_1 受体作用弱，对 α_2 受体无作用。阻断 β 受体时，心率减慢，心肌收缩力减弱，血压下降。阻断 α_1 受体时，血管扩张，外周阻力降低，心脏前、后负荷降低。

【临床应用】用于各型高血压及高血压伴有心绞痛的患者。静脉注射可以治疗高血压危象、妊娠期高血压、嗜铬细胞瘤、麻醉或手术时的高血压。

【不良反应】该药收缩支气管作用较普萘洛尔为轻，但仍可诱发支气管哮喘。由于 α_1 受体阻断作用，本药可产生体位性低血压。头皮刺麻感是该药的特殊反应，其他不良反应尚有胃肠道反应、头痛、乏力、皮疹和过敏反应。

卡维地洛（carvedilol）

主要适用于轻中度高血压或伴有肾功能不全、糖尿病的患者。

四、钙通道阻滞药

该类药物的基本作用是抑制细胞外 Ca^{2+} 的内流，使血管平滑肌细胞内 Ca^{2+} 浓度降低，导致血管平滑肌松弛、血管扩张、血压下降，但在降压的同时可反射性导致交感神经兴奋。优点是降血压时并不降低重要器官的血流量，不引起脂质代谢及葡萄糖耐受性的改变。代表药物主要有硝苯地平、尼群地平、氨氯地平、尼卡地平和维拉帕米等。

硝苯地平（nifedipine）

【体内过程与药理作用】口服 30～60 min 见效，药效持续 3 h，$t_{1/2}$ 为 3～4 h。通过抑制细胞外 Ca^{2+} 的内流，选择性松弛血管平滑肌。降压时伴有反射性心率加快，心输出量增加，血浆肾素活性增高。

【临床应用】用于各型高血压，可单用或与利尿药、β 受体阻断药、ACEI 合用，以增强疗效，减少不良反应。若使用该药的控释剂或缓释剂，减少血药浓度波动，可降低不良反应的发生率，延长作用时间，减少用药次数。

【不良反应】一般较轻，常见面部潮红、头痛、眩晕、心悸、踝部水肿。踝部水肿系毛细血管前血管扩张所致，非水钠潴留。该药的短效制剂有可能加重心肌缺血，伴有心肌缺血的高血压患者慎用。临床有硝苯地平的长效制剂应用。

尼群地平（nitrendipine）

尼群地平作用、用途与硝苯地平相似，对血管平滑肌松弛作用较硝苯地平强，降压作用温和持久。不良反应与硝苯地平相似，肝功能不全者慎用或减量。

氨氯地平（amlodipine）

该药起效缓和，渐进性降压，由血管扩张引起的头痛、面红、心率加快等症状不明显。口服吸收好，生物利用度高，$t_{1/2}$ 长达 40～50 h，每日只需服药一次，降压作用可维持 24 h，血药浓度较稳定，可减少血压波动造成的器官损伤，用于治疗各型高血压。

五、血管紧张素转化酶抑制药

近几年来合成了一系列血管紧张素转化酶抑制剂（angiotensin converting enzyme inhibitor，ACEI），如卡托普利（captopril）、依那普利（enalapril）、雷米普利（ramipril）、赖诺普利 (lysinopril)及培哚普利（perindopril）等。它们能有效地降低血压，对心功能不全及缺血性心脏病等也有疗效。

该类药物的降压机制主要涉及:① 抑制血管紧张素Ⅰ转化酶(ACE),减少 AngⅡ形成,从而取消 AngⅡ收缩血管、促进儿茶酚胺释放的作用。② ACE 又称激肽酶Ⅱ,能降解缓激肽等,使之失活。抑制 ACE,可减少缓激肽降解,提高缓激肽在血中的含量,进而促进一氧化氮(NO)及前列环素(PGI_2)的生成,增强扩张血管效应。③ 抑制 AngⅡ生成的同时,可减少醛固酮分泌,有利于水、钠排出。其特异性扩张肾血管作用也有利于促进水、钠排泄。

该类药物的作用特点为:① 降压时不伴有反射性心率加快,对心输出量没有明显影响。② 可防止或逆转高血压患者的血管壁增厚和心肌重构。③ 能增加肾血流量,保护肾脏。④ 能改善胰岛素抵抗,不引起电解质紊乱和脂质代谢改变。⑤ 久用不易产生耐受性。

卡托普利(captopril)

【药理作用与临床应用】中等强度降压,可降低外周阻力,不伴有反射性心率加快,同时可以增加肾血流量。

用于各型高血压,降压作用与血浆肾素水平相关,对血浆肾素活性高者疗效较好,尤其适用于合并有糖尿病、左心室肥厚、心力衰竭、心肌梗死的高血压患者。用于重型及顽固性高血压时,宜与利尿药及β受体阻断药合用。

【不良反应】发生率较低,主要不良反应有低血压(2%),见于开始剂量过大时,应从小剂量开始试用。可致高血钾、血管神经性水肿;肾功能受损,对肾血管狭窄者更甚;咳嗽,为刺激性干咳,可能与肺血管床内的激肽及前列腺素等物质的聚积有关。久用可致血锌降低而引起皮疹、味觉和嗅觉缺损、脱发等。补充 Zn^{2+} 可望克服。禁用于伴有双侧肾动脉狭窄、高血钾及妊娠初期的患者。

依那普利(enalapril)

作用机制与卡托普利相似,但抑制 ACE 的作用较卡托普利强 10 倍,降压作用强而持久,主要用于高血压,对心功能的有益影响优于卡托普利,其他不良反应与卡托普利相似。

赖诺普利、喹那普利、培哚普利、雷米普利、福辛普利等的共同特点是长效,每日只需服用一次。药理作用及临床应用与依那普利相似。

六、血管紧张素Ⅱ受体阻断药

血管紧张素Ⅱ受体(AT)主要有 AT_1 和 AT_2 两种亚型。AT_1 主要分布在心血管、肾、肺及神经,对心血管功能的稳定具有调节作用。AT_2 主要分布在肾上腺髓质,生理作用尚不完全清楚。该类降压药主要阻断 AT_1 受体,常用药有氯沙坦(losartan)、缬沙坦(valsartan)、伊白沙坦(irbesertan)、替米沙坦(telmisartan)、厄贝沙坦(irbesartan)等。

血管紧张素Ⅱ受体阻断药可直接阻断 AngⅡ的缩血管作用而降压,与 ACEI 相比,选择性更强,不影响缓激肽的降解,对 AngⅡ的拮抗作用更完全,不良反应较 ACEI 少,是继 ACEI 后的新一代肾素-血管紧张素系统抑制药。

氯沙坦(losartan)

【临床应用】用于各型高血压,用药 3～6 d 可达最大降压效果。该药长期应用还有促进尿酸排泄的作用。

【不良反应】较 ACEI 少,主要有头晕、高血钾和与剂量相关的体位性低血压。孕妇及哺乳期妇女禁用。

七、血管舒张药

（一）直接舒张血管药

肼屈嗪（hydralazine）

【药理作用与临床应用】通过松弛小动脉平滑肌，降低外周阻力而降压。降压作用快而较强，口服后 20～30 min 起效。一次给药维持 12 h，降压的同时伴有反射性交感神经兴奋，使心率加快，心输出量增加，从而减弱其降压作用。降压时还伴有血浆肾素活性增高及水钠潴留。

治疗中、重度高血压。较少单独使用，仅在常用药无效时加用。与 β 受体阻断药、利尿药合用可增强疗效，相互纠正不良反应。

【不良反应】不良反应有头痛、鼻充血、心悸、腹泻等。较严重时表现为心肌缺血和心力衰竭。高剂量使用时可引起全身性红斑狼疮样综合征，用量 400 mg/d 或更大时，其发生率可达 10%～20%，可见此反应与剂量有关。将剂量降至 200 mg/d 时，上述反应少见。本药极少单用。

【禁忌证】冠心病、心绞痛、心动过速。

硝普钠（sodium nitroprusside）

硝普钠又称亚硝基铁氰化钠，硝普钠可直接松弛小动脉和静脉平滑肌。静脉滴注后 1～2 min 起效。主要用于高血压危象，特别对伴有急性心肌梗死者或左心室功能衰竭的严重高血压患者，治疗高血压危象时一般按 3 $\mu g \cdot kg^{-1} \cdot min^{-1}$ 滴注，通过调整滴注速度来维持血压于所需水平。还可用于难治性心力衰竭及麻醉时控制性降压。

静脉滴注可见恶心、呕吐、出汗、头痛、发热、不安、肌肉痉挛等。

该药遇光易破坏，故滴注的药液应新鲜配制和避光。

（二）钾通道开放药

钾通道开放药是一类新型的血管扩张药，主要有米诺地尔（minoxidil）、吡那地尔（pinacidil）、尼可地尔（nicorandil）等。该类药物通过激活血管平滑肌细胞膜钾通道开放，使 K^+ 外流增加，导致细胞膜超极化，使细胞膜电压依赖性钙通道激活，Ca^{2+} 内流减少，从而降低细胞内钙浓度而产生平滑肌舒张作用。

吡那地尔（pinacidil）

【临床应用】主要用于轻、中度高血压。与利尿药和 β 受体阻断药合用可提高疗效。

【不良反应】主要为水钠潴留及头痛、嗜睡、乏力、心悸、心电图 T 波改变、体位性低血压、颜面潮红、多毛症等。

（三）其他舒张血管药

吲达帕胺（indapamide）

该药具有利尿与钙通道阻滞作用。单独服用对轻、中度原发性高血压具有良好疗效，也可与 β 受体阻断药联合应用。不良反应有眩晕、头痛、恶心、失眠等。高剂量时利尿作用增强，可致低血钾。严重肝、肾功能不全者慎用。

第三节 抗高血压药的应用原则

高血压为临床常见的严重危害人类健康的心血管疾病。有些患者经药物治疗后血压接近正常，停药后疾病出现反复，因此需要长期用药。药物治疗的目标不仅是单纯地降低血压，更重要的是减轻或逆转患者的靶器官损伤，降低并发症的发生率和病死率。抗高血压药种类多，各有特点，在选用抗高血压药时应遵循以下原则。

1. 根据高血压程度选用药物 高血压的药物治疗主要选用利尿药、β受体阻断药、钙通道阻滞药及 ACEI 四大类，再配合非药物治疗如改善患者的生活方式及习惯就有助于控制血压。

轻度高血压应选择作用比较温和的降压药，如氢氯噻嗪、卡托普利、硝苯地平等药物中的一种或两种合用。中度高血压可采用两种药物联合治疗，如氢氯噻嗪合用β受体阻断药、可乐定、哌唑嗪中的一种或三种药联用。重度高血压可采用三药联用，如氢氯噻嗪、钙通道阻滞药和β受体阻断药。疗效不满意时可改用或加用降压作用较强的直接血管扩张药、中枢性降压药，如胍乙啶等。高血压危象及脑病时，宜静脉给药以迅速降低血压，可选用硝普钠、二氮嗪，也可用高效能利尿药如呋塞米等，但应注意不可降压过快，以免造成重要器官灌流不足等。

必须指出，现有抗高血压药长期单独使用后常会出现药效降低，加大剂量又易引起不良反应，所以临床实践中常采用联合用药，以增强疗效并减少不良反应的发生。联合用药可从不同环节发挥协同降压作用，又能相互减轻各自的不良反应，各药用量也可相应减少。但联合用药时要注意各药的作用特点，同类药物不宜合用。

2. 根据并发症选用药物 高血压合并心功能不全、心扩大者，宜用利尿药、卡托普利、哌唑嗪等，不宜用β受体阻断药。高血压合并肾功能不全者，宜用卡托普利、硝苯地平、甲基多巴。高血压合并窦性心动过速且年龄在50岁以下者，宜用β受体阻断药，如美托洛尔。高血压合并消化性溃疡者，宜用可乐定，不用利血平。高血压合并支气管哮喘、慢性阻塞性肺部疾病者，不用β受体阻断药。高血压伴有潜在性糖尿病或痛风者，不宜用噻嗪类利尿药。高血压伴有精神抑郁者，不宜用利血平或甲基多巴。

3. 持续、平稳降压，长期用药 高血压病的治疗需要长期系统用药甚至终身用药，应提高患者对长期治疗重要性的认识，坚持按医嘱用药，即使血压趋向正常也不能随便停药。力求将血压控制在138/83 mmHg（目标血压）以下。药量宜从小剂量开始，逐步增加，达到效果后改用维持量，应避免降压过快、过剧。血压波动过大可增加靶器官的损害，更换药物应逐步替代，不要突上突下，力求保持降压效果的稳定性。

4. 个体化治疗方案 主要应根据患者的年龄、性别、种族、同时患有的疾病和接受的治疗等来制订，使治疗方案个体化，要使患者得到最佳的抗高血压治疗，要防止动脉粥样硬化，控制其他危险因子（如高脂血症、糖尿病、吸烟等），逆转靶器官的损伤，维持和改善患者的生活质量，降低心血管的发病率及死亡率等。

药物治疗时的剂量个体化也是比较重要的，因不同患者或同一患者在不同病程时期所需剂量不同。例如，可乐定、普萘洛尔、肼屈嗪等药物的治疗量可相差数倍，所以也应根据“最好疗效，最少不良反应”的原则，选择每一位患者的最佳剂量。

目标检测

一、选择题

1. 有肾功能不良的高血压患者宜选用　(　　)
A. 氢氯噻嗪　B. 利血平
C. 胍乙啶　D. 肼屈嗪
E. 硝苯地平

2. 高血压合并消化性溃疡者宜选用　(　　)
A. 甲基多巴　B. 可乐定
C. 肼屈嗪　D. 利血平
E. 胍乙啶

3. 关于卡托普利，下列哪种说法是错误的　(　　)
A. 降低外周血管阻力　B. 可用于治疗心衰
C. 与利尿药合用可加强其作用　D. 可增加体内醛固酮水平
E. 双侧肾动脉狭窄的患者忌用

4. 使用利尿药后期的降压机制是　(　　)
A. 排钠利尿，降低血容量　B. 降低血浆肾素活性
C. 增加血浆肾素活性　D. 减少血管平滑肌细胞内 Na^+ 浓度
E. 抑制醛固酮的分泌

5. 作为基础降压药物应用的利尿药是　(　　)
A. 噻嗪类　B. 呋塞米
C. 乙酰唑胺　D. 螺内酯
E. 硝普钠

6. 久用利尿药引起的不良反应中没有下列哪项　(　　)
A. 低血钾　B. 低血钠
C. 降低血浆肾素活性　D. 降低糖耐量
E. 高尿酸血症

7. 具有中枢降压作用的药物是　(　　)
A. 肼屈嗪　B. 可乐定
C. 二氮嗪　D. 哌唑嗪
E. 普萘洛尔

8. 可乐定引起口干的原因是　(　　)
A. 激动胆碱能神经末梢 α_2 受体，减少 ACh 的释放及唾液分泌
B. 阻断胆碱能神经末梢 M 受体，减少 ACh 的释放及唾液分泌
C. 阻断胆碱能神经末梢 α_2 受体，增加 ACh 的释放及唾液分泌
D. 阻断胆碱能神经末梢 N 受体，减少 ACh 的释放及唾液分泌
E. 激动胆碱能神经末梢 M 受体，增加 ACh 的释放及唾液分泌

9. 可作为吗啡成瘾者戒毒的降压药是 (　　)
A. 甲基多巴 B. 可乐定
C. 胍乙啶 D. 克罗卡林
E. 噻嗪类

10. 关于硝普钠的叙述，下列哪项是错误的 (　　)
A. 具有迅速而持久的降压作用
B. 无快速耐受性
C. 对小动脉和小静脉有同等程度的舒张作用
D. 能抑制钙离子向血管平滑肌细胞内转运
E. 需避光保存及使用

11. 激动中枢咪唑啉受体的降压药是 (　　)
A. 二氮嗪 B. 哌唑嗪
C. 可乐定 D. 胍乙啶
E. 利血平

12. 兼有 α、β 受体阻断作用的抗高血压药物是 (　　)
A. 普萘洛尔 B. 噻吗洛尔
C. 拉贝洛尔 D. 美托洛尔
E. 哌唑嗪

13. 下列抗高血压药物中，哪种药物易引起踝部水肿 (　　)
A. 维拉帕米 B. 地尔硫䓬
C. 硝苯地平 D. 粉防已碱
E. 氨氯地平

14. 高血压伴有潜在性糖尿病患者不宜选用 (　　)
A. 双氢氯噻嗪 B. 硝普钠
C. 米诺地尔 D. 可乐定
E. 卡托普利

15. 高血压伴有精神抑郁者不宜选用 (　　)
A. 可乐定 B. 甲基多巴
C. 凯他色林 D. 哌唑啉
E. 氢氯噻嗪

16. 高血压伴有哮喘者不宜选用 (　　)
A. 利尿药 B. β 受体阻断药
C. 钙通道阻滞药 D. α 受体阻断药
E. ACEI 类

17. 对伴有阻塞性肺部疾患的高血压患者，宜选用　　(　　)

A. 普萘洛尔　　B. 拉贝洛尔

C. 卡托普利　　D. 噻吗洛尔

E. 阿替洛尔

18. 可发生“首剂现象”的抗高血压药物是　　(　　)

A. 二氮嗪　　B. 肼屈嗪

C. 哌唑嗪　　D. 氢氯噻嗪

E. 双氢氯噻嗪

二、简答题

1. 临床常用的一线降压药有哪几类？每类列举 1～2 个代表药物。

2. 简述普萘洛尔抗高血压的作用机制。

3. 简述利尿药抗高血压的作用机制及临床应用。

4. 简述 ACEI 抗高血压的作用机制、临床应用及不良反应。

5. 试述抗高血压药物的应用原则。

第二单元　抗心律失常药

学习目标

1. 知识目标

(1) 掌握奎尼丁、利多卡因、普萘洛尔、胺碘酮、维拉帕米等药物的作用、临床应用及不良反应。

(2) 熟悉其他抗心律失常药的作用特点、临床应用及主要不良反应。

(3) 了解抗心律失常药的基本作用和抗心律失常药的分类。

2. 能力目标

(1) 能简述抗心律失常药的临床用药原则。

(2) 能准确选择和应用抗心律失常药。

3. 素质目标

热爱药学专业，在指导用药上能做到严谨细致、快速果断。

心律失常是心脏节律和频率的异常。根据心率的变化，心律失常分为缓慢型和快速型。前者常用异丙肾上腺素或阿托品治疗，后者的药物治疗比较复杂。本章讨论的是治疗快速型心律失常的药物。

案例分析

张先生，60岁，患急性心肌梗死，心电图监护中发现室性期前收缩，呈二联律。

问题：① 患者可选用的抗心律失常药有哪些？② 哪种药是抢救该患者的首选药？③ 使用时应注意什么问题？

第一节　抗心律失常药的基本作用与药物分类

一、抗心律失常药作用机制

抗心律失常药能选择性作用于心肌细胞膜上的离子通道，干扰 Na^+、K^+、Ca^{2+} 转运，改变心肌细胞电生理特性，从而抑制异常冲动的形成或影响异常冲动的传导。

(一) 抑制异常冲动的形成

1. 降低自律性　心肌自律性的高低主要取决于4相自动除极的速率和最大舒张电位与阈电位之间的距离。奎尼丁和维拉帕米分别抑制快反应细胞4相 Na^+ 内流和慢反应细胞4相 Ca^{2+} 内流就能降低自律性。利多卡因促进 K^+ 外流而增大最大舒张电位，使其远离阈电位，也将降低自律性。

2. 减少后除极与触发活动　后除极是在一个动作电位中继0相除极后所发生的除极，其频率较快、振幅较小，呈振荡性波动，膜电位不稳定，容易引起异常冲动发放，这称为触发活动。

后除极分早后除极与迟后除极两种(图4-2-1)。早后除极发生在完全复极之前的2

或 3 相中，与 Ca^{2+} 内流增多有关；迟后除极发生在完全复极之后的 4 相中，与细胞内 Ca^{2+} 过多和短暂 Na^{+} 内流有关。

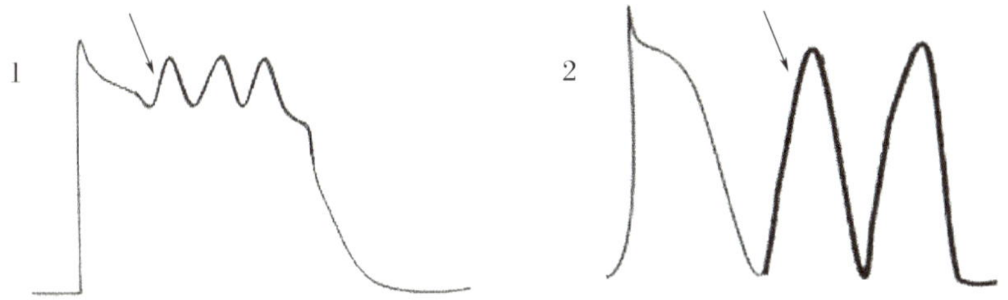

1. 早后除极与触发活动；2. 迟后除极与触发活动。

图 4－2－1　后除极与触发活动

钠通道阻滞药和钙通道阻滞药分别通过抑制钠内流和钙内流，抑制迟后除极和早后除极引发的触发活动。

（二）影响异常冲动的传导

1. 改善单纯性传导障碍　异丙肾上腺素、阿托品等药物有加快传导、减少传导阻滞的作用，故可用于缓慢型心律失常的治疗。

2. 消除折返激动　折返激动指冲动经传导通路折回原处而反复运行的现象。如图 4－2－2 所示，正常时浦肯野纤维 AB 与 AC 两支同时传导冲动到达心室肌 BC，激发除极与收缩，而后冲动在 BC 段内各自消失在对方的不应期中。在病变条件下，如 AC 支发生单向传导阻滞，冲动不能下传，只能沿 AB 支经 BC 段而逆行至 AC 支，在此得以逆行通过单向阻滞区而折回至 AB 支，然后冲动继续沿上述通路运行，形成折返。这样，一个冲动就会反复多次激活心肌，引起快速型心律失常。

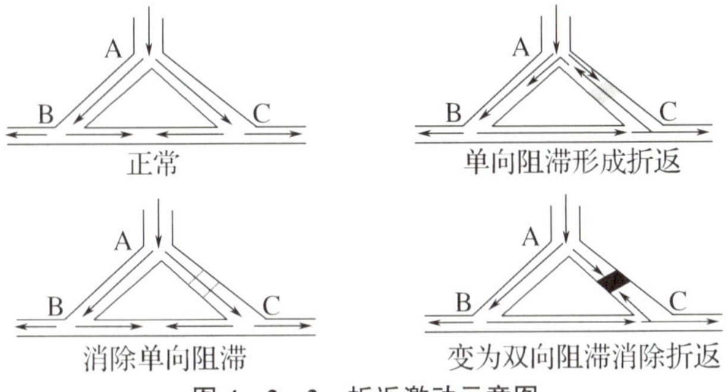

图 4－2－2　折返激动示意图

（1）改变膜反应性而消除折返。

膜反应性是指膜电位水平与其所激发的 0 相上升最大速率之间的关系。一般膜电位大，0 相上升快，振幅大，传导速度就快；反之则传导减慢。

增强膜反应性改善传导或减弱膜反应性而减慢传导都能取消折返激动。苯妥英钠促进 3 相 K^{+} 外流，增强膜反应性而加快传导，取消单向阻滞，因此消除折返激动；奎尼丁因抑制 0 相 Na^{+} 内流而减慢传导，使单向传导阻滞发展成双向阻滞，从而消除折返激动。

（2）改变有效不应期（ERP）及动作电位时程（APD）而减少折返，药物对此有三种可能的影响。

一般认为 ERP 与 APD 的比值（ERP/APD）在抗心律失常作用中有一定意义，比值较正常为大，即说明在一个 APD 中 ERP 占时增多，冲动将有更多机会落入 ERP 中，折返易被取消。

① 延长 APD、ERP，但延长 ERP 更为显著，称绝对延长 ERP。奎尼丁等药物能抑制 Na^+ 通道，使其恢复开放的时间延长，即绝对延长 ERP。

② 缩短 APD、ERP，但缩短 APD 更为显著，ERP/APD 比值仍较正常为大，称相对延长 ERP，同样能取消折返。利多卡因类药物有此作用。

③ 促使邻近细胞 ERP 的不均一（长短不一）趋向均一，也可防止折返的发生。一般延长 ERP 的药物使 ERP 较长的细胞延长较少，ERP 较短者延长较多，从而使长短不一的 ERP 较为接近。反之亦然。所以在不同条件下，这些药物都能发挥促使 ERP 均一的效应。

二、抗心律失常药分类

根据药物对心肌细胞膜离子通道和受体选择性的不同，抗心律失常的药物可以分为四类（表 4－2－1）。

表 4－2－1 抗心律失常药分类及代表药

分类		代表药
Ⅰ类	钠通道阻滞药	
ⅠA类	适度阻滞钠通道	奎尼丁、普鲁卡因胺
ⅠB类	轻度阻滞钠通道	利多卡因、苯妥英钠、美西律
ⅠC类	明显阻滞钠通道	氟卡尼、普罗帕酮
Ⅱ类	β受体阻断药	普萘洛尔、醋丁洛尔
Ⅲ类	延长动作电位时程药	胺碘酮、索他洛尔
Ⅳ类	钙通道阻滞药	维拉帕米、地尔硫䓬

第二节 常用抗心律失常药

一、Ⅰ类——钠通道阻滞药

（一）ⅠA 类

这类药物能适度减少除极时 Na^+ 内流，降低 0 相上升最大速率，降低动作电位振幅，减慢传导速度；也能减少异位起搏细胞 4 相 Na^+ 内流而降低自律性；还能延长钠通道失活后恢复开放所需的时间，即延长 ERP 及 APD，且以延长 ERP 为主。这类药还能不同程度地抑制 K^+ 和 Ca^{2+} 通道。

奎尼丁（quinidine）

【体内过程】口服吸收良好，经 2 h 可达血药峰浓度，$t_{1/2}$ 为 5～7 h。生物利用度为 72%～87%。在血浆中有 80%～90%与血浆蛋白相结合，心肌中浓度可达血浆浓度的 10 倍。在肝中代谢成羟化物，仍有一定活性。经肾排泄。

知识卡片

奎尼丁是茜草科植物金鸡纳树皮所含的一种生物碱，是奎宁的右旋体，它对心脏的作用比奎宁强 5～10 倍。金鸡纳制剂用于治疗疟疾的历史由来已久，1918 年又发现一疟疾患者兼患的心房颤动也被治愈。以后的研究证明金鸡纳生物碱确有抗心律失常的作用，其中以奎尼丁为最强。

【药理作用】

1. 降低自律性 通过阻滞钠通道，适度抑制 Na^+ 内流，4 期自动除极速率减慢，心房肌、心室肌和浦肯野纤维的自律性降低，其中对心房肌的作用更强。

2. 减慢传导速度　适度抑制 Na^+ 内流，使动作电位 0 期上升的速率和振幅降低，从而使心房肌、心室肌和浦肯野纤维的传导减慢，可使单向阻滞变为双向阻滞，消除折返激动。

3. 延长不应期　减慢 2 期 Ca^{2+} 内流和 3 期 K^+ 外流，延长 APD 和 ERP。对 ERP 的延长作用更明显。此外，可使邻近细胞的 ERP 趋于一致，减少折返的发生。

4. 其他　竞争性地阻滞 M 受体，有抗胆碱作用，此作用可使心率加快、房室结传导加快，故用奎尼丁治疗心房颤动或心房扑动时，应先用强心苷类或 β 受体阻断药抑制房室结的传导，以防止心室率过快；还可阻滞 α 受体，扩张血管，使血压降低。此外，对 Ca^{2+} 内流的抑制会对心肌产生负性肌力作用。

【临床应用】奎尼丁是广谱抗心律失常药。

1. 心房纤颤及心房扑动　目前虽多采用电复律术，但奎尼丁仍有应用价值，复律前合用强心苷和奎尼丁可以减慢心室率，复律后用奎尼丁维持窦性节律。

2. 室性心律失常　预激综合征时，用奎尼丁可以中止室性心动过速或用以抑制反复发作的室性心动过速。

3. 阵发性室上性心动过速　不作首选药。

【不良反应】奎尼丁应用过程中约有 1/3 患者出现各种不良反应，使其应用受到限制。

1. 胃肠道反应　常见，多见于用药早期。

2. 金鸡纳反应　久用后，有耳鸣、失听等。

3. 过敏反应　药物热、血小板减少、皮疹、血管神经性水肿等。

4. 心脏毒性　较为严重，治疗浓度可致心室内传导减慢（Q-Tc 延长），延长超过 50%表明是中毒症状，必须减量。高浓度可致窦房阻滞、房室阻滞、室性心动过速等，后者是传导阻滞而浦肯野纤维出现异常自律性所致。

5. 金鸡纳反应或猝死　偶见而严重的毒性反应。发作时患者意识丧失、四肢抽搐、呼吸停止，出现阵发性室上性心动过速，甚至心室颤动而死。发作时宜立即进行人工呼吸、胸外按压、电除颤等抢救措施。药物抢救可用异丙肾上腺素及乳酸钠。

【禁忌证】重度房室传导阻滞、严重心肌损害、心功能不全、低血压、强心苷中毒、高血钾及对奎尼丁过敏者禁用。肝、肾功能不全者慎用。

【药物相互作用】药物代谢酶诱导剂苯巴比妥能减弱奎尼丁的作用。奎尼丁有 α 受体阻断作用，与其他血管舒张药有相加作用。合用硝酸甘油应注意避免诱发严重体位性低血压。

【注意事项】不良反应多且严重，不可用于门诊患者；无心电监护条件的病房也不可应用；治疗前应向患者说明利弊。

普鲁卡因胺（procainamide）

普鲁卡因胺是普鲁卡因的衍生物，作用较持久。作用与奎尼丁相似但较弱，降低心肌自律性，减慢房室传导，延长大部分心脏组织的 APD 和 ERP，消除折返。其抑制心肌收缩力的作用弱于奎尼丁，无明显的 α 受体阻断及抗胆碱作用。对室上性和室性心律失常均有效，静脉注射或滴注用于抢救危急病例。常用于治疗室性心动过速，但不作首选。长期应用可引起红斑狼疮样综合征及白细胞减少。禁忌证同奎尼丁。

（二）ⅠB 类

这类药物轻度阻滞 Na^+ 内流，轻度降低 0 相上升速率；也能抑制 4 相 Na^+ 内流，降低自律性。由于它们还有促进 K^+ 外流的作用，因而缩短复极过程，且以缩短 APD 更显著。

利多卡因(lidocaine)

利多卡因是局部麻醉药，现广泛用于静脉给药治疗危及生命的室性心律失常。

【体内过程】口服吸收良好，但首关消除明显。血浆蛋白结合率约 70%，在体内分布广泛，心肌中浓度为血药浓度的 3 倍。本药经肝脱乙基化而代谢。仅 10%以原形经肾排泄，$t_{1/2}$ 约为 2 h，作用时间较短，常用静脉滴注法。

【药理作用】作用于希氏束-浦肯野系统，抑制 Na^+ 内流，促进 K^+ 外流。对其他部位心肌组织及植物神经并无作用。

1. 降低自律性 抑制 Na^+ 内流，4 相除极速率下降，可提高阈电位，能降低浦肯野纤维的自律性，对窦房结没有影响。促进 K^+ 外流，相对延长不应期，可减少复极的不均一性。

2. 传导速度 利多卡因对传导速度的影响比较复杂。当细胞外 K^+ 浓度较高、血液偏酸时，可抑制 Na^+ 内流，明显减慢传导，使单向阻滞变为双向阻滞而使折返消除。当血 K^+ 浓度降低或部分除极时，利多卡因则可促进 K^+ 外流，加快传导，消除单向阻滞而终止折返。

3. 相对延长不应期 利多卡因会缩短浦肯野纤维及心室肌的 APD、ERP，且缩短 APD 更为显著，故为相对延长 ERP。

【临床应用】窄谱抗心律失常药，仅用于室性心律失常，特别适用于危急病例。治疗急性心肌梗死及强心苷所致的室性早搏、室性心动过速及心室纤颤有效，也可用于心肌梗死急性期以防止心室纤颤的发生。

【不良反应】多在静脉注射剂量过大或过快时出现。

1. 中枢神经系统反应 嗜睡、头痛、视力模糊，过量可引起惊厥甚至呼吸抑制。

2. 心血管反应 偶见窦性心动过缓、窦性停搏、房室传导阻滞、血压下降，见于用药剂量过大时。禁用于严重室内和房室传导阻滞者。

苯妥英钠(phenytoin sodium)

苯妥英钠既可抗癫痫，又可抗心律失常。其药理作用及临床用途都与利多卡因类似，除能阻滞钠通道降低浦肯野纤维的自律性外，还能与强心苷竞争 Na^+-K^+-ATP 酶，对强心苷中毒所致的室性心律失常是首选药，对心肌梗死、心脏手术、麻醉等原因引起的室性心律失常疗效不如利多卡因。

美西律(mexiletine，慢心律)

化学结构及电生理效应均与利多卡因相似，可口服用药。其药理作用似利多卡因，属窄谱抗心律失常药。临床常用于治疗或预防室性心律失常(如急性心肌梗死、二尖瓣脱垂、QT 延长综合征、洋地黄中毒等)。不良反应常有胃肠反应及中枢神经系统反应，如震颤、眩晕、共济失调等。心血管反应一般较少发生。

(三) ⅠC 类

这类药物的主要电生理作用是重度阻滞钠通道，明显抑制 Na^+ 内流，降低自律性，抑制传导作用较强，对复极过程影响小。近年报道这类药有致心律失常作用，增高病死率，应予注意。

普罗帕酮(propafenone，心律平)

【体内过程】口服吸收完全，30 min 起效，首关效应明显。2～3 h 作用达峰值，作用可持续 11 h。主要经肝脏代谢，99%以代谢物形式经肾脏排出，$t_{1/2}$ 为 2.4～11.8 h。

【药理作用】该药抑制 0 期及 4 期 Na^+ 内流的作用强于奎尼丁，还有较弱的 β 受体阻断作用和钙通道阻滞作用。

1. 降低自律性　明显抑制 Na^+ 内流，降低浦肯野纤维和心室肌细胞的自律性。

2. 减慢传导速度　可使心房、心室和浦肯野纤维的传导速度明显减慢。

3. 延长不应期　轻度延长 ERP 和 APD，对复极过程影响较奎尼丁弱。

4. 降低心肌兴奋性　轻度抑制心肌收缩力。

【临床应用】广谱抗心律失常药。适用于室性、室上性心律失常及预激综合征伴心动过速者。

【不良反应】常见的不良反应有恶心、呕吐、味觉改变、头晕等。心血管反应有心律失常、房室传导阻滞、心功能不全、低血压等。窦房结功能低下、严重房室传导阻滞、心源性休克者禁用。低血压及肝、肾功能不全者慎用。

氟卡尼（flecainide）

氟卡尼用于治疗室性早搏、室性心动过速具有良好效果。但已有治疗心肌梗死后心律失常的报道，称氟卡尼引起病死率为对照组的 2 倍。故现认为氟卡尼及恩卡尼应保留用于危及生命的室性心动过速者，不宜用于其他心律失常。

二、Ⅱ类——β 受体阻断药

这类药物具有抗高血压、抗心绞痛及抗心律失常等作用，在此仅介绍其抗心律失常作用。

普萘洛尔（propranolol，心得安）

【药理作用】

1. 降低自律性　阻断心肌 β_1 受体，减慢窦房结、心房及浦肯野纤维 4 期自动除极化速率，降低自律性，减慢心率。在运动和情绪激动时作用明显。

2. 减慢传导速度　具有膜稳定作用，减慢 0 期 Na^+ 内流，使 0 期除极化速率降低，减慢心脏传导速度。

3. 延长不应期　治疗量缩短浦肯野纤维的 APD 和 ERP，相对延长 ERP；较大剂量则相反，绝对延长 ERP。

【临床应用】这类药物适于治疗与交感神经兴奋有关的各种心律失常。

1. 窦性心动过速　对由焦虑、甲状腺功能亢进、激动等交感神经兴奋而引发的窦性心动过速有明显疗效，可作为首选药。

2. 室上性心律失常　治疗心房颤动、扑动及阵发性室上性心动过速时，常与强心苷合用以控制心室率。

3. 室性心律失常　对室性早搏有效。对由运动或情绪变动所引发的室性心律失常效果良好。较大剂量（0.5～1.0 g/d）对缺血性心脏病患者的室性心律失常也有效。

其他Ⅱ类抗心律失常药有美托洛尔（metoprolol）、阿替洛尔（atenolol）、纳多洛尔（nadolol）、吲哚洛尔（pindolol）等。

三、Ⅲ类——延长动作电位时程药

这类药物又称钾通道阻滞药，减少 K^+ 外流，明显抑制心肌的复极过程，延长 APD 和

ERP,但对动作电位幅度和去极化速率影响小。

胺碘酮(amiodarone、乙胺碘呋酮)

胺碘酮分子中含2个碘原子,占其分子量的37.2%。

【体内过程】口服吸收缓慢,生物利用度为40%～50%,血浆蛋白结合率为95%,广泛分布于组织中,尤以脂肪组织及血流量较高的器官中为多。几乎全部在肝中代谢,初步代谢成脱乙基物时仍有效。主要经胆汁由肠道排泄,经肾排泄者仅占1%,故肾功能减退者不需减量应用。

【药理作用】阻滞心肌细胞膜钾通道,还可阻滞钠通道和钙通道,并可轻度非竞争性地阻滞α受体和β受体。

1. 延长有效不应期 抑制K^+外流,抑制复极过程,明显延长APD和ERP。

2. 降低自律性 阻滞钠、钙通道和β受体,降低窦房结和浦肯野纤维的自律性。

3. 减慢传导 阻滞钠、钙通道,减慢房室结及浦肯野纤维的传导速度。对心房肌的传导速度少有影响。

4. 扩张血管 扩张外周血管,降低心脏做功,减少心肌耗氧量。

【临床应用】广谱抗心律失常药,可用于各种室上性和室性心律失常。

用于心房颤动,可恢复及维持窦性节律,治疗阵发性室上性心动过速也有效。对危及生命的室性心动过速及心室颤动可静脉给药,约对40%患者有效。

长期口服能防止室性心动过速和心室颤动的复发,药效持续时间较久。对伴有器质性心脏病者,还能降低猝死率。

【不良反应】

1. 心血管反应 窦性心动过缓、房室传导阻滞及Q-T间期延长(发生率高,需定期查心电图),偶有室性心动过速。静脉注射过快可引起血压下降、心力衰竭。

2. 心血管外反应 因含碘,长期服用可引起甲状腺功能亢进或低下,见于约9%的用药者;因少量经泪腺排出,可在角膜形成棕黄色药物颗粒沉着,一般不影响视力,停药后可消退;偶致肺间质纤维化,预后不良;还可引起胃肠道反应及皮肤光过敏症等。长期服用者应定期进行肺部X射线检查、肝功能检查,并监测血清T_3、T_4等。

【禁忌证】心动过缓、房室传导阻滞、Q-T间期延长综合征、甲状腺功能障碍及对碘过敏者禁用。

索他洛尔(sotalol)

原为β受体阻断药,后因明显延长APD而用作Ⅲ类抗心律失常药。它能降低自律性,是其阻断β受体的作用所致;减慢房室结传导;明显延长ERP,使折返激动停止;也延长APD,是阻滞K^+通道所致。临床用于各种严重程度的室性心律失常,也治疗阵发性室上性心动过速及心房颤动。不良反应少,少数Q-T间期延长者偶可出现尖端扭转型室性心动过速。

四、Ⅳ类——钙通道阻滞药

这类药通过阻滞钙通道而发挥抗心律失常效应,其电生理效应主要是抑制依赖于钙的动作电位与减慢房室结的传导速度。该类药物除用于心律失常的治疗外,还用于高血压、心绞痛等的治疗。

维拉帕米(verapamil,异搏定)

【体内过程】口服吸收迅速,但生物利用度仅为10%～35%。服后0.5～1 h起效,作用维持6 h左右。静脉注射剂量仅为口服量的1/10,注射后立即起效,但仅维持20 min左右。血浆蛋白结合率约90%,大部分在肝脏代谢,$t_{1/2}$为4～10 h,肝功能不全者消除减慢,$t_{1/2}$延长。

【药理作用】阻滞心肌细胞膜的钙通道,抑制Ca^{2+}内流。

1. 降低自律性　抑制Ca^{2+}内流,减慢4期自动除极化速率,降低慢反应细胞的自律性。也可减少迟后除极所引起的触发活动。

2. 减慢传导速度　减慢慢反应细胞0期除极上升速率,减慢传导,可变单向阻滞为双向阻滞,从而消除折返。这一作用既可终止房室结的折返激动,还可减慢心房颤动、心房扑动时的心室率。

3. 延长有效不应期　对房室结的作用明显,高浓度时也延长浦肯野纤维的APD和ERP。

4. 其他　抑制心肌收缩力、扩张冠脉、扩张外周血管。

【临床应用】

1. 阵发性室上性心动过速　乃首选药物之一,可静脉注射,口服可用于预防。

2. 房性心律失常　对房性心动过速、心房颤动、心房扑动有效,可减慢房室传导而控制心室率。

3. 其他　对强心苷中毒引起的室性早搏(迟后除极)也有效。

【不良反应】静脉注射过快或剂量过大可引起心动过缓、房室传导阻滞甚至心脏停搏,也可引起血压下降,诱发心力衰竭。其他不良反应有恶心、呕吐、便秘、头痛、眩晕、面部潮红等。病态窦房结综合征、心力衰竭及Ⅱ或Ⅲ度房室传导阻滞、心源性休克及低血压患者禁用;心房颤动合并预激综合征者也禁用。

地尔硫䓬(diltiazem,硫氮卓酮)

其电生理作用与维拉帕米相似,对房室传导有明显抑制作用。口服起效较快,可用于阵发性室上性心动过速。治疗心房颤动,可使心室率减慢。

第三节　抗心律失常药临床用药原则

选用抗心律失常药应考虑多种因素,包括心律失常的类别、病情的紧迫性、患者的心功能及医师对各种药物的了解及应用经验等。药物治疗最满意的效果是恢复并维持窦性节律,其次是减少或取消异位节律,再次是控制心室率,维持一定的循环功能。各种类型的快速型心律失常选药如下。

1. 窦性心动过速　应针对病因进行治疗,需要时选用β受体阻断药,也可选用维拉帕米。

2. 心房纤颤或扑动　符合复律指征者用奎尼丁(宜先给强心苷),或与普萘洛尔合用,预防复发可加用或单用胺碘酮,控制心室率用强心苷或加用维拉帕米或普萘洛尔。

3. 房性早搏　必要时选用普萘洛尔、维拉帕米、胺碘酮,次选奎尼丁、普鲁卡因胺、丙吡胺。

4. 阵发性室上性心动过速　除先用兴奋迷走神经的方法外,可选用维拉帕米、普萘洛尔、胺碘酮、奎尼丁、普罗帕酮。

5. 室性早搏 发生于没有器质性心脏病也没有症状者，可不用抗心律失常药；若有症状可选用美西律、普罗帕酮。心率偏快、血压偏高者可选用β受体阻断药、维拉帕米或地尔硫䓬治疗。急性心肌梗死时宜用利多卡因，强心苷中毒者在停用强心苷及补充氯化钾的基础上用苯妥英钠。

6. 阵发性室性心动过速 选用利多卡因、普鲁卡因胺、丙吡胺、美西律、妥卡尼等。伴心肌缺血或心肌梗死者，首选利多卡因。

7. 心室纤颤 选利多卡因、普鲁卡因胺（可心腔内注射）。

目标检测

一、选择题

1. 影响传导速度的重要因素是 （ ）

A. 有效不应期　　B. 最大舒张电位水平

C. 绝对不应期　　D. 4 相自动除极化的速度

E. 以上都不是

2. 奎尼丁终止折返激动的机制 （ ）

A. 加速传导速度，消除单向阻滞

B. 减慢传导速度，消除单向阻滞

C. 加速传导速度，变单向阻滞为双向阻滞

D. 减慢传导速度，变单向阻滞为双向阻滞

E. 以上都不是

3. 能增强膜反应性的药物是 （ ）

A. 奎尼丁　　B. 普鲁卡因胺

C. 普萘洛尔　　D. 利多卡因

E. 维拉帕米

4. 引起自律性降低的因素是 （ ）

A. 增大最大舒张电位，减慢 4 相除极，提高阈电位

B. 减小最大舒张电位，减慢 4 相除极，提高阈电位

C. 增大最大舒张电位，加快 4 相除极，提高阈电位

D. 增大最大舒张电位，减慢 4 相除极，降低阈电位

E. 以上都不正确

5. 治疗阵发性室上性心动过速最好选用 （ ）

A. 维拉帕米　　B. 美西律

C. 苯妥英钠　　D. 利多卡因

E. 普鲁卡因胺

6. 强心苷中毒所致心律失常最好选用 （ ）

A. 普萘洛尔　　B. 奎尼丁

C. 苯妥英钠　　D. 维拉帕米

E. 美西律

7. 急性心肌梗死引起室性心律失常最好选用 (　　)
A. 维拉帕米　B. 普萘洛尔
C. 利多卡因　D. 普罗帕酮
E. 胺碘酮

8. 窦性心动过速最好选用 (　　)
A. 利多卡因　B. 苯妥英钠
C. 普鲁卡因胺　D. 奎尼丁
E. 普萘洛尔

9. 维拉帕米的作用是 (　　)
A. 阻滞心肌细胞膜上的钙通道，使钙内流受阻
B. 阻断 β 受体，使心率减慢
C. 提高窦房结的自律性
D. 加快心率和传导速度
E. 收缩血管平滑肌，提高外周阻力

10. 利多卡因对哪种心律失常无效 (　　)
A. 室颤　B. 室性期前收缩
C. 心肌梗死所致的室性期前收缩　D. 室上性心动过速
E. 洋地黄所致的室性心律失常

11. 长期应用可引起角膜微粒沉积、皮肤色素沉着的药是 (　　)
A. 苯妥英钠　B. 普鲁卡因胺
C. 美西律　D. 胺碘酮
E. 维拉帕米

12. 有抗癫痫作用的抗心律失常药是 (　　)
A. 利多卡因　B. 维拉帕米
C. 普鲁卡因胺　D. 胺碘酮
E. 苯妥英钠

13. 治疗室颤应选用 (　　)
A. 奎尼丁　B. 利多卡因
C. 维拉帕米　D. 普萘洛尔
E. 美西律

14. 利多卡因不宜口服的原因是 (　　)
A. 口服吸收慢　B. 口服刺激胃
C. 口服在胃被破坏　D. 首关消除明显
E. 易受食物影响

15. 利多卡因对心室细胞膜离子转运的影响 (　　)
A. 阻止 Na^+ 内流，促进 K^+ 外流　B. 阻止 Na^+ 内流，阻止 K^+ 外流
C. 促进 Na^+ 外流，促进 K^+ 外流　D. 促进 Na^+ 外流，阻止 K^+ 内流
E. 促进 Na^+ 内流，阻止 K^+ 外流

16. 可引甲状腺功能紊乱的抗心律失常药物是 (　　)
A. 维拉帕米　　B. 胺碘酮
C. 普罗帕酮　　D. 普鲁卡因胺
E. 奎尼丁

17. 禁用于支气管哮喘的抗心律失常药物是 (　　)
A. 胺碘酮　　B. 苯妥英钠
C. 普鲁卡因胺　　D. 普萘洛尔
E. 奎尼丁

18. 选择性阻滞钙通道的药物是 (　　)
A. 利多卡因　　B. 奎尼丁
C. 维拉帕米　　D. 普萘洛尔
E. 普鲁卡因胺

19. 选择作用于希氏束-浦肯野系统的药物是 (　　)
A. 利多卡因　　B. 维拉帕米
C. 奎尼丁　　D. 普鲁卡因胺
E. 普萘洛尔

20. 治疗室上性和室性心律失常的药物是 (　　)
A. 苯妥英钠　　B. 胺碘酮
C. 维拉帕米　　D. 地高辛
E. 普罗帕酮

21. 奎尼丁不具有下列哪项药理作用 (　　)
A. 拟胆碱作用　　B. 降低自律性
C. 减慢传导速度　　D. 阻断 α 受体
E. 延长有效不应期

22. 患者，男，57 岁，心前区疼痛近 2 周，住院 3 小时感到心悸、气短，血压为 90/70 mmHg，心率 167 次/min，心电图示室性心动过速，应首选哪种药物 (　　)
A. 毛花苷丙　　B. 普萘洛尔
C. 苯妥英钠　　D. 利多卡因
E. 维拉帕米

23. 患者，女，40 岁，在慢性心功能不全治疗过程中出现了心室率 50 次/min，心电图示强心苷中毒所致房室传导阻滞，应首选下列哪种药物 (　　)
A. 阿托品　　B. 利多卡因
C. 普萘洛尔　　D. 苯妥英钠
E. 维拉帕米

二、简答题

1. 简述抗心律失常药的分类及其代表药物。
2. 试述抗心律失常药对心肌电生理的影响。
3. 试述利多卡因的药理作用及临床应用。
4. 试述抗心律失常药物的应用原则。

第三单元　抗慢性心功能不全药

学习目标

1. 知识目标

(1) 掌握强心苷类药物的作用、临床应用、毒性反应及其防治措施。

(2) 熟悉非强心苷类正性肌力药、减轻心脏负荷药、血管紧张素转化酶抑制药、β 受体阻断药的作用特点和临床应用。

(3) 了解慢性心功能不全的病理生理过程。

2. 能力目标

能用合适的方法对患者进行安全用药的宣教。

3. 素质目标

具有自尊、自强、自爱的思想品质。

慢性心功能不全(congestive heart failure,CHF)又称充血性心力衰竭,是各种病因引起的心室重构、心肌收缩与舒张功能障碍、心脏泵血功能减退所形成的动脉缺血、静脉淤血的一种临床综合征。慢性心功能不全时,心肌的结构与功能均发生变化,出现心血管重构,心率增加,心脏前、后负荷及耗氧量增加。同时,神经内分泌的变化还表现在交感神经及肾素-血管紧张素-醛固酮系统(RAAS)的激活,导致 Ang Ⅱ 增加,进一步加剧心脏功能障碍(图 4-3-1)。随着心血管系统疾病发病率的增高及人口趋于老龄化,慢性心功能不全的发病逐渐增多,致残率和致死率较高。目前药物治疗是主要的治疗手段。

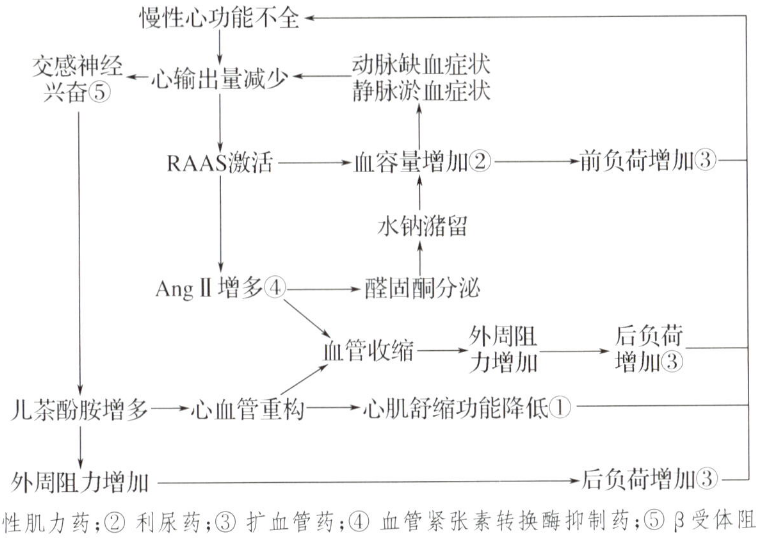

图 4-3-1　慢性心功能不全发病机制与药物作用环节

抗慢性心功能不全药是一类能够增强心肌收缩力或者减轻心脏负荷,并增加心输出量的药物。其可分为正性肌力药、减轻心脏负荷药、血管紧张素转化酶抑制药和 β 受体阻断药四大类。

案例分析

周女士,40岁,劳累后心悸、气促2年。4日前因过度劳累后心悸、气促加剧,夜间不能平卧,并咳少量粉红色泡沫样痰而入院。体检:脉搏100次/min,心律不齐,呼吸25次/min,血压130/85 mmHg。半卧位,心率110次/min,心律绝对不齐,两肺底湿啰音,肝脾肋下未及,双下肢无水肿。临床诊断:左心衰Ⅲ度伴心房颤动。

问题:① 选用强心苷类中何种药物进行治疗为宜? ② 选用何种方案给药,用药中有何注意事项?

第一节 正性肌力药

一、强心苷类

强心苷(cardiac glycoside)是一类选择性作用于心脏,加强心肌收缩力和影响心肌电生理特性的苷类化合物,目前在临床上使用的有地高辛(digoxin)、洋地黄毒苷(digitoxin)、毛花苷丙(lanatoside C)及毒毛花苷K(strophanthin K)等,其中以地高辛最为常用。

【体内过程】强心苷类的体内过程主要与其脂溶性有关,脂溶性低的药物如毒毛花苷K口服吸收率低,与血浆蛋白结合率低,消除较快,半衰期短;反之,脂溶性高的药物如洋地黄毒苷,其口服吸收率高,与血浆蛋白结合率也高,消除较慢,半衰期长。而地高辛介于二者之间。具体见表4-3-1。

表4-3-1 常用强心苷类药物的体内过程比较

分类	药物	口服吸收率/%	蛋白结合率/%	肝代谢率/%	肝肠循环比例/%	肾排泄率/%	$t_{1/2}$	给药方式
速效	毛花苷丙	20～40	5	极少	少	90～100	23 h	静脉注射
	毒毛花苷K	2～5	5	0	少	100	19 h	静脉注射
中效	地高辛	65～85	25	20	7	60～90	36 h	口服、静脉注射
慢效	洋地黄毒苷	90～100	97	70	26	10	5～7 d	口服

【药理作用】

1. 正性肌力作用(加强心肌收缩力) 强心苷对心脏有高度选择性,其正性肌力作用表现为以下特点。

> 知识卡片
>
> **强心苷顺口溜**
>
> 强心苷类治心衰,
> 一正二负是作用,
> 急慢均可地高辛,
> 毒K西地备急用,
> 禁钙补钾要记清。

(1) 缩短收缩期,相对延长舒张期:强心苷能提高心肌收缩力,加快心肌的收缩速度,使心肌收缩敏捷而有力,导致收缩期缩短,舒张期延长,有利于衰竭心脏的充分休息,有利于静脉血回流,也有利于冠状动脉供血,心输出量增加。

(2) 增加衰竭心脏的输出量:正性肌力作用除增加收缩效率外,还通过降压反射,降低交感神经的张力,使外周血管舒张,阻力降低,改善心脏的泵血功能,增加心输出量。

(3) 降低衰竭心脏耗氧量:强心苷增强心肌收缩力可使心肌耗氧增加,但由于心脏射血充分,心室腔残留的血量减少,心室壁张力明显降低,使耗氧明显降低;且降低外周交感神经张力导致的心率减慢也可以降低耗氧量。总体来说，总耗氧量是降低的。

2. 负性频率作用（减慢心率） 应用强心苷后心输出量增加，反射性兴奋迷走神经，使窦房结抑制引起心率减慢。心率减慢既可使心脏得到充分的休息，又有利于冠状动脉得到更多的血液供应，还能使静脉回流增加来缓解慢性心功能不全的症状。

3. 负性传导作用（减慢传导） 治疗量的强心苷通过提高迷走神经的活性而减慢房室传导。中毒时可造成不同程度的房室传导阻滞。促 K^+ 外流使心房的 ERP 缩短。

4. 其他作用 强心苷通过正性肌力作用使肾血流量增加，也可直接抑制肾小管 Na^+－K^+－ATP 酶，使 Na^+ 重吸收减少，产生利尿作用，同时也能增加迷走神经张力，抑制交感神经及肾素-血管紧张素系统，减少肾素和醛固酮分泌而对心脏具有保护作用。

【作用机制】治疗量的强心苷能选择性与心肌细胞膜上的强心苷受体 Na^+－K^+－ATP 酶结合，适度地抑制该酶的活性，使 Na^+－K^+ 交换受阻，细胞内的 Na^+ 浓度升高，促进了潜在的 Na^+－Ca^{2+} 交换，使 Ca^{2+} 内流增加，储 Ca^{2+} 和释放 Ca^{2+} 增加，故心肌细胞内 Ca^{2+} 浓度升高，通过兴奋-收缩耦联作用使心肌收缩力增强。而中毒量的强心苷，过度地抑制 Na^+－K^+－ATP 酶的活性，使细胞内的 Na^+ 和 Ca^{2+} 大量增加，致胞内 Ca^{2+} 增加，诱发心肌细胞后除极触发活动；同时 K^+ 明显减少，使细胞内缺 K^+，导致心肌细胞自律性增高，传导减慢，易致心律失常。

【临床应用】

1. 慢性心功能不全 强心苷类药物是治疗慢性心功能不全的主要药物，但对不同原因所致者，疗效有一定的差异。对瓣膜病伴有心房颤动且心室率过快者疗效最好；对瓣膜病、先天性心脏病、冠状动脉粥样硬化性心脏病、高血压心脏病所致的心功能不全疗效好；对严重贫血、脚气病等能量代谢性心脏病疗效差；对缩窄性心包炎、严重二尖瓣狭窄等伴有机械活动阻塞所致的心功能不全几乎无效；另外，对肺源性心脏病、活动性心肌炎（如风湿活动期）或者严重的心肌损伤者疗效差，且易发生中毒。

2. 治疗某些心律失常

（1）心房颤动：心房纤颤时，心房的过多冲动可能下传到达心室，引起心室率过快，妨碍心排血，导致严重循环障碍，这是心房纤颤的危害所在。强心苷抑制房室传导，使较多冲动不能穿透房室结下达心室而隐匿在房室结中，保护心室免受来自心房过多冲动的影响，减慢心室率。用药后多数患者的心房纤颤并未停止，而循环障碍得以纠正。

（2）心房扑动：心房扑动时，源于心房的冲动与心房颤动时相比较少、较强，易于传入心室，使心室率过快而难以控制。强心苷的治疗功能在于它能不均一地缩短心房不应期，引起折返激动，使心房扑动转为心房纤颤，然后再发挥治疗心房纤颤的作用。某些患者在转为心房纤颤后，停用强心苷，有可能恢复窦性节律。因为停用强心苷就是取消它缩短心房不应期的作用，相对地延长不应期，可使折返冲动落入较长的不应期而停止折返，于是窦性节律得以恢复。

（3）阵发性室上性心动过速：强心苷可以增强迷走神经功能，降低心房的兴奋性而终止阵发性室上性心动过速的发作。

【毒性反应与防治】

强心苷是一类治疗指数较低的药物，一般治疗量已经接近中毒量的 60%。

1. 中毒反应

（1）消化系统反应：较为常见，表现为厌食，恶心、呕吐、腹泻等是强心苷中毒的先兆症状。应注意与强心苷用量不足时心力衰竭未受控制所致的胃肠道症状相鉴别。

（2）神经系统反应：主要有头痛、头晕、乏力、失眠、谵妄，以及视觉障碍如黄视、绿视、视物模糊等。色视是强心苷中毒的先兆症状，可作为停药的指征。

（3）心脏毒性反应：最严重的中毒反应，可发生各种类型的心律失常，以室性早搏和房室传导阻滞最为常见，也可出现窦性心动过缓。室性心动过速最为严重，一旦发生应立即抢救，否则可发展为心室纤颤。

2. 中毒防治

（1）预防：① 避免中毒的诱因，如高血钙、低血钾、低血镁及缺氧。② 警惕中毒的先兆症状，如厌食、色视、早搏及窦性心动过缓（心率低于 60 次/min）等，一旦出现，应及时减量和停药。心电图及强心苷血药浓度的监测则有更重要的诊断意义。

（2）治疗：① 快速型心律失常。氯化钾是治疗强心苷中毒所致的快速型心律失常的有效药物。钾离子与强心苷竞争 $Na^{+}-K^{+}-ATP$ 酶，阻止毒性症状进一步发展。苯妥英钠能抑制室性心律失常，因能与强心苷竞争性争夺 $Na^{+}-K^{+}-ATP$ 酶而产生解毒效果。利多卡因对心室颤动更好，对严重中毒者可使用地高辛抗体 Fab 片段，把强心苷从 $Na^{+}-K^{+}-ATP$ 酶的结合中心解离出来，疗效迅速可靠，每毫克地高辛需用 80 mg Fab 拮抗。② 心动过缓、传导阻滞可用阿托品治疗。

【给药方法】

1. 先全效量再用维持量 这是传统用法，分为两步，即先获足够效应而后维持之。用药先给全效量即“洋地黄化”，而后逐日给予维持量。全效量可口服地高辛首次 0.5 mg，4 h 后再给 0.5 mg；对危急病例可在 5 min 内缓慢静脉注射地高辛 1.0 mg。维持量时应每日补充体内消除量，地高辛每日消除体内储存量的 35%，为 0.125～0.5 mg。

2. 逐日恒量给药法 逐日给恒定剂量的药物，经 4～5 个 $t_{1/2}$ 后就能在血中达到稳态浓度。据此，对病情不急的慢性心功能不全患者，现多采用地高辛（$t_{1/2}$ 为 36 h）逐日给予 0.25～0.375 mg，经 6～7 d 就能达到稳定的有效浓度，从而取得稳定疗效。这种给药法可明显降低中毒发生率。

二、非苷类正性肌力药

（一）磷酸二酯酶抑制药

米力农（milrinone）和维司力农（vesnarinone）

磷酸二酯酶是 cAMP 降解酶，抑制此酶活性将增加细胞内 cAMP 的含量，发挥正性肌力作用和血管舒张作用，用药后能增加心输出量，减轻心脏负荷，降低心肌耗氧量，缓解慢性心功能不全症状。

临床短期用于治疗急性重度慢性心功能不全，可明显改善心功能，缓解症状，提高运动耐力。

（二）β 受体激动药

多巴酚丁胺（dobutamine）

主要激动心脏 β_1 受体，能明显增强心肌收缩力，增加心输出量，改善泵血功能，但对 β_2

受体及 α_1 受体作用弱，临床用于心肌梗死后的慢性心功能不全患者。

异布帕明(ibopamine)

作用与多巴胺相似，激动多巴胺受体及 β_1 和 α_1 受体。加强心肌收缩力，降低外周阻力，增加心输出量。同时舒张肾血管，增加肾血流量，有显著利尿作用。故能缓解慢性心功能不全症状，改善心功能，疗效与地高辛相似。

第二节　减轻心脏负荷药

一、利尿药

利尿药是治疗慢性心功能不全的基本药物，包括中效能的噻嗪类(氢氯噻嗪、氯酞酮、吲达帕胺等)和高效能的呋塞米及低效能的螺内酯、阿米洛利等。

【药理作用及作用机制】排钠利尿，减少血容量和回心血量，降低心脏前后负荷，消除或缓解静脉淤血及其所引发的肺水肿和外周水肿，对慢性心功能不全伴有水肿或有明显淤血者尤为适用。

【临床应用】轻度慢性心功能不全单用噻嗪类；中度慢性心功能不全合用袢利尿药或噻嗪类和保钾利尿药；而重度慢性心功能不全或慢性心功能不全的急性发作、急性肺水肿则用呋塞米治疗。

二、血管舒张药

血管舒张药通过舒张容量血管(静脉)，降低心脏前负荷，使静脉淤血症状减轻；舒张阻力血管(小动脉)，降低心脏后负荷，使动脉系统缺血得到改善；心脏前、后负荷降低，可改善泵血功能。常用药物有以下几种。

主要舒张小动脉的药物包括硝苯地平、氨氯地平、肼屈嗪、卡托普利等。用于心输出量明显减少、外周阻力大的慢性心功能不全患者。

主要舒张静脉的药物包括硝酸甘油。用于肺静脉淤血症状明显和伴有心肌缺血的慢性心功能不全患者。

舒张小动脉和小静脉的药物包括硝普钠、哌唑嗪。用于心输出量低、肺静脉压高、肺淤血的慢性心功能不全患者。

第三节　血管紧张素转化酶抑制药

药物包括卡托普利(captopril)、依那普利(enalapril)、西拉普利(cilazapril)及贝那普利(benazapril)等。

【药理作用及作用机制】① 减少 AngⅡ生成，扩张外周血管，减轻心脏的后负荷；② 降低醛固酮的分泌，减轻水钠潴留，使回心血量减少，心脏的前负荷减轻；③ 减少组织中 AngⅡ，阻止或逆转心血管重构，改善心功能。此外，血管紧张素转化酶抑制药还可抑制交感神经活性，减少去甲肾上腺素的释放，恢复慢性心功能不全时下调的 β 受体数目，提高副交感神经的张力。

【临床应用】治疗心功能不全，尤其是重症及难治性心衰以及高血压伴心功能不全者。

临床常与利尿药、地高辛合用，作为治疗慢性心功能不全的基本药物。

【不良反应】干咳、血管神经性水肿、皮疹、味觉缺乏、血钾升高、脱发等。因对胎儿有害，孕妇禁用。

研究表明，对于所有心功能不全患者，除非有禁忌证或不能耐受，均可终身应用血管紧张素转化酶抑制药，从小剂量开始，逐渐增至最大耐受量；对于因咳嗽等不能耐受的患者，可用血管紧张素Ⅱ受体（AT_1）阻断药，如氯沙坦（losartan）、缬沙坦（valsartan）及厄贝沙坦（irbesartan）等，疗效更好。

第四节 β受体阻断药

该类药物包括卡维地洛（carvedilol）、比索洛尔（bisoprolol）及美托洛尔（metoprolol）。

【药理作用及作用机制】① 阻断β受体，阻断儿茶酚胺的心脏毒性。② 上调β受体数目，恢复对儿茶酚胺的敏感性，促进心肌舒缩功能的协调性。③ 抑制RAAS的作用，扩张血管，减轻水钠潴留，降低心脏前、后负荷，减少心肌耗氧量，逆转心室重构，改善心功能。④ 减慢心率，延长左室充盈时间，增加心肌血流灌注。⑤ 抗心律失常作用，降低慢性心功能不全猝死的发生率。⑥ 卡维地洛阻断α受体，降低后负荷。⑦ 降低心肌细胞内的Ca^{2+}和自由基，减少心肌细胞的损伤和死亡。

【临床应用】目前临床主要用于扩张型及缺血性慢性心功能不全，改善心功能，阻止症状恶化，也用于慢性心功能不全伴有高血压、心律失常、冠心病、心肌梗死等，可降低心律失常及猝死的发生率，注意从小剂量开始，加用、合用其他抗慢性心功能不全的药物（如利尿药、血管紧张素转化酶抑制药、强心苷等）可消除其负性肌力作用。

严重心动过缓、左心室功能减退、房室传导阻滞、低血压及支气管哮喘者慎用或禁用。

目标检测

一、选择题

1. 强心苷加强心肌收缩力是由于 （　　）
   A. 抑制迷走神经　　B. 促进交感神经递质释放
   C. 直接作用于心肌细胞　　D. 兴奋心脏的β受体
   E. 阻断心脏的迷走神经
2. 强心苷最佳的适应证是 （　　）
   A. 完全性心脏传导阻滞　　B. 室颤
   C. 心包炎　　D. 重度二尖瓣狭窄
   E. 充血性心力衰竭
3. 强心苷禁用于 （　　）
   A. 慢性心功能不全　　B. 心房颤动
   C. 心房扑动　　D. 室性心动过速
   E. 阵发性室上性心动过速
4. 强心苷正性肌力作用机制是 （　　）
   A. 促进收缩蛋白功能　　B. 增加心肌细胞内Ca^{2+}量

C. 促进物质代谢过程
D. 增加能量供应
E. 促进调节蛋白的功能

5. 强心苷治疗心房颤动的机制主要是 ( )
A. 降低浦肯野纤维的自律性
B. 延长心房的有效不应期
C. 抑制窦房结功能
D. 抑制房室结传导
E. 缩短心房有效不应期

6. 下列哪种强心苷口服吸收最好 ( )
A. 地高辛
B. 毒毛花苷 K
C. 洋地黄毒苷
D. 毛花苷丙
E. 黄夹苷

7. 下列哪一项是强心苷最严重的不良反应 ( )
A. 室性早搏
B. 房性心动过速
C. 心室颤动
D. 房室传导阻滞
E. 心房颤动

8. 可静脉注射、起效最快的强心苷是 ( )
A. 地高辛
B. 西地兰
C. 洋地黄毒苷
D. 毒毛花苷 K
E. 以上都不是

9. 强心苷引起的窦性心动过缓可选用 ( )
A. 氨茶碱
B. 氯化钾
C. 阿托品
D. 呋塞米
E. 利多卡因

10. 血浆半衰期最长、作用最持久的药物是 ( )
A. 地高辛
B. 毒毛花苷 K
C. 西地兰
D. 洋地黄毒苷
E. 以上都不是

11. 血管扩张药治疗心力衰竭的药理学依据主要是 ( )
A. 扩张冠状动脉,增加心肌供氧
B. 减少心肌耗氧量
C. 降低血压
D. 减轻心脏的前、后负荷
E. 降低心输出量

12. 强心苷的毒性反应不包括 ( )
A. 胃肠道反应
B. 神经系统反应
C. 房室传导阻滞
D. 窦性心动过缓
E. 内分泌系统反应

13. 地高辛 $t_{1/2}$ 为 33～36 h,按日给予治疗剂量,血中药物达到稳态浓度的时间为 ( )
A. 9～10 d
B. 11～12 d
C. 6～7 d
D. 3～4 d
E. 1～2 d

14. 强心苷引起房室传导阻滞时，除停用强心苷和排钾利尿药外，最好选用 ( )
A. 苯妥英钠
B. 口服氯化钾
C. 利多卡因
D. 普萘洛尔
E. 阿托品

15. 米力农属于 ( )
A. 血管扩张药
B. 磷酸二酯酶抑制药
C. 苷类正性肌力药
D. 血管紧张素Ⅰ转化酶抑制药
E. 血管紧张素Ⅱ受体拮抗药

16. 下列哪一项不是利尿药治疗心衰的作用 ( )
A. 促进水钠排泄
B. 降低心脏的前、后负荷
C. 消除和缓解静脉淤血
D. 逆转心肌肥厚
E. 缓解肺水肿

17. 强心苷中毒最常见的早期症状是 ( )
A. 心电图出现 Q—T 间期缩短
B. 头痛
C. 胃肠道反应
D. 房室传导阻滞
E. 低血钾

18. 某患者，风湿性心脏病伴有心衰，长期服用地高辛和利尿药，一段时间后出现恶心、呕吐、室性心动过速，除停用地高辛和利尿药外，还应首选 ( )
A. 利多卡因
B. 普萘洛尔
C. 钾盐
D. 普罗帕酮
E. 胺碘酮

二、简答题

1. 治疗慢性心功能不全的药物有哪几类？各举一种药物。
2. 强心苷正性肌力的作用机制是什么？
3. 简述强心苷治疗心房颤动和心房扑动的药理学依据。
4. 强心苷类药物过量中毒的指征有哪些？如何防治？

第四单元 抗心绞痛药

学习目标

1. 知识目标

(1) 掌握硝酸酯类药、β 受体阻断药、钙通道阻滞药的作用、临床应用及不良反应。

(2) 熟悉各类抗心绞痛药的作用机制及联合用药的意义。

(3) 了解心绞痛的类型和发病机制。

2. 能力目标

能根据心绞痛患者的症状及个人特点合理指导患者用药。

3. 素质目标

具有待人处世的美德,如真诚、善良、仁慈、宽容等。

案例分析

刘先生,45 岁,支气管哮喘史 5 年,近 1 年来常在休息或熟睡时发生胸骨后压榨性疼痛,发作时心电图相关导联的 ST 段抬高,诊断为变异型心绞痛。

问题:① 宜选用哪些药物治疗? ② 用药中有何注意事项?

心绞痛是冠状动脉粥样硬化性心脏病(冠心病)的常见症状,是冠状动脉供血不足,心肌急剧地、暂时地缺血和缺氧所引起的临床综合征。发作时胸骨后部及心前区出现阵发性绞痛或闷痛,并可放射至左上肢。

参照世界卫生组织有关意见,心绞痛分型如下。

(1) 稳定型心绞痛:最常见,多在体力活动、劳累或者情绪激动时发病。

(2) 不稳定型心绞痛:包括初发型、恶化型及自发性心绞痛,不定时频繁发作,有可能发展为心肌梗死或猝死,也可逐渐恢复为稳定型心绞痛。

(3) 变异型心绞痛:为冠状动脉痉挛所诱发,休息时也可发病。

心肌暂时性缺血缺氧是由血和氧的供需失去平衡所致。现已明确心肌对氧的需求增加和冠状动脉痉挛是心绞痛发生的重要病理生理机制。疼痛是由缺血缺氧的代谢产物乳酸、丙酮酸或类似激肽的多肽类物质等所引起的。

本类药物可通过舒张冠状动脉、解除冠状动脉痉挛或促进侧支循环的形成而增加冠状动脉供血。其也可通过舒张静脉减少回心血量、降低前负荷,舒张外周小动脉降低血压、减轻后负荷,降低室壁肌张力,以及减慢心率和降低收缩性等作用而降低心肌对氧的需求。实际上,常用的抗心绞痛药正是通过对这两方面的影响,恢复氧的供需平衡而发挥治疗作用的。目前临床上常用的抗心绞痛药包括硝酸酯类药、β 受体阻断药、钙通道阻滞药三类。

第一节 硝酸酯类药

硝酸酯类药有硝酸甘油、硝酸异山梨酯、单硝酸异山梨酯,其中硝酸甘油最常用。

硝酸甘油(nitroglycerin)

硝酸甘油是硝酸酯类药的代表药,治疗心绞痛已有 100 多年历史。

【体内过程】舌下含服经口腔黏膜迅速吸收,2～5 min 出现作用,3～10 min 作用达峰值,维持 20～30 min,血浆 $t_{1/2}$ 约为 3 min,舌下含化的生物利用度为 80%,也可经皮肤吸收而达到治疗效果。经肝代谢,随尿排出。

【药理作用】硝酸甘油的基本作用是松弛平滑肌,但以松弛血管平滑肌的作用最为明显,主要作用如下。

1. 降低心肌耗氧量 硝酸甘油能舒张全身静脉和动脉,但舒张静脉远较舒张小动脉的作用强。外周静脉扩张使回心血量减少,左心室舒张末压(前负荷)降低;动脉扩张使外周阻力(后负荷)降低;动静脉扩张使心肌耗氧量减少。对较大的冠状动脉也有明显舒张作用,对毛细血管括约肌的作用则较弱。也能舒张头、面、颈、皮肤血管及肺血管。

2. 改善缺血区的血流供应 硝酸甘油能明显舒张较大的心外膜血管及狭窄的冠状血管和侧支血管,此作用在冠状动脉痉挛时更为明显。它对阻力血管的舒张作用弱。但当冠状动脉因粥样硬化或痉挛而狭窄时,缺血区的阻力血管已因缺氧而处于舒张状态。这样,非缺血区阻力就比缺血区大,用药后迫使血液从输送血管经侧支血管流向缺血区,而改善缺血区的血流供应(图 4－4－1)。

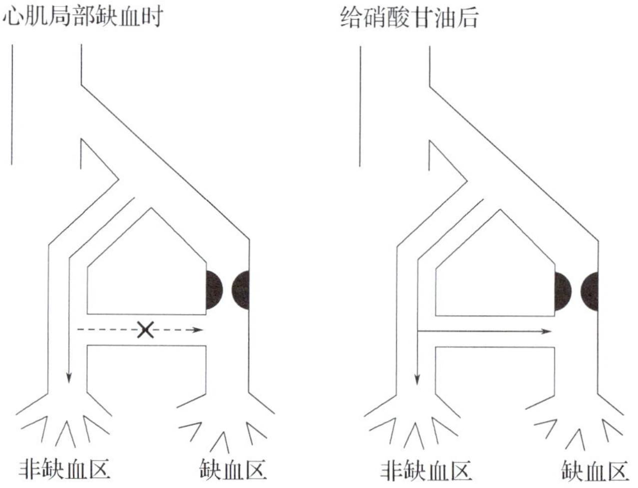

图 4－4－1 硝酸甘油对冠状动脉血流分布的影响

3. 冠状动脉血流量重新分配 心内膜下血管是由心外膜血管垂直穿过心肌延伸而来的,因此内膜下血流易受心室壁肌张力及室内压力的影响,张力与压力增高时,内膜层血流量就减少。在心绞痛急性发作时,左心室舒张末压力增高,所以心内膜下区域缺血最为严重。硝酸甘油能降低左心室舒张末压,舒张心外膜血管及侧支血管,使血液易从心外膜区域向心内膜下缺血区流动,从而增加心内膜下缺血区的血流量。

【作用机制】近期研究证明,血管内皮细胞能释放血管内皮舒张因子,即一氧化氮(NO),它激活鸟苷酸环化酶(GC)增加细胞内 cGMP 的含量,从而激活依赖于 cGMP 的蛋白激酶,促使肌球蛋白轻链去磷酸化,而松弛血管平滑肌。硝酸酯类药物能在平滑肌细胞及血管内皮细胞处与硝酸酯受体结合,并被硝酸酯受体的巯基还原成 NO 或－SNO(亚硝巯基)。此外,释出的 NO 还能抑制血小板聚集和黏附,有利于冠心病的治疗。

知识卡片

硝酸甘油的剂型

一、片剂：片剂有含化片和控释口服片两种。含化片起效快，可用于心绞痛急性发作；控释口服片作用时间相对持久，可预防心绞痛发作。

二、贴膜硝酸甘油：临用时贴于前胸、上臂、腹部等处，用于预防心绞痛。

三、气雾剂：气雾剂 30 s 即可缓解心绞痛，是一种有广泛发展前途的剂型。

四、注射剂：患者不能自己使用，仅限于在医院里救治患者。

【临床应用】对各型心绞痛均有效，舌下含服能迅速中止发作，长效制剂也可预防发作。对急性心肌梗死不仅能减少耗氧量，而且有抗血小板聚集和黏附作用，使坏死的心肌得以存活或使梗死面积缩小，但应限制用量，以免过度降压。

【不良反应】多数不良反应由其血管舒张作用所继发。

1. 血管舒张性反应　可出现短时的面颊部皮肤发红，搏动性头痛；大剂量时出现体位性低血压及晕厥；眼内血管扩张则可升高眼压。剂量过大可使血压过度下降，冠状动脉灌注压过低，并可反射性兴奋交感神经、增加心率、加强心肌收缩性，反而使耗氧量增加而加重心绞痛发作。

2. 高铁血红蛋白症　常发生于用量过大或者频繁用药时。

3. 耐受性　连续用药后可出现耐受性，停药 1～2 周后耐受性可消失。为克服耐受性可采用下列措施：宜采用最小剂量间歇给药法，每天不用药的间歇期必须在 8 h 以上；补充含巯基的药物，如加用卡托普利、甲硫氨酸等，可能阻止耐受性。

硝酸异山梨酯（isosorbide dinitrate，消心痛）

硝酸异山梨酯的作用及作用机制与硝酸甘油相似而作用较弱，与硝酸甘油相比作用出现较慢、维持时间较久，经肝代谢后可得两个活性代谢产物，这两个代谢产物仍具有扩张血管及抗心绞痛作用。但剂量范围个体差异较大，不良反应较多。

5-单硝酸异山梨酯（isosorbide-5-mononitrate）

口服生物利用度 100%，$t_{1/2}$ 为 4～5 h，持续时间长达 8 h，主要用于预防心绞痛，效果较硝酸异山梨酯好。

第二节　β 受体阻断药

β 受体阻断药如普萘洛尔、吲哚洛尔、噻吗洛尔，以及选择性 β_1 受体阻断药如阿替洛尔、美托洛尔、醋丁洛尔等均可用于心绞痛。现以普萘洛尔为例进行介绍。

普萘洛尔（propranolol）

【药理作用】

1. 降低心肌耗氧量　阻断心肌 β_1 受体，使心率减慢，收缩力降低，耗氧量明显下降，对心率减慢和心肌收缩力明显减弱的患者疗效尤佳。

2. 改善心肌缺血区心肌供血　阻断心肌 β_1 受体，使心率减慢，舒张期延长，从而使冠状动脉灌注时间延长，有利于血液从心外膜流向心内膜缺血区。

3. 改善心肌代谢　促进组织中血红蛋白与氧的分离，增加全身供氧，心肌供氧也随之增加；改善心肌缺血区对葡萄糖的摄取，保护缺血区线粒体的结构和功能，维持缺血区 ATP

和能量供应。

【临床应用】治疗稳定型及不稳定型心绞痛，可减少发作次数，对兼患高血压或心律失常者更为适用。对心肌梗死也有效，能缩小梗死范围。普萘洛尔不宜用于与冠状动脉痉挛有关的变异型心绞痛，因冠状动脉上的 β 受体被阻断后，α 受体占优势，易致冠状动脉收缩。

普萘洛尔有效剂量的个体差异较大，一般宜从小剂量开始，以后每隔数日增加 10～20 mg，多数患者用量可达 80～240 mg/d。久用停药时，应逐渐减量，否则会加剧心绞痛的发作，引起心肌梗死或突然死亡，可能是长期用药后 β 受体数量增加（向上调节），突然停药时对内源性儿茶酚胺的反应有所增强所致。长期应用对血脂也有影响，本类药物禁用于血脂异常的患者。合用普萘洛尔和硝酸甘油可相互取长补短。例如，普萘洛尔可取消硝酸甘油所引起的反射性心率加快，硝酸甘油却可缩小普萘洛尔所扩大的心室容积，而两药对耗氧量的降低却有协同作用，还可减少不良反应的发生。

第三节 钙通道阻滞药

抗心绞痛常用的钙通道阻滞药有硝苯地平、维拉帕米、地尔硫䓬等。

【药理作用】钙通道阻滞药通过阻断血管平滑肌钙通道，减少 Ca^{2+} 内流而扩张冠状动脉和外周动脉，并能使心肌收缩性下降、心率减慢，减轻心脏负荷，从而降低心肌耗氧量。也可舒张冠状血管，增加冠状动脉血流量而改善缺血区的供血供氧等，且保护心肌细胞免受缺血的伤害。

【临床应用】钙通道阻滞药对各型心绞痛均有效，尤其是冠状动脉痉挛所致的变异型心绞痛最为有效，也可用于稳定型及不稳定型心绞痛，但硝苯地平对不稳定型心绞痛的治疗有一定的局限性，因其有可能引起心率加快而增加心肌缺血的危险。但维拉帕米和地尔硫䓬则不同，可直接作用于心脏，引起心率轻度减慢。钙通道阻滞药对急性心肌梗死能促进侧支循环形成，缩小梗死面积。

β 受体阻断药与硝苯地平合用较为理想，与维拉帕米合用时应注意其对心脏的抑制和致血压下降的作用。

目标检测

一、选择题

1. 硝酸甘油扩张血管的作用机制是 （　　）

A. 阻断 α 受体　　B. 直接作用于血管平滑肌
C. 促进前列环素生成　　D. 释放一氧化氮
E. 阻滞钙通道

2. 用硝酸甘油防治心绞痛急性发作时，常用哪种给药途径 （　　）

A. 直肠给药　　B. 肌内注射
C. 软膏涂于前臂、胸和背部皮肤　　D. 口服
E. 舌下含服

3. 硝酸甘油在防治心绞痛时的副作用是 （　　）

A. 扩张外周血管，减轻心脏的前、后负荷

B. 增加心内膜下的血液供应
C. 开放侧支循环
D. 反射性的心率加快作用
E. 增加缺血区的血液供应

4. 下列哪一项不是硝酸甘油的不良反应　（　　）
A. 头颈皮肤潮红　B. 搏动性头痛
C. 水肿　D. 直立性低血压
E. 晕厥

5. 普萘洛尔治疗心绞痛时，下面叙述错误的是　（　　）
A. 阻断β受体，抑制心脏，降低心肌耗氧量
B. 增大心室容积，延长射血时间，相对增加心肌耗氧量
C. 促进氧合血红蛋白的解离，增加组织供氧
D. 抑制心肌收缩力，减小心室容积，缩短射血时间，降低心肌耗氧量
E. 改善缺血区心肌的供血

6. 硝酸甘油治疗心绞痛的药理学基础是　（　　）
A. 增强心肌收缩力　B. 增加心肌耗氧量
C. 改善心肌供血　D. 松弛血管平滑肌
E. 扩张冠状动脉

7. 硝苯地平治疗变异型心绞痛的作用机制是　（　　）
A. 减弱心肌收缩力　B. 减慢心率
C. 解除冠状动脉痉挛　D. 降低心脏前、后负荷
E. 保护心肌细胞

8. 硝酸甘油和普萘洛尔合用治疗心绞痛的理论根据，下列哪项是错误的　（　　）
A. 降低心肌耗氧量有协同作用　B. 可减少不良反应的发生
C. 防止反射性心率加快　D. 避免心室容积增加
E. 避免普萘洛尔引起的降压作用

9. 硝酸酯类、β受体阻断药、钙通道阻滞药在治疗心绞痛时的共同作用是　（　　）
A. 减慢心率　B. 扩张冠状动脉
C. 缩小心室容积　D. 降低心肌耗氧量
E. 增强心肌收缩力

10. 为克服硝酸酯类药物的耐受性，下列哪项措施不恰当　（　　）
A. 适当调整给药剂量　B. 降低给药频率
C. 可根据病情采用最小剂量　D. 间歇给药
E. 限制使用含巯基的药物，如卡托普利等

11. 下列关于硝酸异山梨酯的叙述，哪项是正确的　（　　）
A. 抗心绞痛作用弱于硝酸甘油　B. 不能口服给药
C. 作用持续时间短于硝酸甘油　D. 其代谢产物没有抗心绞痛作用
E. 又名心痛定

12. 对变异型心绞痛最有效的药物是 ( )
A. 硝酸甘油
B. 普萘洛尔
C. 硝苯地平
D. 维拉帕米
E. 硝酸异山梨酯

13. 伴有哮喘的心绞痛患者不宜选用 ( )
A. 普萘洛尔
B. 硝酸甘油
C. 硝苯地平
D. 维拉帕米
E. 地尔硫䓬

14. 对心肌细胞有保护作用的抗心绞痛药物是 ( )
A. 普萘洛尔
B. 硝酸异山梨酯
C. 硝苯地平
D. 硝酸甘油
E. 美托洛尔

15. 硝酸酯类药无下列哪项作用 ( )
A. 重新分配冠状动脉血流
B. 改善缺血区的供血
C. 扩张容量血管而降低前负荷
D. 增加室壁张力
E. 增加心率

16. 对各型心绞痛都有效的药物是 ( )
A. 普萘洛尔
B. 硝酸异山梨酯
C. 维拉帕米
D. 硝苯地平
E. 硝酸甘油

17. 某患者于平卧时频发胸痛，心电图相关导联的 ST 段抬高，诊断为变异型心绞痛，应选下列哪种药物治疗 ( )
A. β 受体阻断药
B. 钙通道阻滞药
C. 硝酸酯类
D. 双嘧达莫
E. 阿司匹林

18. 患者，男，50 岁，在体力劳动时出现胸骨后压榨性疼痛，并患支气管哮喘 10 多年，不宜选下列哪种药物治疗 ( )
A. 硝酸甘油
B. 普萘洛尔
C. 硝苯地平
D. 维拉帕米
E. 硝酸异山梨酯

二、简答题

1. 为什么常用硝酸甘油和 β 受体阻断药联合治疗心绞痛？
2. 简述钙通道阻滞药治疗心绞痛的特点。
3. 简述硝酸甘油产生耐受性的机制和克服方法。

第五单元　血液与造血系统药物

学习目标

1. 知识目标

（1）掌握各类促凝血药与抗凝血药以及各类抗贫血药的作用、临床应用和不良反应。

（2）熟悉抗血小板药、纤维蛋白溶解药、促白细胞增生药和血容量扩充药的作用、临床应用及不良反应。

（3）了解药物影响凝血系统的作用机制。

2. 能力目标

能根据患者出血的原因，给出合理的用药建议。

3. 素质目标

具有同情心和奉献精神。

第一节　促凝血药与抗凝血药

血液在血管内保持通畅流动，是因为血液中存在着生理性凝血、抗凝血和纤维蛋白溶解三个系统之间的动态平衡，一旦平衡被破坏，就会出现出血或血栓性疾病。促凝血药和抗凝血药大多通过作用于凝血和纤溶的基本过程而发挥作用（图 4－5－1）。

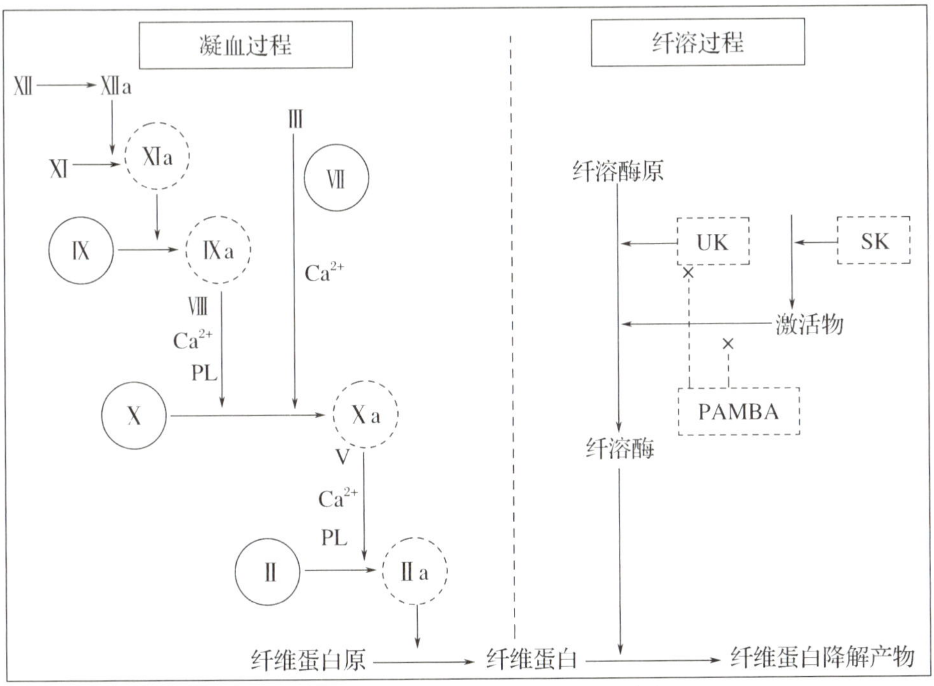

PL：血小板磷脂；UK：尿激酶；SK：链激酶；PAMBA：氨甲苯酸。

实线圆内为维生素 K 促进生成的凝血因子；虚线圆内为肝素促进灭活的凝血因子。

→：激活或促进；……×：抑制。

图 4－5－1　凝血与纤溶过程以及药物对其作用示意图

案例分析

刘先生,64 岁,心肌梗死 2 年,患病以来长期服用华法林治疗,近期因急性风湿热入院,医生给予阿司匹林、激素及抗炎治疗。10 余日后,患者出现第 7 颈椎以下平面不完全四肢瘫痪,腰椎穿刺为血性脑脊液,诊断为椎管内出血导致不完全四肢瘫痪。

问题:① 患者出现血性脑脊液的可能原因是什么? ② 华法林的抗凝血机制是什么?应用时需要注意什么问题? ③ 阿司匹林在这里使用恰当吗? 为什么?

一、促凝血药

促凝血药是能加速血液凝固、抑制纤维蛋白降解或降低毛细血管通透性而使出血停止的药物。

(一)促进凝血因子生成的止血药

维生素 K(vitamin K)

维生素 K 的基本结构为甲萘醌。维生素 K 主要分为四类:K_1 来自植物中,K_2 由肠道细菌合成,脂溶性高,需胆汁协助吸收;K_3 为人工合成的亚硫酸氢钠甲萘醌,K_4 为乙酰甲萘醌,均为水溶性,不需胆汁协助即可吸收。

【药理作用】参与凝血因子Ⅱ、Ⅶ、Ⅸ、Ⅹ的合成。维生素 K 作为羧化酶的辅酶,促进这些凝血因子前体蛋白分子氨基末端谷氨酸残基的 γ-羧化作用。若维生素 K 缺乏,则这些凝血因子停留于前体状态,导致凝血障碍,凝血酶原时间延长,引起出血。

【临床应用】

1. 维生素 K 缺乏引起的出血 如梗阻性黄疸、慢性腹泻、胆瘘等疾病,因胆汁缺乏,导致维生素 K 吸收障碍;新生儿、早产儿及长期应用广谱抗生素会出现维生素 K 合成障碍。

2. 低凝血酶原引起的出血 如长期应用香豆素类、水杨酸钠等所致的出血。

3. 平滑肌痉挛 维生素 K_1 和 K_3 肌内注射可缓解胆绞痛。

【不良反应】较大剂量维生素 K_3 和 K_4 对新生儿、早产儿可致溶血、胆红素血症及黄疸。葡萄糖-6-磷酸脱氢酶缺乏者可诱发急性溶血性贫血。维生素 K_1 静脉注射太快可产生潮红、呼吸困难、胸痛、虚脱,一般以肌内注射为宜。

(二)作用于血小板的止血药

酚磺乙胺(etamsylate,止血敏)

能促进血小板生成,增强其聚集性及黏附性,促使凝血活性物质释放,缩短凝血时间,达到止血效果。还可以增强毛细血管抵抗力,减少其通透性,止血作用迅速,持续时间较长。用于防治手术出血、内脏出血、血小板减少性紫癜等。偶见过敏反应。

(三)抗纤维蛋白溶解的止血药

临床常用的有氨甲苯酸(aminomethylbenzoic acid,PAMBA,对羧基苄胺,止血芳酸)、氨甲环酸(tranexamic acid,AMCHA,凝血酸,止血环酸)

氨甲苯酸

【药理作用】竞争性抑制纤溶酶原激活因子,从而抑制纤溶酶的形成,使纤溶酶原不能转化为纤溶酶,导致纤维蛋白不能溶解而止血;大剂量也能直接抑制纤溶酶活性。

【临床应用】

1. 纤维蛋白溶解亢进性的出血　用于产后及肺、肝、胰、前列腺等手术后出血。

2. 其他　链激酶和尿激酶过量所致的出血

【不良反应】过量可致血栓形成，诱发心肌梗死。

氨甲环酸的作用和用途与氨甲苯酸相似，但作用较强。

（四）作用于血管的止血药

垂体后叶素（pituitrin）

【药理作用和临床应用】神经垂体分泌的激素，含抗利尿激素和缩宫素。抗利尿激素也称血管升压素，能收缩血管，使血压升高，主要用于治疗肺咯血、上消化道出血和尿崩症等。缩宫素又称催产素，小剂量用于催产和引产，大剂量用于产后止血。

【不良反应】用药后，如出现面色苍白、出汗、心悸、胸闷、腹痛、过敏性休克等，应立即停药。高血压、冠心病、心力衰竭、肺源性心脏病者禁用。

二、抗凝血药

抗凝血药是一类通过抑制凝血过程的某个或者多个环节，阻止纤维蛋白的形成而防止血液凝固的药物，主要用于血栓栓塞性疾病的预防与治疗。

（一）体内、体外抗凝血药

肝素（heparin）

药用的肝素是从猪小肠和牛肺中提取而得。肝素带大量负电荷，呈强酸性，口服不被吸收。常静脉给药。

【药理作用】肝素在体内、体外均有强大的抗凝作用，可灭活多种凝血因子。肝素通过活化血浆中的抗凝血酶Ⅲ（AT Ⅲ），促使 AT Ⅲ灭活因子Ⅻa、Ⅺa、Ⅸa、Ⅹa 及凝血酶，从而抑制纤维蛋白的形成。其也能阻止血小板聚集和释放反应。此外，肝素也有降脂作用。

【临床应用】

1. 血栓性疾病　防止血栓形成与扩大，如急性心肌梗死、深静脉血栓、肺栓塞、脑栓塞等。

2. 弥漫性血管内凝血（DIC）　应早期应用，防止因纤维蛋白原及其他凝血因子耗竭而发生继发性出血。

3. 体外抗凝　体外循环、心导管检查及血液透析等。

【不良反应】

1. 过量易致自发性出血　一旦发生，停用肝素，注射带有正电荷的鱼精蛋白，每 1 mg 鱼精蛋白可中和 100 U 肝素。

2. 过敏反应　可引起皮疹、药热、哮喘等过敏反应，妊娠妇女应用可引起早产及胎儿死亡。连续应用肝素 3～6 个月，可引起骨质疏松，发生自发性骨折。

肝、肾功能不全，有出血倾向、消化性溃疡、严重高血压患者、孕妇禁用。

（二）体内抗凝血药

香豆素类（coumarins）

香豆素类须吸收后在体内代谢才能发挥抗凝作用，故称口服抗凝药。临床常用的有双香豆素（dicoumarol）、华法林（warfarin，苄丙酮香豆素）和醋硝香豆素（acenocoumarol，新抗凝）。

【药理作用】香豆素类是维生素 K 的竞争性拮抗药，在肝脏抑制凝血因子Ⅱ、Ⅶ、Ⅸ、Ⅹ的活化，从而抑制凝血过程。对已形成的凝血因子无效，须待原有凝血因子耗竭后方显效，因此抗凝作用缓慢而持久且体外无效。一般需 12～24 h 后发挥作用，1～3 d 达到高峰，持续 3～4 d。华法林和醋硝香豆素的作用较双香豆素强而快。

【临床应用】

1. 防治血栓性疾病 防止血栓的形成与发展。可作为心肌梗死的辅助用药。

2. 预防术后血栓的形成 可用于人工瓣膜置换术、关节固定术等手术后，防止静脉血栓形成。开始时与肝素合用。

【不良反应】

1. 过量易发生自发性出血 常见鼻出血、牙龈出血、皮肤淤斑及内脏出血等，用药剂量应根据凝血酶原时间控制在 25～30 s(正常值 12 s)进行调节。大量出血时立即停药，并用维生素 K 对抗，必要时输新鲜血浆或全血以迅速恢复凝血因子的功能。

2. 其他 胃肠反应、过敏等。

【药物相互作用】羟基保泰松、阿司匹林、水合氯醛、甲磺丁脲、奎尼丁、水杨酸盐、丙咪嗪、甲硝唑、西咪替丁等均使本类药物作用加强。而巴比妥类、苯妥英钠及口服避孕药可使本类药物作用减弱。

（三）体外抗凝血药

枸橼酸钠(sodium citrate，柠檬酸钠)

枸橼酸钠的酸根能与血浆中钙离子形成可溶性络合物，使血钙下降而阻碍血液凝固。本药仅用于体外抗凝，如体外血液的保存和输血。每 100 mL 全血加 2.5%枸橼酸钠溶液 10 mL，大量输血(>1 000mL)或注射过快，可引起低血钙及心功能不全，用葡萄糖酸钙或氯化钙对抗。

第二节 抗血小板药

抗血小板药是一类抑制血小板黏附、聚集和释放功能的抗血栓形成药。

阿司匹林(aspirin)

阿司匹林为解热镇痛抗炎药，可抑制前列腺素合成酶，减少血栓素 A_2 的合成，从而抑制血小板聚集，防止血栓的形成。每天口服 75 mg 的阿司匹林就能引起最大抗血小板作用。阿司匹林对血小板功能亢进引起的血栓性疾病效果肯定；对急性心肌梗死或不稳定型心绞痛患者，可降低再梗死率及死亡率；对一过性脑缺血也可降低发生率及死亡率。

双嘧达莫(dipyridamole，潘生丁)

该药抗血小板聚集。其能抑制磷酸二酯酶，使 cAMP 增高，也能抑制腺苷摄取，进而激活血小板腺苷环化酶使 cAMP 浓度增高；可增强内源性前列腺素活性。该药用于血栓性疾病的治疗，单独应用作用较弱，与阿司匹林合用作用增强，与华法林合用防止心脏瓣膜置换术术后血栓形成。

前列环素(prostacyclin，PGI_2)

前列环素能激活腺苷环化酶，使 cAMP 浓度增高。其既能抑制多种诱导剂引起的血小板聚集与分泌，也有扩张血管、抗血栓形成的作用。本药极不稳定，$t_{1/2}$ 仅为 2～3 min。一般静脉滴注用于急性心肌梗死、外周闭塞性血管疾病等。

噻氯匹啶（ticlopidine）

强效血小板抑制剂，能抑制 ADP、花生四烯酸、胶原、凝血酶和血小板活化因子等所引起的血小板聚集和释放。口服吸收良好，临床用于预防急性心肌再梗死、一过性脑缺血及稳定型心绞痛等。

知识卡片

阿司匹林的故事

相传早在公元 1500 多年前，古埃及就有用柳叶止痛的记载。公元前 400 多年，被称作医学之父的希腊医生希波克拉底（Hippocrates）采用咀嚼柳树皮的方法为患者退热止痛。我国的《神农本草经》已明确指出柳有清热解毒、祛湿止痛的功效。垂柳浑身均为药，研究证实，垂柳中具有解热镇痛作用的有效成分是柳酸（亦称水杨酸）。因其对胃的刺激性大，不宜直接内服。1853 年格哈特（Gerhardt）在实验室合成了乙酰水杨酸，但未立即引起社会重视。时隔 45 年后，即 1898 年德国化学家霍夫曼（Felix Hoffmann）又一次合成了几乎纯净的乙酰水杨酸，并用以解除其父严重的关节炎疼痛。然而，霍氏的成果一年多无人问津。后来，其他研究人员悄悄试验，证实了乙酰水杨酸的确切疗效。1899 年德雷泽（Heinrich Dreser）发表了药理报告，同年德国拜尔药厂作为世界上第一家生产化学合成品乙酰水杨酸的药厂，采用商品名阿司匹林（Aspirin）将该药在德国注册并正式上市。1900 年，美国专利局授予霍夫曼生产许可证，从此，阿司匹林冲出欧洲，走向世界。阿司匹林问世百余年来，一直宝刀未老，青春焕发。这是由于它不仅是解热镇痛药的佼佼者，多方面的功能也不断显现出来。阿司匹林小剂量用于治疗心血管系统疾病就是一种老药新用。

第三节 纤维蛋白溶解药

纤维蛋白溶解药是一类能够促使纤溶酶原转变为纤溶酶而促进纤维蛋白溶解，导致已形成的血栓溶解的药物，又称溶栓药，用于急性血栓性疾病。

链激酶（streptokinase，SK）

链激酶是 C 组 β 溶血性链球菌产生的一种蛋白质，目前可用 DNA 重组技术生产。链激酶能使纤溶酶原激活因子的前体物质转化为激活因子，激活因子使纤溶酶原转变成纤溶酶，溶解纤维蛋白，导致血栓溶解。静脉注射可使急性心肌梗死面积缩小，梗死血管重建血流。本药对深静脉血栓、肺栓塞、眼底血管栓塞均有疗效。但须早期用药，血栓形成不超过 6 h 疗效最佳。严重不良反应为自发性出血，因为被激活的纤溶酶不但溶解病理性的纤维蛋白，也溶解生理性的纤维蛋白，出现时可用抗纤维蛋白溶解的药物解救。链激酶有抗原性，体内若有链激酶抗体可中和链激酶，还可引起过敏反应。活动性出血、严重高血压及肾功能不全患者禁用。

尿激酶（urokinase，UK）

尿激酶由人肾细胞合成，可从尿中分离得到，无抗原性，价格昂贵。能直接激活纤溶酶原。临床用途同链激酶，用于脑栓塞疗效明显。本药仅用于链激酶过敏或耐受者。不良反应为出血及发热，较链激酶少。禁忌证同链激酶。

重组组织型纤溶酶原激活剂（recombinant tissuse plasminogen activator，rt-PA）

内源性 t-PA 由血管内皮产生，临床用 rt-PA 用 DNA 重组技术制备。rt-PA 对循环血液中纤溶酶原作用很弱，对与纤维蛋白结合的纤溶酶原作用则强数百倍，所以对血栓部位有一定选择性。$t_{1/2}$ 为 5 min，静脉滴注用于急性心肌梗死和肺栓塞。剂量过大也引起出血。

第四节 抗贫血药

循环血液中红细胞数或血红蛋白量低于正常称为贫血。根据病因的不同，贫血可分为缺铁性贫血、巨幼红细胞贫血及再生障碍性贫血。贫血的治疗原则是对因治疗及补充治疗。常用抗贫血药主要有以下几类。

铁剂

常用的有硫酸亚铁（ferrous sulfate）、富马酸亚铁（ferrous fumarate）、葡萄糖酸亚铁（ferrous gluconate）、枸橼酸铁铵（ferric ammonium citrate）和右旋糖酐铁（iron dextran）等。

【体内过程】口服铁剂或食物中铁都以 Fe^{2+} 形式在十二指肠和空肠上段吸收。铁的吸收与体内贮存铁多少有关。一般食物中铁吸收率为 10%，成人每天需补充铁 1 mg。胃酸、维生素 C 以及食物中还原性物质如果糖和半胱氨酸等有助于铁的还原，可促进吸收。胃酸缺乏以及食物中高磷、高钙、含鞣酸的茶及植物等可使铁沉淀，有碍吸收；四环素等与铁络合，也不利于吸收。吸收进入肠黏膜的铁根据机体需要或直接进入骨髓供造血使用，或与肠黏膜去铁蛋白结合并以铁蛋白形式贮存，铁主要随肠黏膜及皮肤细胞的脱落而排泄，也可少量经尿、胆汁和汗腺排出。

【药理作用及临床应用】铁是构成血红蛋白、肌红蛋白等的必需元素；机体缺铁时，对血红蛋白中的铁影响最大，呈现缺铁性贫血。铁剂临床主要用于治疗缺铁性贫血，如铁的吸收障碍（萎缩性胃炎所致胃酸不足、慢性腹泻、胃肠功能障碍等）、铁的需求量增加（妊娠期、哺乳期、儿童发育期等）、铁丢失过多（长期病理性失血，如钩虫病、月经过多等）等所致的缺铁性贫血。应注意配合病因治疗。口服 1 周，症状可逐渐改善，但达正常值常需 1～3 个月。为使体内铁贮存恢复正常，待血红蛋白正常后尚需量减半继续服药 2～3 个月。

【不良反应】

1. 胃肠反应 胃肠道刺激症状，可见恶心、腹痛、腹泻。宜饭后服用。铁可与肠腔中硫化氢结合，减少硫化氢对肠壁的刺激作用，引起便秘。

2. 急性中毒 小儿误服 1 g 以上铁剂可引起急性中毒，表现为坏死性胃肠炎、呕吐、腹痛、血性腹泻、休克、呼吸困难、死亡。急救措施为以磷酸盐或碳酸盐溶液洗胃，并以特殊解毒剂去铁胺注入胃内以结合残存的铁。

叶酸（folic acid，维生素 M）

叶酸广泛存在于动、植物性食品中。每日人体对叶酸的最低需要量约 50 μg。

【药理作用】叶酸进入体内首先被还原成具有活性的四氢叶酸和甲基化成 5-甲基四氢叶酸，然后进入细胞内作为甲基供给体使维生素 B_{12} 转变成甲基维生素 B_{12}，自身变为四氢叶酸，作为一碳单位的载体，参与嘌呤核苷酸和脱氧胸苷酸的合成，以及某些氨基酸的互变（图 4-5-2）。当叶酸及维生素 B_{12} 缺乏时，出现代谢障碍，其中最明显的是胸腺嘧啶脱氧核苷酸合成受阻，导致 DNA 合成障碍，细胞有丝分裂减少，血细胞发育停滞，出现巨幼红细胞贫血。

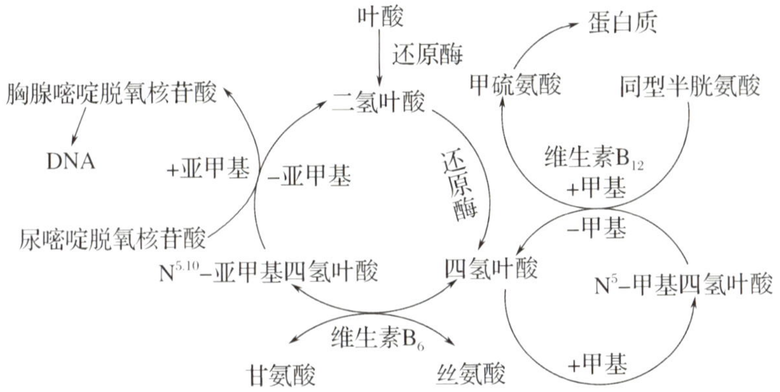

图 4－5－2 叶酸与维生素 B_{12} 作用示意图

【临床应用】

1. 巨幼红细胞贫血 与维生素 B_{12} 合用效果更好。用于甲氨蝶呤、乙胺嘧啶、甲氧苄氨嘧啶等叶酸对抗剂所致巨幼红细胞贫血，由于二氢叶酸还原酶的抑制，应用叶酸无效，需用甲酰四氢叶酸钙治疗。

2. 恶性贫血 由维生素 B_{12} 缺乏所致，大剂量叶酸治疗可纠正血象，但不能改善神经症状。

3. 预防神经管畸形 育龄期妇女从计划怀孕起至怀孕后 3 个月末坚持服用小剂量的叶酸，可预防胎儿先天性神经管畸形。

维生素 B_{12}（vitamin B_{12}，氰钴胺）

维生素 B_{12} 广泛存在于动物内脏、牛奶、蛋黄中。正常人每天需要维生素 B_{12} 1 μg，每天从食物中摄取 2～3 μg，即可满足需要。

【体内过程】维生素 B_{12} 必须与胃壁细胞分泌的糖蛋白（内因子）结合才能形成复合物，才能免受消化液的破坏而顺利进入回肠吸收。吸收后有 90%贮存于肝，主要经肾排泄。恶性贫血者胃黏膜萎缩，导致内因子缺乏，影响维生素 B_{12} 吸收，治疗时须注射给药。

【药理作用】维生素 B_{12} 参与多种代谢过程，为细胞分裂和维持神经组织髓鞘完整所必需。

1. 参与叶酸的循环利用 同型半胱氨酸甲基化成甲硫氨酸以及 5-甲基四氢叶酸转变为四氢叶酸均需维生素 B_{12} 参与。故维生素 B_{12} 缺乏会引起叶酸代谢循环受阻，导致叶酸缺乏症。

2. 维持有髓鞘神经纤维功能 甲基丙二酰辅酶 A 转变为琥珀酰辅酶 A 而进入三羧酸循环，需有甲基丙二酰辅酶 A 变位酶的催化，而脱氧腺苷 B_{12} 是其变位酶的辅酶。当维生素 B_{12} 缺乏时，甲基丙二酰辅酶 A 积聚，导致脂肪酸合成异常，影响正常神经髓鞘脂质合成，出现神经症状。

【临床应用】主要用于恶性贫血及巨幼红细胞贫血，也可用于神经系统疾病及肝脏疾病的辅助治疗。

红细胞生成素（erythropoietin，EPO）

EPO 是由肾近曲小管管周细胞产生的糖蛋白激素，分子量约 34 kDa。现用 DNA 重组技术合成。其与红系干细胞表面 EPO 受体结合，刺激红系干细胞增殖、分化和成熟，红细胞增多，血红蛋白含量增加。注射 2 000～10 000 U，可用于慢性肾功能不全、肿瘤化疗及艾滋病药物治疗等引起的贫血。不良反应有因红细胞压积上升过快引起的血压上升、血凝增强等。

第五节 促白细胞增生药

重组人粒细胞集落刺激因子（recombinant human granulocyte colony-stimulating factor，非格司亭）

【药理作用】刺激粒细胞系造血，促进髓系造血祖细胞的增殖、分化和成熟，调节中性粒细胞的增殖、分化和成熟，并促使中性粒细胞释放至血流，增加其在外周的数量，并且能提高其功能。

【临床应用】

1. 癌症化疗等原因导致的中性粒细胞减少症 减少合并感染发热的危险性。

2. 骨髓移植后促进中性粒细胞数升高 能够有效改善移植预后。

3. 各种原因所致的中性粒细胞减少症 如骨髓发育不良综合征、再生障碍性贫血引起的中性粒细胞减少症，以及先天性、特发性中性粒细胞减少症等。

【不良反应】较少，偶见胃肠道反应、转氨酶升高、骨痛等，长期静脉滴注可引起静脉炎。

粒细胞-巨噬细胞集落刺激因子（granulocyte-macrophage colony-stimulating factor，GM-CSF）

促进骨髓的造血功能，刺激骨髓粒细胞、单核细胞、T细胞的增殖，并能促进单核细胞和粒细胞的成熟，促进成熟的血细胞从骨髓释放，并增强其功能。临床应用与粒细胞集落刺激因子相同。

维生素 B_4（Vitamin B_4）

本品是核酸的组成成分，参与遗传物质RNA和DNA的合成，能促进白细胞增生，使白细胞数目增加。

用于防治各种原因引起的白细胞减少症，特别是肿瘤化学治疗和放射性治疗、苯中毒及抗甲状腺药引起的白细胞减少症，也用于急性粒细胞减少症。

第六节 血容量扩充药

大量失血或失血浆（如烧伤）可引起血容量降低，导致休克。迅速补足以至扩充血容量是抗休克的基本疗法。除全血和血浆外，也可应用人工合成的血容量扩充剂。理想的血容量扩充药是一类能够提高血浆胶体渗透压、增加血容量、改善微循环的高分子物质。目前最常用的是右旋糖酐。

右旋糖酐（dextran）

右旋糖酐是葡萄糖的聚合物，有中分子量右旋糖酐（平均分子量为70 000，右旋糖酐70）、低分子量右旋糖酐（平均分子量为40 000，右旋糖酐40）和小分子量右旋糖酐（平均分子量为10 000，右旋糖酐10）。

【药理作用】

1. 扩充血容量 右旋糖酐分子量较大，静脉输注后不易渗出血管，可提高血浆胶体渗透压而扩充血容量，维持血压。作用强度与维持时间依中、低、小分子量而逐渐缩小。

2. 抗血栓形成　低分子量和小分子量右旋糖酐能抑制血小板和红细胞聚集，降低血液黏滞性；抑制凝血因子Ⅱ，防止血栓形成。

3. 渗透性利尿　与脱水药原理相似。

【临床应用】

1. 低血容量休克　包括急性失血、创伤和烧伤性休克。低分子量右旋糖酐由于能改善微循环，抗休克效应更好。

2. 防止血栓性疾病　低、小分子量右旋糖酐用于DIC，以及血栓形成性疾病，如脑血栓形成、心肌梗死、心绞痛、血管闭塞性脉管炎、视网膜动静脉血栓等。

3. 防止急性肾功能衰竭　低分子量右旋糖酐可通过扩容、改善微循环、减少细胞聚集来预防肾前性急性肾衰竭，但需谨慎使用，避免过量导致肾小管堵塞或凝血功能障碍。

【不良反应】少数患者用药后出现发热及皮肤过敏反应，故首次用药应严密观察5～15 min，以便及时停药和抢救。用量过大可出现凝血障碍。禁用于血小板减少症、出血性疾病及心功能不全患者。

目标检测

一、选择题

1. 铁剂用于治疗　（　　）
   A. 溶血性贫血　　B. 巨幼红细胞性贫血
   C. 再生障碍性贫血　　D. 小细胞低色素性贫血
   E. 红细胞减少症

2. 有关肝素的叙述，错误的是　（　　）
   A. 具有体内、外抗凝作用　　B. 可用于防治血栓形成和栓塞
   C. 抑制血小板聚集　　D. 抑制炎症反应
   E. 可用于各种原因引起的弥散性血管内凝血

3. 香豆素类的作用特点是　（　　）
   A. 试管内有抗凝作用　　B. 体内无抗凝作用
   C. 试管内与体内均有抗凝作用　　D. 试管内无抗凝作用，体内有抗凝作用
   E. 试管内与体内均无抗凝作用

4. 关于氨甲苯酸，下列哪项是错误的　（　　）
   A. 用于前列腺、肝脏、胰脏等手术后出血
   B. 用于链激酶过量所引起的出血
   C. 能抑制纤溶酶原激活因子，使纤溶酶生成受阻
   D. 过量可产生血栓
   E. 对纤溶酶活性不增高的出血也有止血效果

5. 对于新生儿出血，宜选用　（　　）
   A. 酚磺乙胺　　B. 氨甲苯酸
   C. 维生素K　　D. 双香豆素
   E. 叶酸

6. 下列哪种疾病不是抗凝药应用的禁忌证 ( )

A. 冠状动脉栓塞 B. 活动性出血

C. 消化性溃疡 D. 肝功能不全

E. 肾功能不全

7. 双香豆素的拮抗药是 ( )

A. 维生素 A B. 维生素 B

C. 维生素 C D. 维生素 D

E. 维生素 K

8. 华法林可用于 ( )

A. 防治急性心肌梗死 B. 预防血栓形成

C. 输血时防止血液凝固 D. 急性脑血栓

E. 氨甲苯酸过量所致的血栓

9. 治疗营养性巨幼红细胞性贫血，最好选用 ( )

A. 硫酸亚铁 B. 叶酸

C. 维生素 B_{12} D. 维生素 C

E. 维生素 B_6

10. 下列哪种原因引起的贫血用铁剂治疗无效 ( )

A. 慢性腹泻 B. 疟疾

C. 内因子缺乏 D. 钩虫病

E. 月经过多

11. 双嘧达莫的抗凝作用机制为 ( )

A. 激活纤溶酶 B. 抑制凝血因子的合成

C. 抑制纤溶酶 D. 抑制磷酸二酯酶，使 cAMP 降解减少

E. 抑制腺苷环化酶，使 cAMP 含量减少

12. 维生素 K 对下列哪种疾病引起的出血无效 ( )

A. 梗阻性黄疸 B. 新生儿出血

C. 肝素过量 D. 双香豆素过量

E. 继发性凝血酶原缺乏

13. 恶性贫血的主要原因是 ( )

A. 叶酸缺乏 B. 维生素 B_{12} 缺乏

C. 营养不良 D. 内因子缺乏

E. 长期服用乙胺嘧啶

14. 某患儿，出生 3 天后出现皮肤淤斑、脐带残端渗血等出血症状，宜选用的止血药为 ( )

A. 噻氯匹定 B. 维生素 K

C. 氨甲苯酸 D. 双香豆素

E. 叶酸

二、简答题

1. 解释香豆素类的抗凝作用机制。

2. 维生素 K 可用于哪些情况的出血？为什么？

模块五　内脏系统药理

第一单元　利尿药与脱水药

学习目标

1. 知识目标

（1）掌握呋塞米、氢氯噻嗪、螺内酯、甘露醇的药理作用、临床应用及不良反应。

（2）熟悉其他利尿药和脱水药的作用特点。

（3）了解利尿药的分类及利尿药作用的生理学基础。

2. 能力目标

能根据病情特点判断患者所用的利尿药是否合理。

3. 素质目标

树立药学服务理念，提高个人的责任感和修养。

第一节　利尿药

利尿药（diuretics）是一类选择性作用于肾脏，增加水和电解质的排出，使尿量增多的药物。临床主要用于治疗各种原因引起的水肿，也可用于高血压、尿崩症等某些非水肿性疾病的治疗。利尿药根据作用部位和效应强弱分为三类。

（1）**高效能利尿药**：包括呋塞米、依他尼酸及布美他尼等。

（2）**中效能利尿药**：包括噻嗪类利尿药及氯酞酮等。

（3）**低效能利尿药**：也称保钾利尿药，包括螺内酯、氨苯蝶啶、阿米洛利。

案例分析

张先生，68 岁，患原发性高血压已 10 余年，一直坚持非药物治疗，近两年来出现双下肢水肿，开始服用利尿药，病情有好转。近两天心慌、气促，有无力感，且水肿加重，诊断为原发性高血压、慢性心功能不全伴低血钾。

问题：① 患者在应用地高辛治疗心功能不全时，能否配合利尿药联合治疗？② 使用利尿药对血钾有何影响，应注意什么问题？

一、利尿药作用的生理学基础

尿液的生成过程包括肾小球滤过、肾小管重吸收及分泌，利尿药通过影响尿液生成过程的不同环节而产生利尿作用。

（一）肾小球

血液流经肾小球时，除蛋白质和血细胞外，其他成分均可滤过而形成原尿。正常人每日生成的原尿可达 180 L 左右，但绝大部分被重吸收。影响原尿量的主要因素是有效滤过压和肾血流量。有些药物(如强心苷、氨茶碱等)能通过增加肾血流量和肾小球滤过率，使原尿量增多，但由于存在球-管平衡的调节机制，终尿量增加并不多，只能产生较弱的利尿作用，一般不作为利尿药使用。

(二) 肾小管

正常人每日排出终尿仅 1～2 L，约占原尿量的 1%，99%的水、钠在肾小管被重吸收。如果能减少肾小管重吸收，则终尿量可成倍增加。由此可见，肾小管是利尿药作用的重要部位。利尿药的作用强度主要以其对肾小管作用部位的不同而有所区别。

1. 近曲小管　此段重吸收 Na^+ 占原尿 Na^+ 量的 60%～65%。

该段 Na^+ 主要通过钠泵和 H^+-Na^+ 交换的方式被重吸收。近曲小管上皮细胞内 CO_2 和 H_2O 由碳酸酐酶催化生成 H_2CO_3，H_2CO_3 再解离成 H^+ 和 HCO_3^-，H^+ 将 Na^+ 换入细胞内，然后由 Na^+ 泵将 Na^+ 送至组织间液。低效能利尿药乙酰唑胺可通过抑制碳酸酐酶，减少 H^+ 的生成，抑制 H^+-Na^+ 交换，促进 Na^+ 排出产生利尿作用。但乙酰唑胺的利尿作用较弱，且易致代谢性酸中毒，现已不作利尿药使用。目前尚无作用于近曲小管的高效能利尿药。

2. 髓袢升支粗段髓质部和皮质部　该段是高效能利尿药的重要作用部位，此段再吸收原尿中 20%～25%的 Na^+，而不伴有水的重吸收。

在该段管腔膜上存在着 Na^+-K^+-$2Cl^-$ 共同转运载体，将 Na^+、K^+、Cl^- 重吸收进入细胞内。重吸收进入肾小管壁细胞内的 Na^+ 可通过基侧膜的 Na^+-K^+-ATP 酶主动转运至组织间液，细胞内的 Cl^- 可通过基侧膜的氯通道进入组织间液。细胞内的 K^+ 经管腔膜上的钾通道再循环返回管腔，由于 K^+ 反流至管腔，管腔内正电位上升，进而驱动 Mg^{2+} 和 Ca^{2+} 的重吸收。

由于此段 Na^+ 重吸收的同时几乎不伴有水的重吸收，所以管腔内的原尿随着 Na^+、Cl^- 的重吸收而被逐渐稀释，这就是尿液的稀释过程。同时，被转运到髓质间液的 Na^+、Cl^- 与尿素一起，形成此段髓质间液的高渗。当低渗尿流经处于髓质高渗区的集合管时，在抗利尿激素的影响下，大量的水被重吸收，形成高渗尿，这就是尿液的浓缩过程。

高效能利尿药通过抑制髓袢升支粗段 Na^+-K^+-$2Cl^-$ 共同转运载体，不但抑制了尿液的稀释过程，并且由于抑制了 Na^+、Cl^- 的重吸收，髓质的高渗无法维持，抑制了肾对尿液的浓缩过程，从而排出大量低渗尿，故利尿作用强大(图 5-1-1)，因而也称为髓袢利尿药。

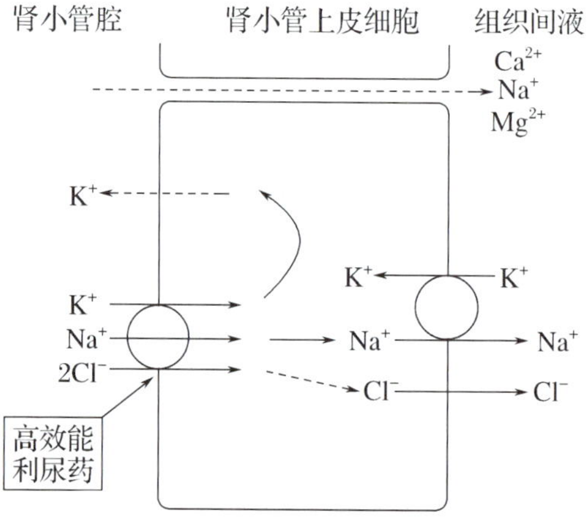

图 5-1-1　髓袢升支粗段吸收 NaCl 及高效能利尿药的作用机制

3. 远曲小管及集合管　此段再吸收原尿 Na^+ 的 5%～10%。

(1) 远曲小管近段：该段对 Na^+ 重吸收的方式主要通过 Na^+-Cl^- 共同转运载体实现，但转运速率比髓袢升支粗段慢。

中效能利尿药主要抑制远曲小管的 Na^+-Cl^- 共同转运载体，影响尿液的稀释过程，但不影响肾的浓缩功能，产生中等强度的利尿作用。

(2) 远曲小管远端和集合管：该段管腔膜存在着钠和钾通道，管腔液中的 Na^+ 经钠通道进入细胞内，而细胞内的 K^+ 则经钾通道排入管腔液，形成 Na^+-K^+ 交换。这一过程主要受醛固酮的调节。

低效能利尿药螺内酯通过拮抗醛固酮，间接抑制 Na^+-K^+ 交换，排 Na^+ 留 K^+ 而产生利尿作用。低效能利尿药氨苯蝶啶等则通过直接抑制该段的钠通道，减少 Na^+ 和水的重吸收而利尿。由于作用于该部位的药物均能排钠保钾利尿，故又称为保钾利尿药。

远曲小管和集合管还可分泌 H^+，并进行 H^+-Na^+ 交换，进入管腔中的 H^+ 可与肾小管上皮细胞产生的 NH_3 结合，生成 NH_4^+ 从尿中排出，阿米洛利可抑制该处 H^+-Na^+ 交换。

综上所述，利尿药通过作用于肾小管的不同部位，影响尿生成的不同环节而产生强弱不等的利尿作用。

二、常用利尿药

（一）高效能利尿药

呋塞米（furosemide，呋喃苯胺酸，速尿）

【体内过程】口服吸收迅速，生物利用度约为 60%，约 30 min 起效，1～2 h 达高峰，持续 6～8 h。静脉注射 5～10 min 起效，30 min 达高峰，$t_{1/2}$约 1 h，维持 4～6 h，血浆蛋白结合率约 98%。大部分以原形经近曲小管有机酸分泌系统分泌，随尿排出，反复给药不易蓄积。由于吲哚美辛和丙磺舒与此药相互竞争近曲小管有机酸分泌途径，同用会影响后者的排泄和作用。

【药理作用】

1. 利尿　作用强大、迅速而短暂。能使肾小管对 Na^+ 的重吸收由原来的 99.4%下降为 70%～80%。

利尿机制主要为抑制髓袢升支粗段 $Na^+-K^+-2Cl^-$ 共同转运载体，使 Na^+、Cl^- 重吸收减少，肾脏稀释功能降低，NaCl 排出量增多，同时使肾髓质间液渗透压降低，影响肾脏浓缩功能并减少集合管对水的重吸收，从而产生强大的利尿作用。由于排 Na^+ 较多，促进了 K^+-Na^+ 交换和 H^+-Na^+ 交换，尿中 H^+ 和 K^+ 排出也增多，易引起低血钾、低钠综合征。由于 Cl^- 的排出大于 Na^+ 的排出，易出现低氯性碱中毒。呋塞米还促进 Ca^{2+}、Mg^{2+} 排出，长期使用可使某些患者产生低镁血症。由于 Ca^{2+} 在远曲小管可被主动重吸收，所以一般不引起低钙血症。呋塞米可使尿酸排出减少。

2. 扩张血管　能扩张肾血管，降低肾血管阻力，增加肾血流量，改变肾皮质内血流分布；还能扩张全身小静脉，降低左室充盈压。扩张血管机制尚未完全了解，可能与该药促进前列腺素 E 合成、抑制其分解有关。

【临床应用】

1. 各类严重水肿　对各类水肿均有效，主要用于严重的心、肝、肾性水肿以及急性肺水肿和脑水肿。其他利尿药无效时仍可应用。

2. 急、慢性肾功能衰竭 可用于急性肾衰竭的早期防治，因利尿作用强大、迅速，可冲洗阻塞的肾小管，避免其萎缩和坏死。大剂量可治疗慢性肾衰竭，使尿量增加。

3. 加速毒物排出 配合输液使尿量在一天内达 5 L 以上，可加速毒物排泄，主要用于经肾排泄药物如苯巴比妥、水杨酸类、溴化物等急性中毒的抢救。

4. 高钙血症 可抑制 Ca^{2+} 重吸收，降低血钙。

【不良反应】

1. 水、电解质紊乱 过度利尿引起低血容量、低血钠、低血钾、低血镁及低氯性碱中毒。以低血钾最为多见，应注意及时补钾。加服保钾利尿药有一定预防作用。当低血镁同时存在时，如不纠正低血镁，即使补充 K^+，也不易纠正低血钾。

2. 耳毒性 表现为耳鸣、听力下降、暂时性耳聋。耳毒性发生的机制可能与内耳淋巴液电解质成分改变有关。肾功能减退或大剂量静脉注射时易发生，应避免与氨基糖苷类抗生素等有耳毒性的药物合用。

3. 胃肠道反应 可致恶心、呕吐、上腹不适及腹泻，大剂量可致胃肠道出血。口服或静脉注射均可发生。

4. 高尿酸血症 该药和尿酸均通过肾脏有机酸转运系统排泄，产生竞争性抑制，长期用药可减少尿酸排泄而致高尿酸血症。

5. 其他 过敏，表现为皮疹、嗜酸性细胞增多、间质性肾炎等，偶致骨髓抑制。

严重肝肾功能不全、糖尿病、痛风者及小儿慎用。

布美他尼(**bumetanide**，丁氧苯酸)

布美他尼的利尿作用起效快、作用强、毒性低、用量小、脂溶性大、口服吸收快且完全，0.5～1 h 显效，1～2 h 达高峰，$t_{1/2}$ 为 1～1.5 h，作用维持 4 h。该药作用机制、用途和不良反应同呋塞米，排钾作用小于呋塞米，耳毒性的发生率稍低。

(二) 中效能利尿药

中效能利尿药主要包括噻嗪类利尿药及氯肽酮。噻嗪类代表药物有氢氯噻嗪(hydrochlorothiazide，双氢克尿噻)，其他还有苄氟噻嗪(bendroflumethiazide)、环戊噻嗪(cyclopenthiazide)等。该类药物的作用部位及作用机制相同，药理作用相似，效能基本一致，毒性小，安全范围较大，仅所用剂量不同，但均能达到相似效果。

氢氯噻嗪(**hydrochlorothiazide**，双氢克尿噻)

【体内过程】该类药物脂溶性较高，口服生物利用度为 71%左右。口服后 1 h 显效，2～4 h 达高峰，可持续 12～18 h。可通过胎盘进入胎儿体内。血浆蛋白结合率为 64%，主要以原形从近曲小管分泌，自尿排出。$t_{1/2}$ 为 2.5 h，尿毒症患者对氢氯噻嗪的清除率下降，半衰期延长。

【药理作用】

1. 利尿 作用温和而持久。其机制是抑制远曲小管近段的 Na^+-Cl^- 共同转运载体，减少 Na^+、Cl^- 的重吸收，影响肾脏的稀释功能而产生利尿作用。因该类药物对尿液的浓缩过程没有影响，所以利尿效能中等。由于转运至远曲小管的 Na^+ 增加，促进了 Na^+-K^+ 交换，K^+ 的排出也增加，长期服用可引起低血钾。

长期或大量用药还可引起低镁血症。此外，能增强远曲小管对 Ca^{2+} 的重吸收，使 Ca^{2+} 从肾排出减少。

2. 抗利尿　噻嗪类药物抑制磷酸二酯酶，增加远曲小管及集合管细胞内 cAMP 的含量，后者能提高远曲小管对水的通透性。同时因增加 NaCl 的排出，造成负盐平衡，导致血浆渗透压的降低，减轻口渴感和减少饮水量，也使胞外容量减少，导致尿量减少。

3. 降压　见抗高血压药。

知识卡片

商品名：0 号（北京降压 0 号）

组成成分：利血平 100 μg

硫酸双肼屈嗪 12.5 mg

氢氯噻嗪 12.5 mg

氨苯蝶啶 12.5 mg

【临床应用】

1. 轻、中度水肿　治疗各类轻、中度水肿的常用药。对肾性水肿的疗效与肾功能有关，肾功能不全者疗效差；对肝性水肿，与螺内酯合用疗效增加，可避免血钾过低诱发肝性昏迷。但由于该药可抑制碳酸酐酶，减少 H^+ 分泌，使 NH_3 排出减少，血氨升高，有加重肝性昏迷的危险，应慎用。

2. 高血压　基础降压药，轻、中度高血压可单用或与其他降压药合用。

3. 尿崩症　用于肾性尿崩症及血管升压素无效的垂体性尿崩症。轻症效果好，重症疗效差。

【不良反应】

1. 电解质紊乱　长期用药可引起低血钾、低血镁、低氯性碱中毒及低血钠症。低血钾症较多见，合用保钾利尿药可防治。

2. 代谢异常　① 血糖升高：可能因抑制胰岛素的分泌，以及组织利用葡萄糖减少，使血糖升高，糖尿病患者应慎用。② 高脂血症：三酰甘油及低密度脂蛋白增加，高密度脂蛋白减少，高脂血症患者不宜使用。③ 高尿酸血症：竞争性抑制尿酸从肾小管分泌，增加近曲小管对尿酸的重吸收，痛风患者慎用。

3. 过敏　偶有过敏性皮疹、皮炎、粒细胞减少、血小板减少、溶血性贫血等过敏反应。

（三）低效能利尿药

螺内酯（spironolactone，安体舒通，antisterone）

螺内酯是人工合成的抗醛固酮药。

【药理作用】螺内酯可与醛固酮竞争远曲小管远端和集合管的醛固酮受体，拮抗醛固酮的保钠排钾作用，促进 Na^+ 和水的排出。其作用特点为：① 作用弱，起效慢，维持时间长。口服后 1 d 起效，2～3 d 达高峰，停药后作用可持续 2～3 d。② 作用的发挥依赖于体内醛固酮的存在，对伴有醛固酮升高的顽固性水肿如肝硬化腹水，利尿作用较明显。

【临床应用】用于醛固酮增多的顽固性水肿，因利尿作用弱，较少单用，常与噻嗪类利尿药合用，也用于原发性醛固酮增多症。

【不良反应】不良反应较少，久用可致高血钾；少数患者可出现消化道反应及头痛、困倦、精神错乱；还有性激素样副作用，如男性乳房发育、女性多毛、月经不调等，停药后可消失。肾功能不全及血钾过高者禁用。

氨苯蝶啶（triamterene）

氨苯蝶啶作用于远曲小管远端和集合管，通过阻滞管腔膜上的钠通道，减少 Na^+ 的重吸收，同时抑制 K^+ 的分泌，从而产生排钠保钾利尿作用。临床治疗各类水肿，单用疗效较差，常与噻嗪类合用。

不良反应较少，久用可致高血钾；偶见嗜睡及恶心、呕吐、腹泻等消化道症状。严重肝、肾功能不全，有高血钾倾向者禁用。

阿米洛利（amiloride，氨氯吡咪）

阿米洛利作用部位与氨苯蝶啶相似，在远曲小管远段和集合管抑制 Na^+-K^+ 交换，还阻滞 Na^+-H^+ 反向转运体，抑制 Na^+-H^+ 交换，促进 Na^+ 的排出，使 H^+ 分泌减少，也有保钾作用。该药利尿作用比氨苯蝶啶强，临床应用同氨苯蝶啶，常与噻嗪类合用，单独使用可致高血钾。偶尔引起低血钠、轻度代谢性酸中毒和胃肠道反应。无尿、肾功能损伤、糖尿病、酸中毒和低血钠患者慎用。

第二节 脱水药

脱水药（dehydrant agents）是一类能提高血浆渗透压使组织脱水而利尿的药物，又称渗透性利尿药。

一般来说，脱水药应具备以下特点：① 静脉注射后不易通过毛细血管吸收进入组织细胞，迅速提高血浆渗透压。② 分子量小，易经肾小球滤过，但不易被肾小管重吸收，可在肾小管形成高渗透压而具有渗透利尿作用。③ 在体内不易被代谢。

该类药物包括甘露醇、山梨醇、高渗葡萄糖等，均需静脉给药。

甘露醇（mannitol）

甘露醇为己六醇结构，可溶于水，口服不吸收，临床上用其20%的高渗水溶液静脉给药。

【药理作用】

1. 脱水 静脉注射不易从毛细血管渗入组织，能迅速提高血浆渗透压，使组织间液水分向血浆转移，产生组织脱水作用。静脉滴注后 20 min，颅内压和眼压显著下降，2～3 h 作用达高峰，持续 6～8 h。

2. 利尿 静脉注射后产生的脱水作用可使循环血量增加，提高肾小球滤过率。另外，甘露醇在肾小管内几乎不被吸收，使原尿渗透压升高，肾小管对水的重吸收减少。更为重要的是，该药还可间接抑制 $Na^+-K^+-2Cl^-$ 共同转运载体，使 Na^+、Cl^- 等重吸收减少而增加尿量。

【临床应用】

1. 脑水肿 对颅内肿瘤、颅脑损伤、脑组织炎症以及缺氧引起的脑水肿均有疗效。降低颅内压安全有效，为首选药，若合用地塞米松效果更好。

2. 青光眼 用于青光眼急性发作和患者术前准备，降低眼压。

3. 急性肾功能衰竭 少尿时，通过脱水作用可减轻肾间质水肿，同时维持足够尿量，使肾小管内有害物质稀释，防止肾小管萎缩坏死。此外，可改善肾血流，预防急性肾功能衰竭。

【不良反应】少见。静脉注射太快可引起一过性头痛、眩晕、视力模糊、心悸等。静脉注射时外漏可致局部组织肿痛甚至坏死。

禁用于慢性心功能不全、无尿及活动性颅内出血者。

山梨醇(sorbitol)

山梨醇是甘露醇的同分异构体，一般用25％的高渗溶液。作用与临床应用同甘露醇，进入体内后大部分在肝内转化为果糖，所以作用较弱。其易溶于水，因价格便宜，临床上可作为甘露醇的代用品。

高渗葡萄糖(hypertonic glucose)

50％的高渗葡萄糖也有脱水和渗透性利尿作用，但可部分地从血管弥散进入组织中并被代谢，所以作用弱而不持久。其主要用于脑水肿和急性肺水肿，一般与甘露醇合用。

目标检测

一、选择题

1. 利尿药的利尿作用机制主要是　(　　)
   A. 提高肾小球滤过率　B. 增加肾血流量
   C. 抑制肾小管对电解质的重吸收　D. 增加血容量
   E. 对抗醛固酮的作用
2. 呋塞米的临床应用不包括　(　　)
   A. 急性肺水肿　B. 急性脑水肿
   C. 肾功能不全　D. 低血钾
   E. 加速毒物排泄
3. 呋塞米的利尿作用机制是　(　　)
   A. 抑制 $Na^+-K^+-2Cl^-$ 转运系统　B. 对抗醛固酮
   C. 抑制 Na^+-H^+ 交换　D. 抑制碳酸酐酶
   E. 抑制 Na^+-K^+-ATP 酶
4. 对高效能利尿药的描述不正确的是　(　　)
   A. 反复应用不易在体内蓄积　B. 既影响肾脏稀释功能，又影响浓缩功能
   C. 耳毒性为一过性反应，与剂量无关　D. 应避免与氨基糖苷类抗生素合用
   E. 痛风患者禁用
5. 排钠效应最高的利尿药是　(　　)
   A. 氢氯噻嗪　B. 呋塞米
   C. 螺内酯　D. 氨苯蝶啶
   E. 阿米洛利
6. 噻嗪类利尿药的作用部位是　(　　)
   A. 髓袢升支髓质部和皮质部　B. 髓袢升支皮质部和远曲小管
   C. 髓袢降支　D. 集合管和远曲小管
   E. 近曲小管
7. 下列哪项不属于噻嗪类的特点　(　　)
   A. 利尿作用温和、持久　B. 久用可致低血钾症
   C. 常作为轻、中度高血压的降压药　D. 可用于尿崩症
   E. 防治急性肾衰竭

8. 下列哪项不是氢氯噻嗪的不良反应 ( )
A. 高钙血症
B. 高血糖
C. 高尿酸血症
D. 低钾血症
E. 耳毒性

9. 可用来治疗急性青光眼的药物是 ( )
A. 呋塞米
B. 氢氯噻嗪
C. 氨苯蝶啶
D. 甘露醇
E. 螺内酯

10. 治疗急性脑水肿疗效最好的药是 ( )
A. 甘露醇
B. 山梨醇
C. 呋塞米
D. 50%葡萄糖
E. 氢氯噻嗪

11. 伴有糖尿病的水肿患者，不宜选用哪种利尿药 ( )
A. 呋塞米
B. 氢氯噻嗪
C. 螺内酯
D. 氨苯蝶啶
E. 依他尼酸

12. 关于螺内酯的描述，错误的是 ( )
A. 起效慢，维持时间久
B. 久用可致高血钾
C. 直接抑制远曲小管和集合管 Na^+-H^+ 交换
D. 肾功能不全者不宜使用
E. 可用于肝硬化晚期的腹水患者

13. 王某，因发生呼吸困难、水肿就诊，经检查确诊为左心衰竭并发急性肺水肿，最好选用下列哪种药 ( )
A. 甘露醇
B. 氨苯蝶啶
C. 螺内酯
D. 呋塞米
E. 氢氯噻嗪

二、简答题

1. 从高、中、低效利尿药的作用部位，说明其作用特点及临床应用。
2. 呋塞米有哪些不良反应？如何防治？
3. 脱水药与利尿药在作用机制上有何区别？常用的药物包括哪几种？

第二单元 组胺与组胺受体阻断药

学习目标

1. 知识目标

（1）掌握 H_1 受体阻断药和 H_2 受体阻断药的药理作用、临床应用及不良反应。

（2）了解组胺的定义，组胺受体的分类、分布及其效应。

2. 能力目标

能指导过敏患者合理用药。

3. 素质目标

具有敏锐的观察力及果断、灵活的心理特质。

第一节 组胺及其受体的分类

组胺（histamine）是广泛存在于人体组织的自身活性物质（autacoid）。组织中的组胺主要存在于肥大细胞及嗜碱性粒细胞中，因此皮肤、支气管黏膜和肠黏膜中组胺浓度较高，脑脊液中也有较高浓度。肥大细胞颗粒中的组胺常与蛋白质结合，物理或化学等刺激能使肥大细胞脱颗粒，导致组胺释放。组胺与靶细胞上特异受体结合，产生生物效应，如小动脉、小静脉和毛细血管舒张，引起血压下降甚至休克；增加心率和心肌收缩力，抑制房室传导；兴奋平滑肌，引起支气管痉挛，胃肠绞痛；刺激胃壁细胞，引起胃酸分泌。

组胺受体有 H_1、H_2、H_3 亚型。各亚型受体分布、效应及阻断药的功能见表 5-2-1。

表 5-2-1 组胺受体分布、效应及阻断药

受体类型	所在组织	效 应	阻断药
H_1	支气管、胃肠、子宫等平滑肌	收缩	苯海拉明
	皮肤血管	扩张	异丙嗪
	心房肌、房室结	收缩增强，传导减慢	氯苯那敏
H_2	胃壁细胞	分泌增多	西咪替丁
	血管	扩张	雷尼替丁
	心室肌、窦房结	收缩加强，心率加快	
H_3	中枢与外周神经末梢	负反馈性调节组胺合成与释放	噻普酰胺

组胺主要用于疾病诊断和实验室研究，如胃分泌功能检查、麻风病的辅助检查等，临床应用已逐渐减少，但其受体阻断药在临床上却有重大价值。

第二节 组胺受体阻断药

组胺受体阻断药是一类能竞争性阻断组胺与其受体结合，从而产生抗组胺作用的药物，故又称抗组胺药。该类药包括 H_1 受体阻断药和 H_2 受体阻断药。

案例分析

张先生，25 岁，出租车司机，2 d 前吃海鲜后，右上肢出现一红色的丘疹，伴瘙痒，搔抓后皮疹增大呈风团样，并逐渐增多，扩散至全身，入院治疗，经医生检查诊断为急性荨麻疹。

问题：① 该患者可用什么药物进行治疗？② 用药过程中应该注意什么问题？

一、H_1 受体阻断药

常用的 H_1 受体阻断药能与组胺竞争 H_1 受体，通过阻断组胺的 H_1 型效应而发挥抗过敏作用。人工合成的 H_1 受体阻断药很多，根据其作用特点分为一代和二代 H_1 受体阻断药。苯海拉明(苯那君)、异丙嗪(非那根)、氯苯那敏(扑尔敏)、赛庚啶等，这些通常被称为第一代 H_1 受体阻断药，大多存在一定的中枢镇静的副作用；而阿司咪唑(息斯敏)、特非那定(敏迪)等，则是第二代无嗜睡作用的 H_1 受体阻断药。但由于心肌的不良反应，目前这类药的使用也受到一些质疑。常用 H_1 受体阻断药的作用特点见表 5－2－2。

表 5－2－2　H_1 受体阻断药的药理作用比较

药　名	镇静	抗晕止吐	抗胆碱	作用维持时间/h
异丙嗪(非那根)	强	中等	强	4～6
苯海拉明(苯那君)	强	中等	强	4～6
氯苯那敏(扑尔敏)	弱	无	中等	4～6
赛庚啶	弱	无	弱	4～8
苯茚胺	略兴奋	无	中等	6～8
阿司咪唑(息斯敏)	无	无	无	＞12
特非那定(敏迪)	无	无	无	12～24
美克洛嗪(敏可嗪)	弱	强	弱	12～24

【体内过程】多数 H_1 受体阻断药口服或注射均易吸收，15～30 min 起效，2～3 h 达峰值，一般持续 4～6 h。阿司咪唑、特非那定因其代谢产物尚有活性，作用时间可持续 12～24 h。药物在体内分布广泛，第一代的 H_1 受体阻断药都易进入中枢神经系统，并且与脑内的 H_1 受体有高度的亲和力。阿司咪唑、特非那定不易透过血脑屏障，无明显中枢抑制作用。药物主要在肝内代谢后经肾排泄。

【药理作用】

1. 外周抗组胺 H_1 型作用　H_1 受体阻断药通过竞争性地与 H_1 受体结合，占据受体但无内在活性，从而发挥对抗组胺及其类似物的作用，能完全对抗组胺引起的支气管、胃肠及子宫平滑肌的收缩作用，并能部分对抗组胺引起的血管扩张和毛细血管通透性增加。可缓解或消除内源性组胺释放引起的过敏症状。对组胺 H_2 受体过度兴奋时引起的胃酸分泌增多无效。

2. 中枢作用　第一代 H_1 受体阻断药大多数易通过血脑屏障进入脑内，阻断中枢 H_1 受体的觉醒反应，产生镇静与嗜睡作用。作用强度因个体敏感性和药物品种而异，以苯海拉明最强，氯苯那敏较弱。苯茚胺与以上药物不同，略有中枢兴奋作用。第二代 H_1 受体阻断药阿司咪唑、特非那丁等因不易通过血脑屏障，几乎无中枢抑制作用。

3. 抗胆碱作用　第一代 H_1 受体阻断药大多有抗晕、镇吐作用，并能减少唾液腺和支气管腺体分泌，以苯海拉明、异丙嗪最为明显。这可能与中枢性抗胆碱作用有关，第二代 H_1 受体阻断药几乎无抗胆碱作用。

4. 其他作用　较大剂量的苯海拉明、异丙嗪有局麻作用，对心脏表现为奎尼丁样作用；赛庚啶有较强的抗 5-HT 作用。

【临床应用】

1. 变态反应性疾病　H_1 受体阻断药对荨麻疹、花粉症和过敏性鼻炎等皮肤黏膜变态反应效果良好；对昆虫咬伤引起的皮肤瘙痒和水肿也有良效；对药疹和接触性皮炎有止痒效果；对支气管哮喘患者几乎无效；对过敏性休克无效，但用于输血、输液反应有一定的防治效果。

2. 晕动病及呕吐　第一代 H_1 受体阻断药如苯海拉明、异丙嗪、布可立嗪、美克洛嗪由于有中枢和外周抗胆碱作用及对中枢的抑制作用，对晕动病、妊娠呕吐及放射病呕吐有镇吐作用；茶苯海明（乘晕宁）是由氨茶碱与苯海拉明形成的复盐，其抗晕动作用较好，防晕动病应在乘车、船前 15～30 min 服用。

3. 失眠症　第一代 H_1 受体阻断药中对中枢抑制作用较强的药物如异丙嗪等可治疗失眠症，对于变态反应性疾病引起的焦虑失眠患者更为合适。

4. 其他　异丙嗪与氯丙嗪、哌替啶组成冬眠合剂，用于人工冬眠。异丙嗪由于对支气管平滑肌有轻度的松弛作用，又有抗组胺和中枢抑制作用，也常作为复方镇咳祛痰药的成分。

【不良反应】

1. 中枢症状　常见有镇静、嗜睡、乏力等。服药期间不宜驾车船、操纵机器或从事高空作业，以免发生意外。少数患者则有烦躁、失眠的症状。

2. 胃肠症状　因第一代 H_1 受体阻断药具有抗胆碱作用，用药后可出现口干、便秘等，故青光眼、尿潴留、幽门梗阻者禁用。也可产生恶心、呕吐、腹泻等胃肠道刺激症状，宜餐后服用以减轻症状。阿司咪唑宜餐前 1 h 服用，以防食物影响药效发挥。

3. 其他反应　美克洛嗪可致动物畸胎，妊娠早期禁用。特非那定、阿司咪唑大剂量或长期应用，可能发生 Q－T 间期延长，产生尖端扭转型室性心动过速。

二、H_2 受体阻断药

H_2 受体阻断药是一类选择性阻断 H_2 受体，拮抗组胺引起的胃酸分泌，主要用于治疗消化性溃疡的药物。临床常用的 H_2 受体阻断药有西咪替丁、雷尼替丁、法莫替丁等。

西咪替丁（cimetidine，甲氰咪胍）

【体内过程】口服给药半小时起效，1～2 h 血浆浓度达到高峰，$t_{1/2}$ 为 2 h，持续作用时间约 4 h。生物利用度为 60%～75%。可透过血脑屏障，血浆蛋白结合率为 25%，30%的药物在肝内代谢，40%～70%以原形经尿排泄，部分经乳汁排泄。

【药理作用】

1. 抑制胃酸分泌　竞争性拮抗胃壁细胞膜上 H_2 受体，有显著抑制胃酸分泌的作用，能显著抑制基础和夜间胃酸分泌，也能抑制由组胺、五肽胃泌素、胰岛素、食物及茶碱等所引起的胃酸分泌。同时还能轻度抑制胃蛋白酶的分泌。

2. 其他作用 拮抗组胺对心脏的正性肌力作用和正性频率作用，也能部分拮抗组胺的血管舒张和降压作用。

【临床应用】

1. 消化性溃疡 用于治疗胃和十二指肠溃疡，能减轻疼痛，促进愈合。尤以对十二指肠溃疡效果更佳，优于胃溃疡，一般4～6周为一疗程，但停药后复发率高。

2. 其他 用于治疗胃食管反流症、卓-艾综合征、急性上消化道出血、胃泌素瘤等。

【不良反应】

1. 中枢神经系统 常见头痛、头晕、乏力、嗜睡，剂量过大时可出现不安、语言不清、精神错乱、幻觉、惊厥等中枢症状，多见于老人、幼儿及肝肾功能不全患者。

2. 消化系统 可出现口干、恶心、呕吐及便秘，一过性谷丙转氨酶增高，偶尔可致中毒性肝炎及急性胰腺炎。

3. 泌尿系统 可致肾衰竭、急性间质性肾炎。用药期间注意检查肾功能。

4. 血液系统 少数患者可出现粒细胞减少、血小板减少及自身免疫性溶血性贫血等。用药期间注意查血常规。

5. 循环系统 静脉注射偶致心动过缓、房室传导阻滞及血压骤降。

6. 其他 长期较大剂量服用有对抗雄激素的作用，男性患者可出现乳房发育、阳痿和性欲减退，女性患者可出现溢乳。

雷尼替丁(ramitidine，呋喃硝胺)

选择性比西咪替丁高，抑制胃酸分泌和保护胃黏膜的作用与西咪替丁相似，但抗酸作用为西咪替丁的4～10倍。治疗量不改变血催乳素、雄激素浓度。口服易吸收，生物利用度约为52%，达峰时间1～2 h，作用维持8～12 h，$t_{1/2}$为2～3 h。

用于治疗消化性溃疡，可缓解溃疡病症状，促进溃疡愈合，减少复发。

常见的不良反应有头痛、头晕、幻觉、躁狂等，静脉注射可致心动过缓，偶见白细胞、血小板减少，血清转氨酶升高，男性乳房发育等，停药后恢复正常。

法莫替丁(famotidine)

法莫替丁的作用与西咪替丁相似，抑制胃酸分泌的作用为西咪替丁的40～50倍，为雷尼替丁的7～10倍，无抗雄激素的作用，也不影响血催乳素浓度。本药口服易吸收，生物利用度约50%，达峰时间2～3 h，作用维持12 h以上，血浆$t_{1/2}$约3 h。

口服用于治疗消化性溃疡、反流性食管炎；对卓-艾综合征及上消化道出血患者可采用静脉给药。

不良反应发生率约25%，偶见口干、恶心、食欲不振、腹泻及血清转氨酶升高；极少数患者可见头痛、心率加快、血压升高等。减量或停药后恢复正常。

目标检测

一、选择题

1. 组胺是活性物质之一，广泛存在体内哪种细胞内 ( )

A. 嗜酸性粒细胞　　B. 嗜中性粒细胞

C. 肥大细胞　　D. 巨噬细胞

E. 上皮细胞

2. H_1 受体激动后可引起的效应是　（　　）

A. 支气管平滑肌收缩　B. 胃酸分泌增加

C. 肠蠕动减慢　D. 血管收缩

E. 心率减慢

3. H_1 受体阻断药的作用不包括　（　　）

A. 抗过敏　B. 镇静催眠

C. 抑制胃酸分泌　D. 抗胆碱

E. 防晕止吐

4. H_1 受体阻断药治疗过敏性疾病的机制为　（　　）

A. 抑制组胺释放　B. 竞争性阻断 H_1 受体

C. 促进组胺释放　D. 加速组胺分解

E. 与组胺结合

5. 第一代 H_1 受体阻断药最常见的不良反应为　（　　）

A. 恶心、呕吐　B. 腹痛、腹泻

C. 便秘　D. 粒细胞减少

E. 嗜睡、乏力

6. 下列哪种药物不是 H_1 受体阻断药　（　　）

A. 苯海拉明　B. 异丙嗪

C. 氯苯那敏　D. 西咪替丁

E. 赛庚啶

7. 下列哪种药物中枢抑制作用最强　（　　）

A. 异丙嗪　B. 氯苯那敏

C. 赛庚啶　D. 西咪替丁

E. 雷尼替丁

8. 镇吐作用最强的药物是　（　　）

A. 氯苯那敏　B. 苯海拉明

C. 赛庚啶　D. 西咪替丁

E. 雷尼替丁

9. 下列临床疾病中用 H_1 受体阻断药治疗无效的是　（　　）

A. 过敏性疾病　B. 晕动病

C. 失眠症　D. 消化性溃疡

E. 止吐

10. 下列哪种过敏性疾病用 H_1 受体阻断药疗效较差　（　　）

A. 荨麻疹　B. 昆虫咬伤所致的瘙痒

C. 过敏性休克　D. 过敏性鼻炎

E. 接触性皮炎

二、简答题

1. 组胺受体有几种类型？分别产生哪些效应？

2. 简述 H_1 受体阻断药的药理作用、临床应用及常见不良反应。

第三单元　消化系统药物

学习目标

1. 知识目标

（1）掌握常见助消化药、抗消化性溃疡药、止吐药、泻药和止泻药的药理作用、临床应用及不良反应。

（2）了解其他消化系统药物的作用特点。

2. 能力目标

（1）能根据患者病情选用合适的助消化药、抗消化性溃疡药、止吐药、泻药和止泻药。

（2）能判断患者的用药是否合理。

3. 素质目标

具备医药行业法治观念与职业操守，牢固树立用药安全意识。

第一节　助消化药

稀盐酸（dilute hydrochloric acid）

稀盐酸为体积分数为10%的盐酸溶液。口服给药时，其能够增加胃内酸度，进而增强胃蛋白酶的活性。进入十二指肠后，可以促进胰液、胆汁的分泌，有助于钙、铁的吸收。用于治疗各种原因引起的胃酸缺乏症，以及消化不良等。常用量一次 0.5～2 mL，于饭前或饭中用水稀释后服用（常与胃蛋白酶同服），使胃黏膜免受刺激。

干酵母（Saccharomyces siccum，酵母）

干酵母为麦酒酵母的干燥菌体，含多种 B 族维生素，如维生素 B_1、维生素 B_2、维生素 B_6、维生素 B_{12}、肌醇、烟酸、叶酸等。嚼碎服用较好。用于食欲不振、消化不良及 B 族维生素缺乏症的辅助治疗。

胰酶（pancreatin）

胰酶是自牛、猪、羊等动物的胰腺中提取的多种酶的混合物，主要含有胰蛋白酶、胰脂肪酶和胰淀粉酶，能够消化蛋白质、淀粉，对脂肪也有消化作用。多制成肠溶片，因为其在 pH 小于 4 时活性降低，故在服用时应吞服，不得嚼碎。临床上主要用于治疗消化不良、慢性胰腺炎引起的消化障碍。

乳酶生（lactasin，表飞鸣）

乳酶生为活的乳酸杆菌制成的干燥制剂，在肠道分解由糖类生成的乳酸而使酸性升高，抑制肠道病原体的繁殖，预防蛋白质腐败产生气体。临床上用于治疗消化不良及小儿消化不良引起的腹泻等。

乳酶生不宜与吸附剂（如白陶土、活性炭等）、抗菌药（如四环素等）或者抗酸药合用，以免影响疗效。

第二节　抗消化性溃疡药

消化性溃疡(peptic ulcer)是一种发病率比较高的常见病。抗消化性溃疡药的作用是减轻溃疡病症状而使其愈合,从而减少溃疡病及其并发症的复发。使用抗酸药降低胃液中胃酸的浓度,会使胃蛋白酶的活性下降,因为消化性溃疡的形成是由胃酸和胃蛋白酶的自身消化引起的。再者,近10年来的研究表明,幽门螺杆菌(Hp)也是导致消化性溃疡的主要原因之一,所以在治疗时,也应该考虑使用抗幽门螺杆菌的药物。这样能使对胃肠道的"攻击因子"作用减弱,同时使用对胃黏膜有保护作用的药物如硫糖铝等修复或者增强"防御因子"的作用。

知识卡片

消化性溃疡的发病原因是胃肠道的"攻击因子"(胃酸、幽门螺杆菌感染、胆汁反流、高盐饮食等)和"防御因子"(胃黏液、HCO_3^-的分泌、黏膜屏障等)的失衡。

目前,常用的抗消化性溃疡病的药物,按其来源和作用机理,可以分为:抗酸药,如氢氧化铝、氧化镁、碳酸钙等;抑制胃酸分泌药,有H_2受体阻断药如西咪替丁、雷尼替丁等,M受体阻断药如哌仑西平等;质子泵抑制药,如奥美拉唑等;胃泌素受体阻断药,如丙谷胺;溃疡面保护药,如硫糖铝、枸橼酸铋钾等;抗幽门螺杆菌药。

案例分析

赵某,男,45岁。上腹部烧灼痛反复发作,常发生于空腹时或夜间,手按之疼痛,伴反酸、嗳气半年余。胃液分析示:胃酸分泌增高。细菌学检查:幽门螺杆菌呈阳性。临床诊断为十二指肠溃疡。请思考患者应如何用药?应注意什么问题?

一、抗酸药

抗酸药系呈弱碱性物质,口服后能直接中和胃酸,减少胃酸对溃疡面的刺激,能够减轻疼痛和促进溃疡愈合。随着胃内pH的升高,胃蛋白酶的活性下降。当胃内的pH升至4时,胃蛋白酶的活性极低。有些抗酸药还能形成胶状保护膜,对溃疡面和胃黏膜起到保护作用。

氢氧化铝(aluminum hydroxide)

氢氧化铝口服不吸收,中和胃酸的作用较强,其凝胶制剂本身可以覆盖于溃疡面起保护作用。临床上用于治疗胃酸过多、胃及十二指肠溃疡等。在肠内产生的不溶性磷酸铝可影响人体对磷的吸收。产生的三氯化铝有收敛作用,可保护溃疡面,但能引起便秘,与氧化镁合用可以克服。肾功能不全患者服用后,可能引起血铝升高及痴呆等中枢神经系统的病变,应予重视。

铝离子与四环素能形成络合物而影响四环素的吸收,使用时应注意。

氧化镁(magnesium oxide)

氧化镁为难吸收性抗酸药,抗酸力强且持久,作用缓慢。中和胃酸时,产生氧化镁,释放出镁离子,而致轻泻作用,与碳酸钙合用或者交替使用可避免。临床上用于治疗胃及十二指肠溃疡等。用药后不产生二氧化碳。

碳酸钙(calcium carbonate)

碳酸钙为难吸收的抗酸药,中和胃酸的作用强而持久。临床上用于治疗胃及十二指肠溃疡等。中和胃酸时产生氧化钙和二氧化碳。氧化钙在碱性肠液中形成碳酸钙、磷酸钙而产生便秘作用。二氧化碳可产生嗳气是其缺点。本药可引起继发性胃酸分泌增加,与三硅酸镁、氧化镁交替使用可克服便秘的副作用。

$$CaCO_3 + 2HCl = CaCl_2 + CO_2\uparrow + H_2O$$

铝碳酸镁(aluminium magnesium carbonate)

【药理作用】铝碳酸镁为抗酸药,有明显的抗酸作用和胃黏膜保护作用,可使胃液维持在pH 3~5,从而中和胃酸。其通过吸附和拮抗胃蛋白酶而直接抑制其活性,在胃黏膜上形成一层保护膜从而降低胃酸对溃疡面的刺激。本药对胆酸也有吸附作用。

【临床应用】用于胃及十二指肠溃疡、急慢性胃炎、反流性食管炎,以及针对胃酸过多的胃部不适症状如胃痛、胃灼热感(烧心)、反酸、嗳气、腹胀、恶心、呕吐等的治疗。

【不良反应】偶有便秘、稀便、口干及食欲不振。妊娠前3个月,严重心、肾功能不全者,高镁血症、高钙血症及对本药过敏者慎用。可影响四环素、环丙沙星、氧氟沙星等的吸收,使用时应多加注意。

二、抑制胃酸分泌药

(一)H_2 受体阻断药

H_2 受体阻断药可作用于胃壁细胞膜上的 H_2 受体,使胃酸分泌减少,促进溃疡愈合。用于治疗胃及十二指肠溃疡,其特点是疗程短、见效快、溃疡愈合率高、不良反应少。缺点是突然停药会引起胃酸分泌增高。常用的药物有西咪替丁、雷尼替丁、法莫替丁等。西咪替丁的不良反应发生率较高,为1%~5%。雷尼替丁抗酸作用较西咪替丁强4~10倍,对肝药酶的抑制作用比较弱。法莫替丁的抗酸作用是雷尼替丁的7~10倍,不抑制肝药酶,无抗雄激素的作用。

西咪替丁(cimetidine)

【体内过程】口服易吸收,生物利用度约为50%,有效血药浓度可达3~4 h,血浆蛋白结合率低,$t_{1/2}$ 约为2 h。不易通过血脑屏障,可分布于全身,能够经胎盘进入胎儿体内。部分在体内代谢,代谢物和50%原药经肾脏排出,肾功能受损时排泄量减少。

【药理作用】西咪替丁的结构与组胺相似,能够与胃壁细胞上的 H_2 受体结合,显著抑制各种刺激引起的胃酸分泌,促进溃疡愈合。也能抑制胃泌素分泌。

【临床应用】主要用于十二指肠溃疡的治疗,对胃溃疡也有一定疗效,能显著控制患者的疼痛,减少抗酸药的用量。此外,也可用于反流性食管炎及急性胃炎引起的出血。

【不良反应】主要有头痛、头晕、乏力、腹泻或便秘、皮疹、恶心等。老年患者大剂量使用会出现精神错乱、幻觉、谵妄、惊厥,甚至昏迷。长期大剂量使用会引起内分泌紊乱,男性患者会出现乳房发育、性功能障碍,女性患者出现溢乳、性欲减退等。肝、肾功能不全者用量应加以控制。静脉注射会导致房室传导阻滞及心律失常。

(二)M 受体阻断药

哌仑西平(pirenzepine)

【药理作用及临床应用】哌仑西平能够选择性地阻断胃壁细胞上的 M_1 受体,抑制胃酸的分泌,使胃酸及胃蛋白酶分泌下降。同时,其还有解痉作用。本药主要用于胃及十二指肠溃疡的治疗,与雷尼替丁合用可提高疗效。对应激性溃疡、急性胃黏膜出血等也有治疗作用。

【不良反应】该药在治疗量时可见口干、便秘或腹泻、头痛、视物模糊、嗜睡等。剂量过大可致阿托品样不良反应。对青光眼和前列腺肥大患者影响不明显。

(三) 质子泵抑制药

质子泵抑制药的抑制胃酸作用较 H_2 受体阻断药更加强大而持久,可使胃内的 pH 升至 7。一次用药可以维持抑制胃酸分泌 24 h 以上,同时胃蛋白酶的分泌也减少。体内、外试验证明,质子泵抑制药对幽门螺杆菌有抑制作用。临床上用于治疗消化性溃疡、上消化道出血、反流性食管炎及幽门螺杆菌感染。

目前,临床上使用的质子泵抑制药有:第一代如奥美拉唑,第二代如兰索拉唑,第三代如泮托拉唑、雷贝拉唑。

奥美拉唑(omeprazole)

【体内过程】口服吸收快,1～3 h 可达高峰,食物可延缓其吸收。$t_{1/2}$ 为 0.5～1 h。重复给药生物利用度可达 60%～70%。血浆蛋白结合率为 95%,作用持久。主要在肝内代谢,主要代谢物经肾脏排泄,部分随粪便排出。

【药理作用】奥美拉唑作用于胃黏膜壁细胞,降低胃壁细胞中的 H^+-K^+-ATP 酶的活性,从而抑制胃酸的形成,减少胃酸分泌。作用强而持久。

【临床应用】适用于胃溃疡、十二指肠溃疡、应激性溃疡、反流性食管炎和卓-艾综合征(胃泌素瘤)以及上消化道出血等。

【不良反应】奥美拉唑常见的不良反应是腹泻、恶心、呕吐、腹痛、胃肠胀气及便秘等胃肠道反应,皮疹、头痛、眩晕、嗜睡、失眠等中枢神经系统反应。偶见血清氨基转移酶(ALT、AST)增高。不良反应通常是轻微的,可自动消失。

(四) 胃泌素受体阻断药

丙谷胺(proglumide,二丙谷酰胺)

丙谷胺系氨基酸的衍生物,结构与胃泌素相似。能够阻断胃泌素受体,使胃泌素的分泌下降,胃酸和胃蛋白酶的分泌也减少,并可保护胃黏膜和促使溃疡愈合。用于治疗胃及十二指肠溃疡,也可治疗慢性胃炎、应激性溃疡病。

不良反应比较轻,偶有腹胀、口干、腹泻、便秘、失眠及白细胞减少等。

三、胃黏膜保护药

硫糖铝(sucralfate,胃溃宁)

【药理作用及临床应用】硫糖铝为蔗糖硫酸酯的碱式铝盐。其能够在胃酸的酸性环境下聚合成胶状体,覆盖于胃黏膜与溃疡部位的表面,形成保护层,抵御胃酸和胃蛋白酶的侵袭;同时与胃蛋白酶络合,抑制其活性;并与胃黏膜的蛋白质络合形成保护膜,覆盖于溃疡面。因此,本药有利于黏膜的再生和溃疡的愈合。治疗剂量时,胃蛋白酶活性可下降 30%。常用于治疗胃溃疡、十二指肠溃疡、反流性食管炎。

【不良反应】不良反应发生率低,主要是便秘,有的患者可出现口干、恶心、胃痛、皮疹等。不宜与抗酸药或胃酸分泌抑制药合用,以免影响疗效。

枸橼酸铋钾(bismuth potassium citrate)

【药理作用】枸橼酸铋钾口服后既不中和胃酸也不抑制胃酸分泌,而是在胃液的酸性环境下,形成极微细的氧化铋沉淀,于溃疡部位的表面形成保护薄膜,隔断胃酸、胃蛋白酶及食物对溃疡黏膜的侵袭作用;与胃蛋白酶结合,抑制其活性;能刺激内源性前列腺素的释放,促进溃疡组织的修复和愈合。该药还有清除幽门螺杆菌的作用,使其失去黏附力,导致细胞破裂而死亡。

【临床应用】主要用于胃及十二指肠溃疡,也用于多发溃疡等。

【不良反应】服药期间可有恶心,舌及大便呈黑色,停药后即消失。不可与牛奶及抗酸药同服。儿童、哺乳期妇女应遵医嘱。长期服用这类药物可能造成重金属铋在体内的累积,引起铋中毒。不宜长期服用。肾功能不全者、孕妇禁用。

四、抗幽门螺杆菌药

幽门螺杆菌(*Helicobacter pylori*,Hp)能够寄生在人的胃黏膜上,侵入宿主的免疫防御系统,产生的毒素损害胃及十二指肠黏膜。幽门螺杆菌的毒素及幽门螺杆菌诱导的黏膜炎症反应均能造成胃和十二指肠黏膜屏障的损害,从而产生消化性溃疡、慢性胃炎及胃癌等疾病。抗幽门螺杆菌药可抑制幽门螺杆菌的生长,使溃疡面的感染减轻,达到消化性溃疡疾病的治愈与防止复发的目的。

知识卡片

幽门螺杆菌,1982 年由罗宾·沃伦(Robin Warren)和巴里·马歇尔(Barry Marshall)两位科学家于慢性胃炎的黏膜中发现,两人因此获得了 2005 年的诺贝尔生理学或医学奖。

当前,临床上常用的抗幽门螺杆菌的药物有氨苄西林、阿莫西林、庆大霉素、呋喃唑酮、甲硝唑、替硝唑等。单用一种药物无法根除幽门螺杆菌感染,所以多采用将抗菌药、抑制胃酸分泌药、胶体铋剂联合使用的治疗方案。根据药物组成情况,治疗方案可以分为二联疗法、三联疗法、四联疗法等。

含铋制剂的三联疗法是铋制剂标准剂量+阿莫西林+替硝唑,一日 2 次,疗程 1~2 周。含奥美拉唑的三联疗法是奥美拉唑+阿莫西林+替硝唑,一日 2 次,疗程 2 周,幽门螺杆菌的根除率约为 92%。

第三节 止吐药

恶心、呕吐是许多疾病的常见症状,治疗前应注意找出病因,进行对因治疗,根据病情选用合适的止吐药。该类药物是通过抑制呕吐反射的不同环节而发挥止吐的作用。

一、多巴胺受体阻断药

甲氧氯普胺(metoclopramide,胃复安,灭吐宁)

【药理作用及临床应用】甲氧氯普胺能够抑制中枢催吐化学感受区(CTZ)的多巴胺(DA)受体,较大剂量时也作用于 5-HT 受体,从而产生止吐作用。其可拮抗胃肠道的多巴胺受体,增强胃肠运动,增强从食管到近端小肠的平滑肌运动,增加贲门括约肌的张力,松弛幽门,加速胃内容物的排空。本药用于各种原因所引起的呕吐及胃肠功能失调所致的食欲不振、消化不良、腹胀等。

【不良反应】有锥体外系症状及头晕、乏力、嗜睡等。注射时可引起体位性低血压。

多潘立酮(domperidone)

【药理作用】多潘立酮系多巴胺受体阻断剂,不易通过血脑屏障,主要在外周发挥作用。多潘立酮能阻断胃肠壁的多巴胺受体,加速胃肠蠕动,促进胃的排空,协调胃与十二指肠运动。其作为一种促动力药,能增加消化道的动力,防止食物反流。

【临床应用】用于进食后胃排空延缓、胃食管反流、食管炎引起的消化不良症,诸如嗳气、胃肠胀气、恶心、呕吐等;治疗功能性、器质性、感染性、饮食性、放射性治疗或者化疗所引起的恶心、呕吐。用多巴胺受体激动剂(如左旋多巴等)治疗帕金森综合征所引起的恶心、呕吐等。

【不良反应】可见口干、皮疹、头痛、腹泻、神经过敏、倦怠、嗜睡、头晕等。偶见暂时性、轻度腹部痉挛。有时血清催乳素水平会升高,但停药后即可恢复正常。中枢不良反应较少。婴幼儿及孕妇慎用。对本药过敏者禁用,过敏体质者慎用。

二、5-羟色胺受体阻断药

昂丹司琼(ondansetron,奥丹西龙)

【药理作用及临床应用】昂丹司琼对五羟色胺($5\text{-}HT_3$)受体具有高度选择性的阻断作用,通过阻断中枢及外周神经元五羟色胺($5\text{-}HT_3$)受体而产生强大的止吐作用。用于预防和治疗抗癌药物或放射性治疗所引起的恶心、呕吐及手术后的恶心、呕吐。对晕动病及多巴胺受体激动剂去水吗啡所引起的呕吐无效。

【不良反应】不良反应较轻,可见头痛、静坐不能、便秘、腹痛、腹泻、发疹等。妇女怀孕期特别是妊娠前 3 个月不要使用。对本药过敏者、胃肠梗阻者禁用。哺乳期妇女服用本药时暂停母乳喂养。

第四节　泻药与止泻药

一、泻药

(一)容积性泻药

硫酸镁(magnesium sulfate)

【药理作用】

1. 局部作用

(1) 导泻作用:口服硫酸镁后,在肠道内几乎不被吸收。水溶液中解离出 Mg^{2+} 和 SO_4^{2-} 而导致肠内的渗透压升高,阻止肠内水分的吸收,肠腔容积增大,刺激肠蠕动而致泻。于服药后 2～4 h 排出液样粪便。

(2) 利胆作用:口服高浓度(33%)的硫酸镁溶液或用导管注入十二指肠,能刺激十二指肠黏膜,引起胆囊收缩,排出胆汁而产生利胆作用。

(3) 消炎祛肿:用 50%硫酸镁溶液热敷患处,可产生消炎祛肿的作用。

2. 全身作用

(1) 抗惊厥作用:注射硫酸镁后,由于提高血液中镁离子的浓度,可抑制中枢神经系统和骨骼肌松弛,因而产生抗惊厥作用。肌松作用是由于镁离子对抗钙离子参与神经递质的释放和骨骼肌收缩引起的。

(2) 扩张血管作用:注射给药以后,因为镁离子可对抗钙离子收缩血管的作用,松弛外周血管平滑肌,使外周阻力下降,从而降低血压,且降压作用比较强。

【临床应用】

(1) 用于排出肠内毒物及服用某些驱肠虫药后导泻。

(2) 治疗阻塞性黄疸、慢性胆囊炎和胆石症。

(3) 用于各种原因引起的惊厥,尤其是子痫的惊厥。

(4) 用于治疗高血压危象和高血压脑病,以及妊娠中毒症。

【不良反应】

(1) 硫酸镁注射过量或静脉注射过快,可使血镁升高而出现中枢抑制中毒,应静脉注射钙盐进行对抗,以缓解神经系统症状。

(2) 硫酸镁用于导泻时,可引起盆腔充血,故孕妇、月经期妇女应禁用。

(3) 肾功能不全者或老年患者应禁用。

(4) 中枢抑制药中毒者也应禁用,以防止加重中枢抑制。

知识卡片

中枢抑制药中毒时,可由于少量镁离子的吸收抑制中枢神经系统而加重中毒,应选用硫酸钠导泻。

(二) 接触性泻药

比沙可啶(bisacodyl)

比沙可啶口服后在肠道被细菌的酶迅速地转化为去乙酰基代谢产物,通过抑制 Na^+-K^+-ATP 酶而阻止水和电解质吸收,使肠内容物增加。

口服后 6～10 h 起效,直肠给药 15～60 min 排便。适用于慢性便秘及术前需要排出肠内容物的患者。

比沙可啶刺激性比较强,服药后少数患者有腹胀感,孕妇慎用。

(三) 润滑性泻药

甘油(glycerine)

临床上使用的开塞露系由 50%甘油生产的制剂,用时将药液经肛门直接注入直肠。由于高渗压刺激直肠引起排便反射,并有局部润滑作用,几分钟后即可排便,作用快而温和,不影响营养物质的吸收。本药主要用于轻度便秘,老年体弱、儿童患者尤为适宜。

二、止泻药

地芬诺酯(diphenoxylate,苯乙哌啶)

地芬诺酯系人工合成品,为哌替啶的衍生物,无镇痛作用。其与吗啡的肠道作用类似,直接作用于肠道平滑肌,抑制肠黏膜感受器,具有收敛及减少肠蠕动的作用。止泻作用比较强,适用于急、慢性功能性腹泻。

不良反应少,偶有腹部不适、失眠、烦躁等,长期服用可产生依赖性。肝病患者慎用。

鞣酸蛋白(tannalbin)

鞣酸蛋白由鞣酸和蛋白质制成。口服后在肠道可分解释放出鞣酸而起收敛作用,使肠黏膜表面蛋白质凝固,形成保护膜,使黏膜受到的刺激减轻,炎性渗出减少,从而发挥收敛止泻的作用。本药用于胃肠炎所引起的腹泻和非细菌性腹泻。

蒙脱石(smectite)

蒙脱石为天然双八面体蒙脱石微粒粉剂,具有层纹状结构和非均匀性电荷分布。蒙脱石可吸附消化道的病毒、病菌及其产生的毒素，使其固定在肠腔表面，然后随肠蠕动排出体外，失去致病作用；也可促进肠道的吸收作用，缓解幼儿由于双糖酶降低或糖脂消化不良的腹泻。本药用于成人及儿童急、慢性腹泻。不良反应是少数患者可出现轻微便秘。

目标检测

一、选择题

1. 能中和胃酸、治疗溃疡病，又能治疗酸中毒的药物是　（　　）

A. 碳酸钙　　B. 氢氧化镁
C. 氢氧化铝　　D. 氧化镁
E. 碳酸氢钠

2. 抑制胃酸分泌作用最强的抗溃疡药是　（　　）

A. 奥美拉唑　　B. 西咪替丁
C. 雷尼替丁　　D. 法莫替丁
E. B 和 C 都是

3. 雷尼替丁抗溃疡病的机制为　（　　）

A. 阻断 H_1 受体而减少胃酸分泌
B. 直接减少胃酸分泌
C. 选择性地阻断胃壁细胞上的 M_1 受体，抑制胃酸的分泌
D. 抑制 H^+-K^+-ATP 酶而使胃酸分泌减少
E. 抑制碳酸酐酶而减少胃酸分泌

4. 当中枢抑制药过量致中毒时，导泻不宜用　（　　）

A. 酚酞　　B. 比沙可啶
C. 硫酸镁　　D. 甘油
E. 液体石蜡

二、简答题

1. 简述多潘立酮的药理作用与临床应用。

2. 简述铝碳酸镁的药理作用与临床应用。

第四单元　呼吸系统药物

学习目标

1. 知识目标

(1) 掌握可待因、氯化铵、溴己新、氨茶碱的药理作用、临床应用及不良反应。

(2) 熟悉喷托维林、右美沙芬的作用和临床应用。

2. 能力目标

(1) 能解释清楚喘、咳、痰三者之间的关系。

(2) 能指导患者合理用药。

3. 素质目标

具有高度的责任心和同情心、较强的适应能力、良好的忍耐力及自我控制力。

呼吸系统疾病的主要临床症状是咳、痰、喘,三者往往同时存在并相互促进。这些症状若长期反复出现,不仅影响患者的生活质量,严重时还会危及患者的生命。因此,在进行对因治疗时还应及时使用平喘药、镇咳药、祛痰药进行对症治疗,以迅速控制症状。

案例分析

李某,男,60岁。1990年以来,咳嗽、咳痰加重,早晚尤剧,有时伴气短。每日痰量为10～20 mL,为白色泡沫样,经用青霉素和止咳、化痰药等药物治疗好转。近来,咯黄色脓性痰,不易咯出。心悸、气急加重,进食少许即觉上腹部饱胀不适,并有轻度恶心。医师诊断为慢性支气管炎,应用抗生素和祛痰药溴己新治疗。请思考该如何用药?应注意什么问题?

第一节　镇咳药

咳嗽系一种保护性、防御性的反射作用,同时也是呼吸系统疾病的主要症状表现。轻度、不频繁的咳嗽有利于排出痰液或者呼吸道的异物,一般来说无须使用镇咳药,可以自行缓解。但是有痰而严重的咳嗽或者强烈无痰的咳嗽,会给患者带来疲劳和痛苦,影响休息,消耗其体力和精力,并引起其他疾病和合并症。因此,应用镇咳药进行及时治疗是有必要的。

目前,临床上常用的镇咳药可分为中枢性镇咳药和外周性镇咳药两种。

一、中枢性镇咳药

中枢性镇咳药可分为依赖性和非依赖性镇咳药两种。前者如可待因,镇咳作用强大,但由于具有依赖性,所以在麻醉药品管理范畴。非依赖性镇咳药如右美沙芬等是目前临床上使用广泛、品种较多的药物。

知识卡片

可待因的希腊文 codeine 是“罂粟的头”。皮埃尔·让·罗比凯(Pierre Jean Robiquet)于1832年从鸦片中分离得到可待因。

可待因(codeine,甲基吗啡)

【体内过程】口服后易吸收,其生物利用度是40%～70%,主要分布于肺、肝、肾和胰。本品易于透过血脑屏障，又能透过胎盘。血浆蛋白结合率一般在25%左右。$t_{1/2}$ 为 3～4 h。主要在肝脏内代谢，约 15%脱甲基而转化为吗啡。经肾排泄，主要为葡萄糖醛酸结合物。

【药理作用】可待因对延髓的咳嗽中枢有选择性的直接抑制作用，镇咳作用强而迅速。作用持续时间镇咳为 4～6 h，镇痛为 4 h。其镇咳作用强度约为吗啡的 1/4，镇痛作用强度为吗啡的 1/12～1/7。

【临床应用】用于其他镇咳药治疗无效的剧烈无痰的频繁干咳，用于中度以上疼痛的镇痛。尤其适用于胸膜炎干咳伴随胸痛患者。

【不良反应】偶有恶心、呕吐、便秘、眩晕等副作用，过量可产生兴奋、烦躁不安和呼吸抑制，小儿用量过大可致惊厥。长期使用可产生耐受性和依赖性。痰多且黏稠者禁用。

右美沙芬（dextromethorphan，右甲吗喃）

右美沙芬为人工合成的吗啡衍生物。镇咳作用与可待因相似或较强，起效快，但无镇痛作用，无依赖性和耐受性。治疗量对呼吸中枢无抑制作用。本药适用于上呼吸道感染和急、慢性支气管炎等所致的咳嗽及干咳。常与抗组胺药合用。

不良反应有头晕、嗜睡、口干、便秘、恶心、呕吐、兴奋和精神错乱等。过量可能导致死亡或者其他副作用，应予重视。孕妇及哮喘、肝病、痰多者慎用。

喷托维林（pentoxyverine，咳必清）

【药理作用】喷托维林是一种兼有中枢及外周镇咳作用的药物。对咳嗽中枢有直接的抑制作用，镇咳作用约为可待因的 1/3，但无成瘾性，并有局部麻醉作用及阿托品样作用。该药能抑制呼吸道感受器及传入神经末梢，松弛支气管平滑肌痉挛，其外周的镇咳作用比较弱。

【临床应用】用于上呼吸道感染所致的干咳、阵咳、小儿百日咳等。

【不良反应】不良反应轻，偶有头晕、恶心、口干、便秘等副作用，故青光眼、前列腺肥大、多痰患者禁用。

二、外周性镇咳药

苯佐那酯（benzonatate，退嗽）

苯佐那酯系局部麻醉药丁卡因的衍生物，因其局麻作用较强，属于局麻性末梢镇咳药。本药能够显著地抑制肺部牵张感受器及感觉神经末梢，阻断咳嗽反射的传入冲动，产生镇咳作用。中枢镇咳作用较弱。优点是不抑制呼吸。适用于急性支气管炎、支气管哮喘、肺炎等引起的干咳或阵咳。不良反应有轻度的头晕、嗜睡、眩晕、胸闷、口干，偶有皮疹、鼻塞等。多痰者禁用。服用时不要咬碎药丸。

苯丙哌林（benproperine，咳快好）

苯丙哌林系非依赖性镇咳药，兼有外周与中枢镇咳作用，对咳嗽中枢和肺及胸膜的牵张感受器都有抑制作用，尚有对平滑肌的松弛作用。其镇咳作用比可待因强 2～4 倍，不引起便秘，也不抑制呼吸。适用于刺激性干咳及各种原因引起的阵咳。不良反应比较轻，偶有头晕、乏力、口干、食欲不振、胸闷或皮疹等。对该药过敏者禁用。服用时不要咬碎药片。

第二节 祛痰药

一、恶心性祛痰药

氯化铵(ammonium chloride)

【药理作用及临床应用】氯化铵口服后能够刺激胃黏膜,引起轻度恶心,反射性地引起呼吸道腺体分泌增加使痰液变稀。另外,少量被吸收入血后,可经呼吸道黏膜排出,因渗透压而带出水分,稀释痰液,使痰液易于咳出。本药用于急性呼吸道感染而痰液黏稠不易咳出的患者,常与其他药物制成复方制剂使用。

氯化铵系偏酸性盐,口服吸收能酸化体液和尿液,用于治疗碱血症或者用于酸化尿液。

【不良反应】空腹服用对胃有刺激作用,引起恶心、呕吐、胃部不适等,应餐后服用。口服过量可引起酸中毒。严重的肝、肾功能不全者及溃疡病患者慎用。

愈创甘油醚(cuaifensin)

愈创甘油醚经口服给药后,能够刺激胃黏膜,反射性地引起支气管分泌增加,从而达到较强的祛痰作用。此外,其还有较弱的消毒防腐作用,可减轻痰液的恶臭味。该药适用于慢性支气管炎的多痰咳嗽、支气管扩张等症。不良反应少见,偶有胃肠不适、嗜睡等。

二、黏痰溶解药

溴己新(bromhexine,溴己胺、必嗽平)

【药理作用】溴己新系黏痰溶解药,可使痰中的黏多糖纤维素或黏蛋白裂解,抑制黏多糖的合成,降低痰液黏度。其可作用于气管、支气管腺体的黏液细胞,使之分泌黏滞性较低的黏蛋白,降低痰液的黏稠性,使黏痰减少。该药还可刺激胃黏膜,使呼吸道的腺体分泌增加,痰液变稀,易于咳出。

> **知识卡片**
> 溴己新为热带植物鸭嘴花植物中提取的鸭嘴花碱(vasicine)经结构改造得到的半合成品,常用其盐酸盐。

【临床应用】用于慢性支气管炎、哮喘、支气管扩张、硅肺等有白色黏痰又不易咯出的患者。

【不良反应】偶见恶心、胃部不适等,溃疡病及肝功能不全患者慎用。

标准桃金娘油(myrtol standardized enteric capsules,吉诺通)

【药理作用】该药可重建上、下呼吸道的黏液纤毛清除系统的清除功能,从而稀化和碱化黏液,增强黏液纤毛运动,黏液移动速度显著增加,促进痰液排出。此外,其尚有抗炎作用,能通过减轻支气管黏膜肿胀而起到舒张支气管的作用。该药对细菌和真菌亦具有杀菌作用,并能消除呼吸时的恶臭气味,使呼吸有清新感受。

> **知识卡片**
> 标准桃金娘油为德国保时佳大药厂生产的产品。系微黄色透明肠溶软胶囊,内容物为无色至微黄色的油质液体,气芳香。有成人装和儿童装两种规格。宜在餐前 30 min 用较多的凉开水送服。勿将软胶囊掰开或咀嚼服用。

【临床应用】临床上适用于急、慢性支气管炎痰多患者,也适用于支气管扩张、慢性阻塞性肺疾病、肺结核、硅肺等患者。

【不良反应】极少,偶有胃肠道不适或原有的肾结石和胆结石移动。过敏反应少见,如皮疹、面部浮肿、呼吸困难和循环障碍。软胶囊不可打开或嚼破后服用。对本药过敏者禁用。

第三节　平喘药

哮喘是由多种细胞特别是肥大细胞、嗜酸性粒细胞和T淋巴细胞参与的慢性呼吸道炎症；在易感者中此种炎症可引起反复发作的喘息、气促、胸闷和咳嗽等症状，多在夜间或凌晨发生；此类症状常伴有广泛而多变的呼气流速受限，但可部分地自然缓解或经治疗缓解。平喘药主要是一类能缓解哮喘症状的药物，常用药物有以下五类：① 茶碱类；② β_2 受体激动药；③ M受体阻断药；④ 肥大细胞膜稳定药；⑤ 糖皮质激素类。

知识卡片

哮喘治疗的目标

1. 尽可能地控制症状，包括夜间症状。
2. 改善活动能力和生活质量。
3. 使肺功能接近最佳状态。
4. 预防发作及加剧。
5. 提高自我认识和处理急性加重的能力，减少急诊或住院次数。
6. 避免引起其他医疗问题。
7. 避免药物的副作用。
8. 预防哮喘引起的死亡。

一、茶碱类

茶碱是茶中所含的白色不定形结晶状生物碱，为甲基黄嘌呤类衍生物，具有松弛平滑肌、兴奋心肌及利尿的作用。临床上较为常用的有氨茶碱、胆茶碱、二羟丙茶碱、茶碱乙醇胺和思普菲林等。

氨茶碱（aminophylline）

氨茶碱是临床使用多年且国内应用最广泛的茶碱与乙二胺的复盐制剂，其中乙二胺能增强药效。

【体内过程】口服给药能迅速被吸收。在体内氨茶碱释放出茶碱，后者的蛋白结合率为60%。$t_{1/2}$ 为3～9 h。在体内的代谢有个体差异。空腹状态下口服本药，2 h血药浓度达峰值。大部分以代谢产物的形式通过肾排出，10%以原形排出。

【药理作用】本药对呼吸道平滑肌有直接松弛作用。其作用机理比较复杂，过去认为是通过抑制磷酸二酯酶，使细胞内cAMP含量提高所致。近来实验认为茶碱的支气管扩张作用部分是内源性肾上腺素与去甲肾上腺素释放的结果。此外，茶碱是嘌呤受体拮抗剂，能对抗腺嘌呤等物质对呼吸道的收缩作用。茶碱能增强膈肌收缩力，尤其在膈肌收缩无力时作用更显著，因此有益于改善呼吸功能。

氨茶碱还有一定的免疫调节、抗炎作用，以及强心利尿的功效。

【临床应用】适用于支气管哮喘、喘息性支气管炎、慢性阻塞性肺疾病（COPD）等，以缓解喘息症状。由于口服吸收良好，因此临床上有多种缓控释制剂供选择，必要时还可静脉给药。

【不良反应】

（1）氨茶碱的安全范围窄，超量应用易导致癫痫发作或潜在致死性心律失常，因此必要时进行血药浓度监测。

（2）氨茶碱碱性较高，局部刺激性大，口服易致恶心、呕吐、食欲下降等胃肠道反应，宜饭后服用。

（3）尚有中枢兴奋作用，治疗剂量会引起烦躁不安、失眠等，大剂量给药可引起头痛、谵妄以致惊厥等反应。

胆茶碱(choline theophylline)

胆茶碱为茶碱与胆碱的等分子化合物。作用与氨茶碱相似,有松弛支气管及血管平滑肌、强心与利尿作用。口服吸收迅速,对胃黏膜刺激性较小,作用时间亦较长。本药主要用于支气管哮喘,也用于心绞痛、胆绞痛及心源性哮喘等。

二羟丙茶碱(diprophylline,甘油茶碱)

二羟丙茶碱由茶碱与一氯丙二醇在碱性溶液中缩合而制得。平喘作用与氨茶碱相似,但二羟丙茶碱的 pH 近中性,肌内注射无疼痛。本药尤适用于伴有心动过速的哮喘患者或者不能耐受氨茶碱治疗的患者。

二、β_2 受体激动药

选择性作用于 β_2 受体的肾上腺素受体激动药对 β_2 受体有较强的兴奋作用,对 β_1 受体则无明显作用,所以在常规给药时很少产生心血管系统的不良反应。

吸入性 β_2 受体激动药是治疗轻度哮喘患者(患者仅表现偶发间歇性哮喘症状)的首选用药,也是剧烈运动诱发哮喘的有效治疗方法。β_2 受体激动药是强效的支气管扩张剂,能直接起到松弛支气管平滑肌的作用。代表药物有沙丁胺醇(舒喘灵)、克仑特罗、沙美特罗等。

三、M 受体阻断药

M 受体阻断药一般没有 β_2 受体激动药效果明显,它们主要是阻断由迷走神经介导的气道平滑肌收缩和黏液分泌。常用药物有异丙托溴铵、溴化氧托品等。

异丙托溴铵(iprotropine bromide,异丙阿托品)

对支气管平滑肌有较高选择性,松弛支气管平滑肌作用较强,对呼吸道腺体和心血管系统的作用不明显。用于防治支气管哮喘和哮喘性慢性支气管炎,与 β_2 受体激动剂合用可相互增强疗效。异丙托溴铵起效缓慢,几乎无不良反应。

四、肥大细胞膜稳定药

色甘酸钠(sodium cromoglicate)

其作用机制是能稳定肥大细胞的细胞膜,阻止肥大细胞脱颗粒,从而抑制组胺、5-羟色胺等过敏反应介质的释放。该药不是直接的支气管扩张剂,对炎性介质也无拮抗作用,所以能阻断迟发性哮喘的发作,但不能治疗急性哮喘的发作。色甘酸钠起效慢,口服无效,只能微粉吸入或雾化吸入给药。由于其不易被吸收,因而不良反应较少,仅为口苦感和轻度咽喉刺激症。临床上主要用于预防各种类型支气管哮喘的发作,可以减少糖皮质激素的用量。

五、糖皮质激素

糖皮质激素具有强大的抗炎抗免疫作用,而哮喘的发作常常与近期接触过敏原、吸入刺激性物质所致支气管超敏反应及气道黏膜炎症有关,故糖皮质激素也有较好的抗哮喘作用。本类药因副作用较多,不宜长期常规用药,仅用于其他药物无效的哮喘持续状态和重症哮喘。对于每日需要吸入 β_2 受体激动药一次以上的中重度哮喘患者,吸入糖皮质激素是首选用药方式。吸入给药在充分发挥糖皮质激素在气道内抗炎、抗过敏作用的同时,还避免了全身不良反应。重度哮喘患者可能也需要短期使用全身性糖皮质激素,同时

知识卡片

一些临床医生认为糖皮质激素虽然对轻度哮喘有效,但最好还是保留到患者的哮喘严重程度为中度或重度,或必须长期用吸入性糖皮质激素治疗的情况下再使用。

吸入糖皮质激素可以降低其口服糖皮质激素的剂量。

倍氯米松(beclomethasone)

倍氯米松为地塞米松的衍生物,对防治支气管哮喘有确切疗效,几乎无全身不良反应,可长期应用。吸入给药后,本药有10%~25%在支气管和肺部被吸收。倍氯米松吸入剂对支气管和肺组织有较高的特异性,其抗炎作用为口服地塞米松的500倍;同时由于本品吸入剂所用剂量极小,且进入血液循环后在肝脏快速代谢灭活,故几乎无全身副作用。本品起效缓慢,须连续吸入10 d后才能显效,因此用于治疗哮喘发作间歇期及慢性哮喘。对急性或重度哮喘,必须同时静脉注射或口服其他糖皮质激素,也可合用β_2受体激动药或其他支气管扩张药。不良反应少,个别患者用药后可出现声音嘶哑、上呼吸道刺激反应或咽部念珠菌感染。喷药后认真漱口可减轻或避免不良反应,无须停药。罕见不良反应有头痛、乏力、恶心和呕吐等。

临床上常用的糖皮质激素类药物还有布地奈德、氟羟泼尼松龙等。

目标检测

一、选择题

1. 可溶解黏痰的药物是　(　　)

A. 氯化铵　B. 溴己新

C. 右美沙芬　D. 喷托维林

E. 可待因

2. 色甘酸钠能阻断速发性和迟发性哮喘的发作,其起效特点是　(　　)

A. 起效很快　B. 10 min起效

C. 1 h起效　D. 起效慢,需要数天

E. 10 h起效

3. 具有平喘、强心、利尿作用的药物是　(　　)

A. 苯丙哌林　B. 氯化铵

C. 喷托维林　D. 氨茶碱

E. 沙丁胺醇

4. 吸入性β_2受体激动剂治疗哮喘的代表药物是　(　　)

A. 异丙肾上腺素　B. 沙丁胺醇

C. 克仑特罗　D. 沙美特罗

E. 肾上腺素

5. 可以产生耐受性和成瘾性的药物是　(　　)

A. 喷托维林　B. 氨茶碱

C. 可待因　D. 沙美特罗

E. 溴己新

二、简答题

1. 简述可待因的药理作用与临床应用。

2. 简述标准桃金娘油的药理作用与临床应用。

第五单元 子宫平滑肌兴奋药和子宫平滑肌松弛药

◆学习目标◆

1. 知识目标

（1）掌握缩宫素、麦角新碱的药理作用、临床应用及不良反应。

（2）熟悉其他子宫平滑肌兴奋药和子宫平滑肌松弛药的药理作用和临床应用。

2. 能力目标

能根据孕妇的病情特点合理用药。

3. 素质目标

树立正确的人生观、价值观，以救死扶伤、实行人道主义为己任。

第一节 子宫平滑肌兴奋药

子宫平滑肌兴奋药是一类能选择性地兴奋子宫平滑肌，随着剂量和子宫生理状态的不同，使子宫产生节律性收缩或强直性收缩的药物。临床上常用的药物主要分为三类：垂体后叶素类、前列腺素类和麦角生物碱类。

案例分析

张某，女，30岁，因临产入院，查体温36 ℃，呼吸20次/min，脉搏80次/min，血压120/70 mmHg，身高160 cm，体重50 kg，心、肺、肝、肾功能正常，宫高34 cm，腹围116 cm，胎心音148次，宫口未扩张，临产出现子宫收缩无力现象，经诊断为缩宫不良。请思考该如何用药？应注意什么问题？

一、垂体后叶素类

缩宫素（oxytocin，催产素）

最早是从动物的神经垂体中提取，现在为人工合成。

【体内过程】口服极易被消化液所破坏，滴鼻则很快经鼻黏膜吸收，也可采用肌内注射、静脉注射的方式给药。本药经肝、肾代谢，经肾排泄，极少量是原形物。

> **知识卡片**
>
> 缩宫素是大脑产生的一种激素，男女都有。天然缩宫素早在1911年就开始应用于临床治疗滞产，1927年在临床用于引产，而1953年其结构被精确测定并第一次被人工合成。

【药理作用】

1. 子宫平滑肌 选择性地兴奋子宫平滑肌，对子宫平滑肌的收缩力及收缩频率的影响与剂量大小和子宫的生理状态有直接的关系。① 剂量：小剂量缩宫素可使子宫产生节律性收缩，类似于正常分娩，有利于胎儿的娩出；大剂量则引起子宫的强直性收缩，不利于胎儿和母体的生命安全。② 子宫的生理状态：雌激素可以提高子宫对缩宫素的敏感性。妊娠早期孕激素水平高，而妊娠后期雌激素水平逐渐升高，因此妊娠早期子宫对缩宫素不敏感，中后期时敏感性则逐渐增高，临产时达到高峰。

2. 其他 缩宫素可刺激乳腺腺泡周围的肌上皮细胞收缩促进乳汁排出。

【临床应用】

1. 催产和引产　对胎位正常、无产道障碍的宫缩无力性难产，可用小剂量缩宫素促进分娩；对于死胎、过期妊娠或妊娠合并严重疾病（如心脏病）等需提前终止妊娠者，可用小剂量缩宫素做引产。

2. 产后止血　发生产后出血时，应立即肌内或者皮下注射较大剂量缩宫素，使子宫迅速产生强直性收缩，压迫子宫肌层内血管而止血。由于其作用时间较短，故应加用麦角制剂使子宫维持收缩状态。

知识卡片

胎儿娩出后 24 h 内阴道流血量超过 500 mL 者，称为产后出血（postpartum hemorrhage）。

3. 催乳　可在喂奶前 2～3 min 用滴鼻剂滴鼻或经鼻喷雾给药，经黏膜吸收后，可促进乳汁排出。

【不良反应】若剂量过大则可使子宫平滑肌产生强直性收缩，有出现胎儿窒息或子宫破裂的危险，故临床上应严格控制剂量。对产道异常、胎位不正、头盆不称、前置胎盘、三次妊娠以上的经产妇或有剖宫产史的孕妇禁用。对从动物神经垂体中提取的缩宫素制剂应注意可能出现的过敏反应。

垂体后叶素（pituitrin）

垂体后叶素是从动物垂体中提取的粗制剂，里面含有缩宫素和血管升压素两种成分，故对子宫平滑肌的选择性低，且不良反应多，所以本药作为子宫兴奋药已被缩宫素所取代。由于血管升压素有强烈的缩血管升压作用，所以高血压、冠心病、妊娠高血压等患者禁用垂体后叶素。

二、前列腺素类

前列腺素（prostaglandin，PG）是存在于动物和人体中的一类不饱和脂肪酸组成的具有多种生理作用的活性物质，现可人工合成。其作用广泛，对内分泌、生殖、消化、心血管、泌尿和神经系统均有作用。常见药物有地诺前列酮、米索前列醇、硫前列醇等。

【药理作用及临床应用】

1. 兴奋子宫　对子宫可产生与正常生理反应相似的收缩作用，对妊娠初、中期子宫的收缩作用比缩宫素强，对临产前的子宫最为敏感。本类药常用于中期妊娠引产和足月妊娠引产，是一类较为安全有效的引产药。除可静脉滴注外，还可阴道内、羊膜腔内或宫腔内羊膜腔外给药，能兴奋早中期妊娠子宫并导致流产。

2. 抗早孕　地诺前列酮能促进黄体萎缩、溶解，使血中黄体酮水平急剧下降，子宫内膜脱落形成月经；同时还能使子宫收缩，妨碍受精卵着床，所以临床上有催经抗早孕之功效。

【不良反应】静脉滴注时常见不良反应为恶心、呕吐、腹痛、腹泻等胃肠道不良反应，另外少数人还会出现头痛、体温升高、心率加快等，一般停药后即可消失。临床上应注意静脉滴注过量可导致子宫强直性收缩，故应严密观察宫缩情况避免出现子宫破裂。

三、麦角生物碱类

麦角生物碱类是从麦角菌在寄主植物上所形成的菌核中提取的生物碱，主要分为氨基酸麦角碱［包括麦角胺（ergotamine）和麦角毒（ergotoxine）］和氨基麦角碱［如麦角新碱（ergometrine）］。

【体内过程】麦角新碱口服、皮下注射或肌内注射给药吸收快且完全，而麦角胺与麦角毒口服吸收慢且不规则。

【药理作用】

1. 兴奋子宫 能选择性兴奋子宫平滑肌，以麦角新碱的作用为最强。本类药对妊娠子宫比对未孕子宫作用强，临产时及产后子宫最敏感。其对子宫平滑肌的收缩作用较缩宫素强且持久。由于本类药对子宫体及子宫颈的作用无明显的选择性，所以不利于胎儿的娩出，禁用于催产引产。

2. 收缩血管 麦角毒和麦角胺能收缩末梢血管，但大剂量使用会损伤血管内皮细胞，从而造成血栓和肢端坏疽的出现。

3. 阻断α受体 氨基酸麦角碱类能阻断α受体，可翻转肾上腺素的升压作用。

【临床应用】

1. 子宫出血 用于产后、刮宫术后、月经过多等引起的子宫出血。常采用肌内注射的方法使子宫平滑肌出现强直性收缩，机械性压迫血管而止血。

2. 产后子宫复原 产后子宫复原缓慢者容易出血和感染，麦角制剂通过收缩子宫加速其复原。

3. 偏头痛 麦角胺与咖啡因合用可通过收缩脑血管，减轻搏动幅度而治疗偏头痛。

4. 人工冬眠 麦角毒的氢化物具有中枢镇静作用，临床上与异丙嗪、哌替啶可组成冬眠合剂。

【不良反应】妊娠毒血症、高血压、冠心病患者禁用；胎儿及胎盘娩出之前禁用，以免引起子宫破裂、胎儿宫内窒息、胎盘滞留宫内等危险。长期使用易损伤血管内皮细胞，偶见过敏反应。

第二节 子宫平滑肌松弛药

利托君（ritodrine，羟苄羟麻黄碱）

【药理作用及临床应用】对子宫平滑肌上的β_2肾上腺素受体有选择性激动作用，刺激β_2受体可抑制子宫平滑肌的收缩，从而致子宫平滑肌松弛，宫缩强度与频率降低。本药可使子宫活动减少、妊娠期延长、分娩推迟，以利于胎儿发育成熟。静脉给药可立即引起与剂量有关的心率增加，口服则心率增加少且延缓。本药用于防治妊娠早产。

【不良反应】由于利托君在兴奋肾上腺素β_2受体的同时也兴奋β_1受体，因而可引起心率加快、胸闷以及心律失常等。静脉点滴时患者可有心悸，有的甚至出现震颤、恶心、呕吐、头痛等。口服影响较轻，可使心率略增加。妊娠不足20周的孕妇及有严重心血管疾病者禁用。

目标检测

一、选择题

1. 缩宫素的主要不良反应是 （ ）

A. 剂量过大则可使子宫平滑肌产生强直性收缩，有出现胎儿窒息或子宫破裂的危险

B. 腹痛　　C. 低血压

D. 过敏性休克　　E. 恶心、呕吐

2. 用于治疗偏头痛的药物是　（　　）

A. 缩宫素　　B. 前列腺素

C. 麦角制剂　　D. 黄连素

E. 胰岛素

3. 能阻断 α 受体、翻转肾上腺素的升压作用的药物是　（　　）

A. 缩宫素　　B. 前列腺素

C. 麦角新碱　　D. 黄连素

E. 麦角胺

4. 可使乳汁分泌的药物是　（　　）

A. 缩宫素　　B. 前列腺素

C. 麦角新碱　　D. 黄连素

E. 利托君

二、简答题

1. 简述缩宫素的药理作用与临床应用。

2. 简述麦角生物碱类的药理作用与临床应用。

3. 简述前列腺素的作用和用途。

模块六　内分泌系统药理

第一单元　肾上腺皮质激素

学习目标

1. 知识目标

（1）掌握糖皮质激素类药物的药理作用、临床应用和不良反应。

（2）熟悉糖皮质激素类药物的分类、体内过程、用法和禁忌证。

（3）了解盐皮质激素和促皮质激素类药物的作用特点和临床应用。

2. 能力目标

能根据患者的病情、药物的作用和不良反应确定制剂、剂量、用药方法及疗程。

3. 素质目标

具有良好的人际关系，理解、尊重他人，能与人团结协作。

肾上腺皮质激素(adrenal cortical hormones)简称皮质激素，是肾上腺皮质所分泌激素的总称，属甾体化合物(图 6-1-1)。其分为三类：① 盐皮质激素(mineralocorticoid)，由肾上腺皮质最外层的球状带分泌，如醛固酮、去氧皮质酮和皮质酮。② 糖皮质激素(glucocorticoid)，由肾上腺皮质的束状带合成和分泌，如氢化可的松(hydrocortisone)和可的松(cortisone)等，其分泌和生成受促肾上腺皮质激素(ACTH)调节。③ 性激素，由肾上腺皮质网状带分泌。临床常用的皮质激素是指糖皮质激素。

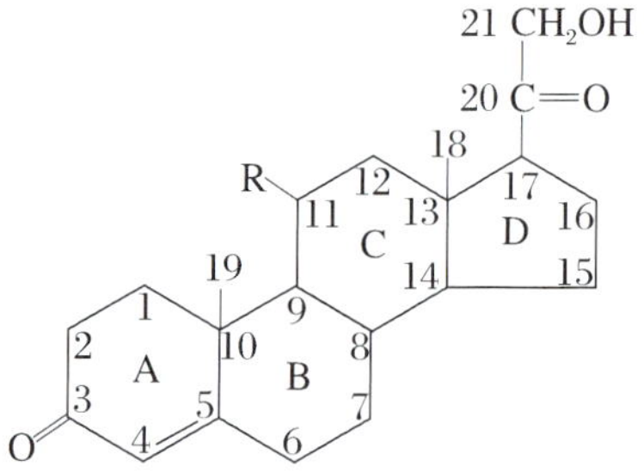

图 6-1-1　肾上腺皮质激素的基本化学结构

案例分析

张某，男，30 岁，因强直性脊柱炎复发住院治疗，医生给予大剂量糖皮质激素，突击治疗，1 个月后出院。请思考该如何用药？应注意什么问题？

第一节　糖皮质激素

【化学结构及构效关系】临床应用的肾上腺皮质激素类药物多数是半合成品。肾上腺皮质激素的基本结构为甾核，构效关系为：C_3 的酮基、C_{20} 的羰基及 C_{4-5} 的双键，是保持生理功能必需的基团；糖皮质激素的 C_{17} 上有—OH，C_{11} 上有═O 或—OH；盐皮质

知识卡片

肾上腺皮质激素的基本结构为类固醇，即由 17 个碳原子组成的 3 个六元环和 1 个五元环，4 个环分别称为 A、B、C、D 环的甾核(图 6-1-1)。

激素的 C_{17} 上无—OH，C_{11} 上无═O 或有 O 与 C_{18} 相连；C_{1-2} 为双键及 C_6 引入—CH_3 则抗炎作用增强、水盐代谢作用减弱；C_9 引入—F，C_{16} 引入—CH_3 或—OH 则抗炎作用更强，水盐代谢作用更弱。

【体内过程】口服、注射均吸收快而完全。可的松或氢化可的松服后 1～2 h 血药浓度达峰值，作用持续 8～12 h。氢化可的松进入血液后，约 90%与血浆蛋白结合。人工合成品与皮质激素转运蛋白结合较少（约 70%），因而作用较强。肝、肾疾病时皮质激素转运蛋白合成减少，使游离型药物增多、作用增强。肝、肾功能不全者，皮质激素灭活减慢、排泄减少，可使 $t_{1/2}$ 延长；甲状腺功能亢进时肝灭活加速，使 $t_{1/2}$ 缩短。可的松和泼尼松在肝内分别转化为氢化可的松和泼尼松龙才有活性，故严重肝功能不全的患者只宜选用氢化可的松或泼尼松龙。

药酶诱导剂（苯巴比妥、利福平和苯妥英钠）可加快糖皮质激素的代谢，合用时需加大糖皮质激素的用量。

按作用时间的长短，糖皮质激素类药可分短效、中效及长效三类。常用的糖皮质激素类药作用特点比较见表 6-1-1。

表 6-1-1　常用的糖皮质激素类药作用特点比较

分类	药物	水盐代谢	糖代谢	抗炎作用	等效剂量/mg	半衰期/h	维持时间/h
短效类	氢化可的松（hydrocortisone）	1	1	1	20	1.5～2.0	8～12
	可的松（cortisone）	0.8	0.8	0.8	25	2.5～3.0	8～12
中效类	泼尼松（prednisone）	0.6	3.5	3.5	5	3.6	12～36
	泼尼松龙（prednisolone）	0.6	4	4	5	2.1～4.0	12～36
	曲安西龙（triamcinolone）	0	5	5	4	>3.3	12～36
长效类	地塞米松（dexamethasone）	0	30	30	0.75	>5.0	36～54
	倍他米松（betamethasone）	0	35	35	0.6	>5.0	36～54
外　用	氟氢可的松（fludrocortisone）	125	12	12			
	氟轻松（fluocinolone acetonide）			40			

【生理作用】主要影响物质代谢，表现在以下几个方面。

1. 糖代谢　糖皮质激素能增加肝糖原、肌糖原含量。能促进糖原异生，减少机体组织对葡萄糖的利用，升高血糖。

2. 蛋白质代谢　糖皮质激素能促进淋巴、胸腺、肌肉、骨骼和皮肤等组织和器官的蛋白质分解，并抑制其合成。

3. 脂肪代谢　短期应用对脂肪代谢无明显影响。长期大量使用会升高血浆胆固醇，激活四肢皮下的脂酶，促进皮下脂肪分解，重新分布在脸、上胸、颈背、腹部，形成如满月脸、水牛背等向心性肥胖。

4. 水盐代谢　糖皮质激素能保钠排钾；大量时还可引起低血钙，长期应用可致骨质脱钙。

【药理作用】

1. 抗炎作用　糖皮质激素对各种原因（物理性、化学性、生物性、免疫性等）所致的炎症都有强大的非特异性抑制作用。其在炎症早期可减轻充血、降低毛细血管的通透性、抑制炎性细胞浸润及吞噬反应,从而缓解红、肿、热、痛等症状;在炎症后期抑制毛细血管和成纤维细胞的增生,延缓肉芽组织的生成,防止粘连及瘢痕形成,减轻后遗症。

知识卡片

炎症反应是机体的一种防御功能,炎症后期的反应更是组织修复的重要过程。糖皮质激素在抗炎的同时,也降低了机体的防御功能,可致感染扩散与伤口愈合迟缓。

2. 抗免疫作用 糖皮质激素对免疫过程的许多环节均有抑制作用。例如,其可抑制巨噬细胞对抗原的吞噬和处理,也可使外周血中淋巴细胞迅速减少,原因可能与淋巴细胞移行至血液以外的组织有关,而不是淋巴细胞溶解所致。小剂量主要抑制细胞免疫,大剂量则能抑制由细胞转化成浆细胞的过程,使抗体生成减少,干扰体液免疫。糖皮质激素还可抑制过敏介质的产生,减轻过敏性症状。

3. 抗内毒素作用 可提高机体对细菌内毒素的耐受力,减轻细胞损伤,减少内热原的释放,缓解毒血症症状,发挥保护机体作用。但不能中和、破坏内毒素,对外毒素无效。

4. 抗休克作用 对各种休克均有效,是其抗炎、抗免疫和抗内毒素作用的综合结果。超大剂量糖皮质激素可用于治疗中毒性、心源性和过敏性休克。

5. 允许作用 糖皮质激素对某些组织细胞虽无直接作用,但可给其他激素发挥作用创造有利条件,称为允许作用(permissive action)。例如,糖皮质激素可增强儿茶酚胺的收缩血管作用和高血糖素的升高血糖作用等。

6. 对血液与造血系统的作用 糖皮质激素能刺激骨髓造血功能,使红细胞、血红蛋白和血小板数量增加;提高纤维蛋白原浓度并缩短凝血时间;使中性粒细胞的数目增多,但抑制中性粒细胞的游走、吞噬及消化等功能;此外,其还能使血中淋巴细胞和嗜酸性粒细胞减少,这可能是这些细胞转移至血液以外组织的缘故。

7. 退热作用 糖皮质激素可能通过抑制体温中枢对致热原的反应性、稳定溶酶体膜、减少内源性致热原的释放,产生迅速而良好的退热作用。

8. 中枢神经系统作用 提高中枢神经的兴奋性,引起欣快、激动、失眠等。这可能与糖皮质激素会减少脑中抑制性神经递质氨酪酸有关。

【临床应用】

1. 替代疗法 用于急、慢性肾上腺皮质功能减退症(艾迪生病)、脑垂体功能减退症及肾上腺次全切除术后等情况。

2. 严重急性感染 主要用于中毒性感染或同时伴有休克者,如中毒性菌痢、暴发型流行性脑脊髓膜炎、中毒性肺炎及败血症等。在应用足量有效的抗菌药控制感染的同时,用糖皮质激素进行辅助治疗。

知识卡片

病毒性感染一般不用激素,因用后可降低机体的防御能力反而使感染扩散。但激素对严重传染性肝炎、流行性腮腺炎、麻疹和乙型脑炎等,有缓解症状的作用。

3. 自身免疫性疾病、过敏性疾病和器官移植排异反应 主要用于抑制免疫作用使症状缓解。① 自身免疫性疾病:如严重风湿热、风湿性心肌炎、风湿性及类风湿性关节炎、全身性红斑狼疮和肾病综合征等应用皮质激素后可缓解症状。一般应采用综合疗法,不宜单用,以免引起不良反应。② 过敏性疾病:临床治疗主要应用肾上腺素受体激动药和抗组胺药物。对严重病例或其他药物无效时,可合用激素。③ 器官移植排异反应:与环孢素等免疫抑制剂合用,疗效更好,并可减少两药的剂量。④ 支气管哮喘:吸入应用效果较好。

4. 解除炎症症状抑制瘢痕形成　用于结核性脑膜炎、脑炎、心包炎、风湿性心瓣膜炎及烧伤后瘢痕挛缩等，早期应用皮质激素可减少炎性渗出，减轻纤维组织过度增生及粘连，防止后遗症的发生。眼科疾病如虹膜炎、角膜炎、视网膜炎和视神经炎等非特异性眼炎，应用后也可迅速消炎止痛、防止角膜混浊和瘢痕粘连的发生。眼前部炎症可局部用药，眼后部炎症则需全身给药。

知识卡片

当肌肉韧带或关节劳损时，可将醋酸氢化可的松或醋酸泼尼松龙混悬液加入普鲁卡因注射液进行肌内注射，也可注入韧带压痛点或关节腔内以消炎止痛。

5. 抗休克　对感染中毒性休克，须与有效足量的抗菌药合用。对过敏性休克，宜首选肾上腺素，对病情较重的患者可合用糖皮质激素。对心源性休克，应与对因治疗相结合。对低血容量性休克，在补充血容量效果不佳时，可用大剂量的糖皮质激素。

6. 血液病　可用于治疗儿童急性淋巴细胞性白血病、再生障碍性贫血、粒细胞减少症、血小板减少症和过敏性紫癜等疾病的治疗。

7. 局部应用　对湿疹、肛门瘙痒、接触性皮炎、银屑病等均有疗效，多采用氢化可的松、泼尼松龙或氟轻松等软膏、霜剂或洗剂局部用药。

【不良反应与防治】单剂量大量使用一般不产生不良反应。若应用数日，除非剂量特大，一般也不产生不良反应。长期大剂量应用易产生不良反应。

1. 长期大剂量应用引起的不良反应

(1) 医源性肾上腺皮质功能亢进：表现为脂质代谢和水盐代谢紊乱，出现满月脸、水牛背、向心性肥胖、皮肤变薄、多毛、水肿、低血钾、高血压、糖尿病、骨质疏松等，一般停药后症状可自行恢复正常。必要时可加用抗高血压药、抗糖尿病药治疗，并采用低盐、低糖、高蛋白饮食及加用氯化钾等措施。

(2) 诱发或加重感染：由于糖皮质激素抑制机体免疫功能，长期应用可诱发感染或使体内潜在病灶扩散。在治疗严重感染时，必须给予有效、足量、敏感的抗菌药。

(3) 消化系统并发症：糖皮质激素可刺激胃酸、胃蛋白酶的分泌并抑制胃黏液分泌，降低胃肠黏膜的抵抗力，故可诱发或加剧胃、十二指肠溃疡，甚至造成消化道出血或穿孔。

(4) 心血管系统并发症：若长期应用，由于水钠潴留和血脂升高可引起高血压和动脉粥样硬化。

(5) 骨质疏松、肌肉萎缩、伤口愈合迟缓等：骨质疏松多见于儿童、绝经期妇女和老年人，严重者可产生自发性骨折。糖皮质激素由于会抑制生长激素的分泌和造成负氮平衡，可影响生长发育。妊娠前 3 个月使用偶可引起胎儿畸形。

2. 停药反应

(1) 医源性肾上腺皮质功能不全：糖皮质激素长期大剂量使用时，通过负反馈可使垂体前叶分泌 ACTH 减少，出现肾上腺皮质功能不全。突然停药则出现恶心、呕吐、食欲不振、低血糖、低血压、休克等症状。因此，停药必须逐步减量。停药后可连续适当应用 ACTH，停药后 1 年内，如遇应激状况，应及时补充足量糖皮质激素。

(2) 反跳现象：指患者对激素产生了依赖性或者病情尚未完全控制，突然停药或者过快减药而致原病恶化的现象。

【禁忌证】肾上腺皮质功能亢进症、抗菌药不能控制的感染、活动性消化性溃疡或角膜溃疡、严重高血压、糖尿病、新近胃肠吻合术、骨折或创伤恢复期、严重的精神病和癫痫等。孕妇慎用。

知识卡片

当适应证与禁忌证并存时，应全面分析、权衡利弊、慎重决定。必要时在其他措施的配合下，应用糖皮质激素帮助患者度过危险期，达到目的后尽早停药或者撤药。

【用法及疗程】

1. 大剂量冲击疗法 适用于急性、重度疾病的抢救，常用氢化可的松静脉给药，首剂 200～300 mg，一日量可超过 1 g，以后逐渐减量，疗程不超过 3～5 d。

2. 一般剂量长期疗法 多用于结缔组织病、肾病综合征等慢性易复发疾病。常用泼尼松口服，开始一日 10～30 mg，一日 3 次，获得临床疗效后逐渐减量，直至最小维持量。

3. 小剂量替代疗法 适用于慢性肾上腺皮质功能减退症、腺垂体功能减退症及肾上腺次全切除术后。用一般维持量，可的松一日 12.5～25 mg 或氢化可的松一日 10～20 mg。

知识卡片

肾上腺皮质激素的分泌具有昼夜节律性，一日上午 8 时为分泌高峰，随后逐渐下降，至午夜时最低，这是促肾上腺皮质激素的昼夜节律所引起的。

4. 隔日疗法 对某些慢性病可将两日的总量在隔日早晨一次给予，此时恰逢皮质激素正常分泌高峰，对肾上腺皮质反馈性抑制最小，因而停药反应减少。宜用泼尼松、泼尼松龙等中效制剂。

第二节 盐皮质激素

醛固酮(aldosterone)和去氧皮质酮(desoxycortone)

两药对维持机体正常的水盐代谢起着重要作用，能促进肾远曲小管对 Na^+、Cl^- 的重吸收和 K^+、H^+ 的分泌，具有明显的保钠排钾作用。可治疗原发性慢性肾上腺皮质功能不全症，纠正水、电解质紊乱，恢复水、电解质平衡。

【附】促肾上腺皮质激素及皮质激素抑制药

促肾上腺皮质激素(adrenocorticotropic hormone，ACTH)

ACTH 可促进肾上腺皮质合成并分泌糖皮质激素。其口服会被消化酶破坏，只能注射给药。目前，该药主要用于测定肾上腺皮质功能，也用于久用糖皮质激素停药过程中间歇注射 ACTH，以防停药后发生肾上腺皮质功能不全。本药易引起过敏反应，应予注意。

米托坦(mitotane)

米托坦为皮质激素抑制药，能选择性地使肾上腺皮质束状带和网状带细胞萎缩与坏死，但不影响球状带；可使血中氢化可的松及其代谢产物迅速减少，但不影响醛固酮分泌。用于不能切除的肾上腺皮质癌或术后辅助治疗。本药可有厌食、恶心、腹泻、嗜睡、乏力、运动失调等不良反应。

美替拉酮(metyrapone，甲吡酮)

美替拉酮能抑制胆固醇合成皮质激素过程中的 11β-羟化酶，使 11-去氧皮质酮不能转化为皮质酮，11-去氧皮质醇不能转化为氢化可的松，从而降低皮质激素的血浆水平。本药临床上用于治疗肾上腺皮质肿瘤所致的肾上腺皮质功能亢进症，也可用于检测腺垂体产生 ACTH 的能力(垂体释放 ACTH 功能试验)。不良反应少见，可有眩晕、消化道反应等。

目标检测

一、选择题

1. 糖皮质激素诱发和加重感染的主要原因是（　　）
   A. 抑制炎症反应和免疫反应,降低机体的防御机能
   B. 用量不足,无法控制症状
   C. 促使许多病原微生物繁殖
   D. 患者对激素不敏感而未获得相应的疗效
   E. 增强病原微生物的活力
2. 下列哪种疾病禁用糖皮质激素类药物（　　）
   A. 中毒性菌痢　　B. 感染性休克
   C. 活动性消化性溃疡　　D. 肾病综合征
   E. 器官排异反应
3. 糖皮质激素用于慢性炎症的目的在于（　　）
   A. 具强大抗炎作用,促进炎症消散
   B. 抑制肉芽组织增生,防止粘连和瘢痕
   C. 促进炎症区的血管收缩,降低其通透性
   D. 稳定溶酶体膜,减少蛋白水解酶释放
   E. 抑制一氧化氮的生成
4. 长期应用糖皮质激素的患者出现向心性肥胖,主要是由（　　）
   A. 糖代谢引起　　B. 蛋白质代谢引起
   C. 脂肪代谢引起　　D. 水盐代谢引起
   E. 水代谢引起
5. 患者胃肠吻合术后禁用下列哪种药物（　　）
   A. 环丙沙星　　B. 糖皮质激素
   C. 脂肪乳　　D. 白蛋白
   E. 哌替啶
6. 下列哪种疾病可选用糖皮质激素进行治疗（　　）
   A. 糖尿病　　B. 严重高血压
   C. 麻疹　　D. 中毒性肺炎
   E. 角膜溃疡
7. 下列关于糖皮质激素对造血系统的影响,不正确的是（　　）
   A. 刺激骨髓造血,使红细胞及血红蛋白增加
   B. 使中性粒细胞数目增多
   C. 使淋巴细胞减少,淋巴组织萎缩
   D. 增强中性粒细胞对炎症区的浸润吞噬活动
   E. 提高纤维蛋白原浓度,缩短凝血时间
8. 癫痫患者禁用下列哪种药物（　　）
   A. 环丙沙星　　B. 白蛋白

C. 红霉素　　D. 糖皮质激素
E. 哌替啶

9. 长期应用糖皮质激素可引起的电解质代谢紊乱是　（　）
A. 高血钙　　B. 高血钾
C. 低血钾　　D. 高血磷
E. 高血镁

10. 长期应用糖皮质激素突然停药可引起　（　）
A. 反跳现象　　B. 耐药性
C. 高血压　　D. 胃溃疡
E. 精神病

二、简答题

1. 简述长期大量应用糖皮质激素引起的不良反应。

2. 糖皮质激素用于治疗严重感染性疾病时，为什么要配合足量有效的抗感染药物？

第二单元　甲状腺激素与抗甲状腺药

学习目标

1. 知识目标

（1）掌握甲状腺激素、硫脲类药物的药理作用、临床应用和不良反应。

（2）熟悉碘和碘化物的作用特点和临床应用。

（3）了解放射性碘、β 受体阻断药的作用特点和临床应用。

2. 能力目标

能根据甲状腺疾病患者的情况给予合理的用药指导。

3. 素质目标

具有不断进取的求知欲，乐于探索研究。

甲状腺激素由甲状腺分泌，包括甲状腺素（四碘甲状腺原氨酸，T_4）和碘甲腺氨酸（三碘甲状腺原氨酸，T_3），是维持机体正常代谢和生长发育所必需的激素。当甲状腺功能低下时，甲状腺激素合成分泌减少，可引起呆小病和黏液性水肿等甲状腺功能减退症，需要用甲状腺激素类药物补充治疗。当甲状腺功能亢进时，甲状腺激素分泌增多，可引起毒性弥漫性甲状腺肿或毒性结节性甲状腺肿等甲状腺功能亢进症，需要用抗甲状腺药物治疗。

案例分析

王某，女，32 岁，多食、多汗、易怒 1 年，劳累后心慌、气短 2 个月。食量由原来的 250 g/d 增至 500 g/d，同时怕热多汗，说话多，易怒、失眠，逐渐发现双眼突出。经临床检查，医生诊断为毒性弥漫性甲状腺肿（Graves 病），给予口服甲巯咪唑进行治疗，并且行低盐、禁碘饮食。请思考用药是否正确？应注意什么问题？

第一节　甲状腺激素

甲状腺激素（thyroid hormone）

临床使用的甲状腺激素多由家畜（猪、牛、羊等）甲状腺提取，也可人工合成。

【合成、贮存与释放】甲状腺滤泡细胞有高度摄取碘和浓缩碘的能力，依靠碘泵主动摄取血中的碘离子（I^-），在甲状腺过氧化物酶的作用下碘离子氧化为活性碘（I_2）。活性碘将甲状腺球蛋白上的酪氨酸残基碘化生成单碘酪氨酸（MIT）和双碘酪氨酸（DIT）。再在甲状腺过氧化物酶的作用下，一分子的 MIT 和一分子的 DIT 缩合成 T_3，两分子的 DIT 缩合成 T_4。合成的 T_3 和 T_4 与甲状腺球蛋白结合贮存于滤泡腔中，在促甲状腺激素（TSH）蛋白水解酶的作用下，将 T_3 和 T_4 从甲状腺球蛋白上分离出来释放入血，在外周 T_4 转变为 T_3 后才有生物活性（图 6-2-1）。

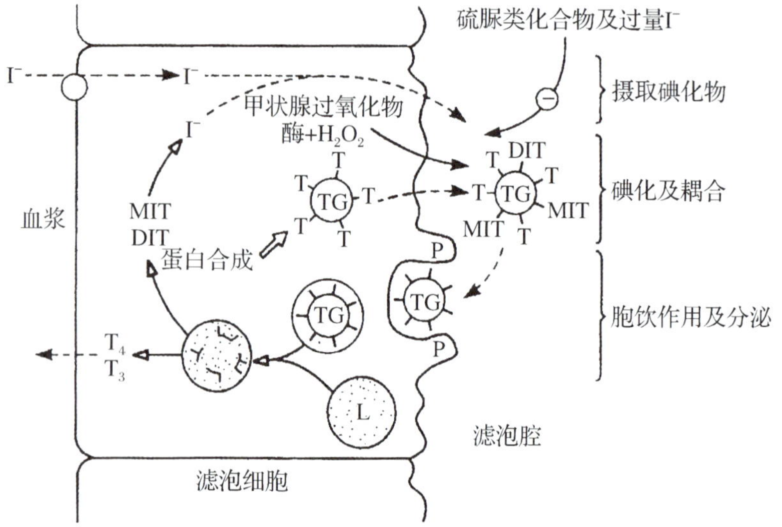

TG：甲状腺球蛋白；L：溶酶体；P：伪足。

图 6-2-1　甲状腺激素的合成和分泌以及药物作用部位示意图

【药理作用】甲状腺激素的作用主要有以下几个方面。

1. 维持生长发育　适量甲状腺激素能促进蛋白质的合成，以及骨骼的生长发育，对神经系统的发育尤为重要。

2. 促进代谢　甲状腺激素能促进蛋白质、糖、脂肪正常代谢，以及物质氧化，增加耗氧，提高基础代谢率，使产热量增多。

3. 神经系统及心血管系统作用　甲状腺激素能使肾上腺受体上调，维持中枢神经的兴奋性，提高机体对儿茶酚胺的敏感性，使心率加快、心肌收缩力增强、心输出量增加。

知识卡片

用甲状腺制剂饲喂蝌蚪或在蝌蚪生活的水中加入甲状腺制剂，可使蝌蚪迅速发育成青蛙。这说明甲状腺激素能够促进幼小动物的生长发育。

【临床应用】

1. 呆小病　甲状腺功能低下始于胎儿或新生儿，应尽早治疗，发育尚可正常；若治疗过迟，躯体虽能发育正常，但智力仍然低下。应终身用药。

2. 黏液性水肿　宜由小剂量开始，逐渐增至足量。一般能消除水肿、缓脉、困倦、低体温和肌无力等症状。黏液性水肿昏迷患者可静脉注射大剂量，同时给予足量氢化可的松，苏醒后改口服。

3. 单纯性甲状腺肿　缺碘所致者应适当补充碘剂；内源性激素不足者给予甲状腺激素，以补充内源性激素的不足，并可抑制促甲状腺激素过多分泌，从而缓解甲状腺组织代偿性增生肥大。

【不良反应】过量可出现甲状腺功能亢进症状，表现为心悸、怕热、多汗、失眠、紧张多虑和震颤等症状，老年人和心脏病患者可诱发心绞痛、心肌梗死、心力衰竭或心律失常等，应立即停药。必要时用β受体阻断药对抗。

第二节　抗甲状腺药

抗甲状腺药是一类能干扰甲状腺激素的合成与释放，消除甲状腺功能亢进症状的药物。

常用的有硫脲类药、碘与碘化物、放射性碘及β受体阻断药四类。

一、硫脲类药

硫脲类药是最常用的抗甲状腺药，分为两大类：一类是硫氧嘧啶类，包括丙基硫氧嘧啶(propylthiouracil)和甲基硫氧嘧啶(methylthiouracil)；另一类是咪唑类，包括甲巯咪唑(methimazole，他巴唑)、卡比马唑(carbimazole，甲亢平)。

【体内过程】硫脲类药物口服吸收迅速，生物利用度约为80%，2 h血药浓度达高峰。其血浆蛋白结合率约为75%，分布于全身组织，但甲状腺组织药物浓度高，易透过胎盘，能进入乳汁。本类药主要在肝内代谢，部分以结合型随尿排出。

【药理作用】

(1) 通过抑制肾上腺过氧化物酶，阻止酪氨酸碘化及耦联，从而抑制 T_3、T_4 的生物合成。对已合成的甲状腺激素无作用，待已合成的激素耗竭后才显效。一般用药2周后甲状腺功能亢进症状开始减轻，1～3个月基础代谢率恢复正常。

(2) 抑制甲状腺免疫球蛋白的生成，因此对甲状腺功能亢进症有一定的病因性治疗作用。

(3) 丙硫氧嘧啶还能抑制外周组织 T_4 转化为 T_3，可较快控制血清中 T_3 水平，故在重度甲状腺功能亢进症、甲状腺危象时该药可作为首选。

【临床应用】

1. 甲状腺功能亢进症的内科治疗　适用于轻症、不宜手术、不宜用放射性碘治疗者，如儿童、青少年、术后复发及中、重度甲状腺功能亢进症且年老体弱或兼有心、肝、肾、出血性疾病患者。开始治疗时给予大剂量，经1～3个月症状显著减轻，当基础代谢率接近正常值时即可递减药量维持治疗，疗程1～2年。

2. 甲状腺功能亢进症术前准备　术前先服硫脲类药，使甲状腺功能接近正常水平。可防止手术患者在麻醉和术后发生甲状腺危象。于手术前2周加服大剂量复方碘溶液，可使甲状腺缩小、变硬，减少出血，以利于手术进行。

3. 甲状腺危象的辅助治疗　用大剂量碘剂以抑制甲状腺激素释放，并同时应用硫脲类药物阻止甲状腺激素的合成作为辅助治疗。

> **知识卡片**
> 在精神刺激、感染、手术、创伤等诱因的作用下，甲状腺功能亢进症患者的甲状腺激素突然大量释放入血，导致高热、虚脱、心力衰竭、电解质紊乱等现象的发生，称为甲状腺危象。

【不良反应】

1. 过敏反应　多为皮疹、瘙痒，少数伴有发热。多数情况下不需要停药也可消失。

2. 胃肠反应　有恶心、呕吐、腹泻、厌食等。

3. 粒细胞缺乏　为严重不良反应。常在用药几周后发生，应定期查血常规。如细胞总数明显降低或有发热、咽痛等症状，应立即停药并查白细胞，及时停药可恢复。

4. 甲状腺功能减退症　长期过量用药时可能发生，应定期复查，特别注意防止硫脲类对胎儿和乳儿的不良影响，孕妇慎用，哺乳期妇女禁用。

5. 甲状腺肿大　硫脲类能使促甲状腺素分泌增多，刺激甲状腺组织增生，并使结节性甲状腺肿合并甲状腺功能亢进症者有癌变可能。有高度突眼或有压迫症状的甲状腺功能亢进症、甲状腺癌患者禁用。

二、碘与碘化物

碘与碘化物包括碘化钾(potassium iodide)、碘酸钾(potassium iodate)、复方碘溶液(compound iodine solution,卢戈液)。

【药理作用】

1. 小剂量碘参与甲状腺激素合成 碘为甲状腺激素合成的必需原料,碘不足可导致甲状腺激素合成减少,轻则引起单纯性甲状腺肿,重则产生甲状腺功能减退症。

2. 大剂量碘产生抗甲状腺作用 主要通过抑制甲状腺球蛋白水解酶而抑制甲状腺激素的释放;其次通过抑制甲状腺过氧化物酶而抑制甲状腺激素的合成。

知识卡片

大剂量碘能否用于甲状腺功能亢进症的常规治疗?连续应用大剂量碘可使甲状腺摄碘减少,失去抑制激素合成的效应,可导致甲状腺功能亢进症复发。因此,大剂量碘不用于甲状腺功能亢进症的常规治疗。

【临床应用】

1. 单纯性甲状腺肿 在单纯性甲状腺肿流行地区,我国长期供应加碘食盐(简称碘盐)综合防治,常用稳定性较好的碘酸钾加食盐,含碘比例为 1∶20 000～1∶50 000。早期治疗用复方碘溶液或碘化钾,必要时加用甲状腺片,晚期应考虑手术治疗。

2. 甲状腺危象 使用大剂量碘的目的是抑制甲状腺激素释放,消除甲状腺危象,须同时使用硫脲类药。甲状腺危象缓解后,立即停用,否则可使甲状腺功能亢进症复发。

3. 甲状腺功能亢进症术前准备 在硫脲类药物控制的基础上,术前 2 周加用大剂量碘能抑制垂体分泌促甲状腺素,使甲状腺腺体缩小,血管减少,组织变韧,有利于手术进行及减少出血。

【不良反应】

1. 过敏反应 少数过敏者可发生药物热、皮疹或血管神经性水肿、上呼吸道刺激症状,甚至喉头水肿引起窒息。

2. 慢性碘中毒 长期应用可出现口内铜腥味、喉部烧灼感、鼻炎、眼结膜炎等,停药即可消退。

3. 诱发甲状腺功能紊乱 本类药能进入乳汁和通过胎盘,可引起新生儿甲状腺功能紊乱,故孕妇和哺乳期妇女既要补充适量碘,又不宜长期大剂量使用。

三、放射性碘

临床上用的是 ^{131}I,$t_{1/2}$ 为 8 d。

【药理作用】利用甲状腺高度的摄碘能力,使 ^{131}I 被甲状腺摄取,产生 β 和 γ 两种射线。其中 β 射线占 99%,在组织内的射程为 0.5～2 mm,其辐射作用仅限于甲状腺实质内,使甲状腺滤泡上皮破坏、萎缩、减少分泌,很少波及周围组织,可引起类似切除部分甲状腺的作用;γ 射线占 1%,穿透力强,可在体表通过仪器测得,故可用作甲状腺摄碘功能的测定。

【临床应用】

1. 甲状腺功能亢进症的治疗 适用于不宜手术、术后复发及硫脲类药物无效或有过敏症状的甲状腺功能亢进症。1 个月后见效,3～4 个月后甲状腺功能恢复正常。

2. 甲状腺功能检查 甲状腺功能亢进症摄碘率高,摄碘高峰时间前移;反之,甲状腺功能减退症摄碘率低,摄碘高峰时间后延。

【不良反应】易致甲状腺功能减退,应严格计算剂量并密切观察,一旦发生不良反应及时停药,并可补充甲状腺激素。

四、β受体阻断药

甲状腺功能亢进时产生交感-肾上腺系统过度兴奋的症状,这是组织内儿茶酚胺浓度增加和肾上腺素受体增多所致;β受体被激动后又可增加甲状腺激素的分泌,进一步加重甲状腺功能亢进症状。β受体阻断药通过阻断β受体,拮抗儿茶酚胺的作用,并可抑制外周组织中 T_4 脱碘转变为 T_3,从而控制心悸、心律失常、多汗、手震颤等甲状腺功能亢进的症状。

临床上β受体阻断药如普萘洛尔、美托洛尔是甲状腺功能亢进症及甲状腺危象时有价值的辅助用药,可用于控制甲状腺功能亢进症、甲状腺危象和用于甲状腺手术前准备。

目标检测

一、选择题

1. 与甲状腺激素的药理作用无关的是（　　）
   A. 维持生长发育　　B. 减慢心率
   C. 兴奋中枢　　D. 提高基础代谢率
   E. 升高血压
2. 下列哪种药物不能用于甲状腺功能亢进症的治疗（　　）
   A. 硫脲类　　B. 碘化物
   C. 放射性碘　　D. 钙通道阻滞药
   E. β受体阻断药
3. 幼儿甲状腺分泌不足时易患哪种疾病（　　）
   A. 呆小症　　B. 侏儒症
   C. 黏液性水肿　　D. 单纯性甲状腺肿
   E. 肢端肥大症
4. 下列哪种疾病禁用甲状腺激素（　　）
   A. 呆小症　　B. 侏儒症
   C. 甲状腺危象　　D. 黏液性水肿
   E. 单纯性甲状腺肿
5. 甲状腺功能亢进症手术前给予复方碘溶液的目的是（　　）
   A. 降低血压,增强患者对手术的耐受性
   B. 使甲状腺体变大,便于手术操作
   C. 使甲状腺体变小、变硬,血管网减少,利于手术进行
   D. 抑制呼吸道腺体分泌
   E. 减少麻醉药用量
6. 小剂量碘剂可以用于（　　）
   A. 预防单纯性甲状腺肿　　B. 甲状腺功能亢进症手术前准备
   C. 甲状腺危象　　D. 甲状腺功能亢进症
   E. 以上都不是

7. 治疗黏液性水肿的药物是 ( )

A. 甲基硫氧嘧啶
B. 甲巯咪唑
C. 碘制剂
D. 甲状腺素
E. 普萘洛尔

8. 硫脲类药物的基本作用是 ( )

A. 直接作用于甲状腺组织,使之萎缩、坏死
B. 抑制甲状腺球蛋白水解酶
C. 抑制碘泵使甲状腺细胞摄取碘化物受阻
D. 抑制过氧化物酶,使 T_3、T_4 合成受阻
E. 破坏甲状腺组织

9. 碘化物不能单独用于甲状腺功能亢进症内科治疗的原因是 ( )

A. 使腺体增大肥大
B. 使甲状腺功能亢进
C. 使甲状腺功能减退
D. 使甲状腺组织退化
E. 失去抗甲状腺效应,使甲状腺功能亢进症复发

10. 丙硫氧嘧啶可治疗甲状腺功能亢进症引起的哪种严重不良反应 ( )

A. 高血压
B. 肝功能损害
C. 粒细胞缺乏症
D. 关节痛
E. 喉头水肿

二、简答题

1. 简述甲状腺激素的药理作用和临床应用。
2. 简述抗甲状腺药物的分类和代表药物。

第三单元　胰岛素与口服降血糖药

学习目标

1. 知识目标
(1) 掌握胰岛素、磺酰脲类和双胍类降血糖药的药理作用、临床应用和不良反应。
(2) 熟悉其他口服降血糖药的作用特点及不良反应。
(3) 了解糖尿病的定义及分类。
2. 能力目标
(1) 能指导糖尿病患者合理用药。
(2) 能给糖尿病患者合理的饮食指导和运动指导。
3. 素质目标
树立整体合理用药观念，能用药学服务程序解决患者的健康问题。

糖尿病是以糖代谢紊乱为主要症状的代谢紊乱性疾病，其基本病理为生理胰岛素绝对或相对分泌不足和胰高血糖素增高所引起的代谢紊乱，以慢性高血糖为主要表现，伴有糖尿、口渴多饮、多尿多食等典型的临床症状。慢性并发症有血管和神经等病变，可遍及全身各重要器官；急性并发症有糖尿病酮症酸中毒、高渗性非酮症糖尿病昏迷等。临床上糖尿病可分为：① 1 型（胰岛素依赖性糖尿病），胰岛素分泌缺乏，多见于青少年，常发生酮症，必须用胰岛素治疗；② 2 型（非胰岛素依赖性糖尿病），胰岛素相对缺乏，多见于 40 岁以上中老年人，多数经严格控制饮食或口服降血糖药后可控制病情，少数需要用胰岛素治疗。③ 其他型糖尿病，包括临床营养不良性和继发性糖尿病等。糖尿病必须采取综合治疗，在饮食疗法和运动治疗的基础上，根据病情使用胰岛素和口服降血糖药等药物治疗。须使患者血糖控制在正常范围或者接近正常值，防止或延缓并发症的发生。

案例分析

曾某，女，51 岁，身高 1.61 m，体重 63 kg。口渴、多饮、乏力 4 年余。到当地医院就诊，查空腹血糖 8.7 mmol/L，诊断为糖尿病。在饮食控制和运动治疗的基础上，医生给予口服降血糖药，规律服用。请思考用药是否正确？应注意什么问题？

第一节　胰岛素

【化学结构与来源】胰岛素（insulin）是由两条多肽链组成的，分子量为 56 kD 的酸性蛋白。A 链含 21 个氨基酸残基，B 链含 30 个氨基酸残基，通过两个二硫键以共价键相连。目前药用胰岛素多从牛、猪等家畜胰脏中提取，也有利用 DNA 重组技术，通过大肠杆菌或者酵母菌来生物合成的。

【体内过程】胰岛素口服无效，易被消化酶水解。必须注射给药，皮下给药吸收快，$t_{1/2}$ 约为 10 min，作用可维持数小时（表 6－3－1）。其血浆结合率低，主要经肝、肾灭活。严重肝、肾功能不全者影响其灭活，$t_{1/2}$ 延长。

表 6-3-1 常用胰岛素制剂和用法

分类	药物	注射途径	作用时间/h			给药时间
			开始	高峰	维持	
短效	正规胰岛素（regular insulin）	静脉	立即	0.5	2	急救
		皮下	0.5～1	2～3	6～8	餐前 0.5 h，一日 3～4 次
中效	低精蛋白锌胰岛素（isophane insulin）	皮下	2～4	8～12	18～24	早餐或晚餐前 1 h，一日 1～2 次
	珠蛋白锌胰岛素（globin zinc insulin）	皮下	2～4	6～10	12～18	
长效	精蛋白锌胰岛素（protamine zinc insulin）	皮下	3～6	16～18	24～36	早餐或晚餐前 1 h，一日 1 次

【药理作用】胰岛素对糖、脂肪、蛋白质的代谢和钾离子转运有着广泛的影响。

1. 糖代谢 加速葡萄糖的无氧酵解和有氧氧化，促进糖原的合成及贮存，抑制糖原分解及糖异生，因而降低血糖。

2. 脂肪代谢 促进脂肪合成，促进糖转化为脂肪；抑制脂肪分解，减少游离脂肪酸和酮体的生成。

3. 蛋白质代谢 促进核酸、蛋白质的合成，抑制分解。对人的生长过程有促进作用。

4. 钾离子转运 促进 K^+ 内流，增加细胞内 K^+ 浓度。

【临床应用】

1. 糖尿病 对胰岛素缺乏的各型糖尿病均有效，注射用普通胰岛素制剂现在仍然是治疗 1 型糖尿病的重要药物。主要适应证有：① 1 型糖尿病，胰岛素是唯一有效的药物，需终身用药。② 2 型糖尿病，经饮食控制无效和口服降血糖药未能控制者。③ 糖尿病急性并发症，如酮症酸中毒及非酮症性高渗性昏迷。④ 糖尿病合并症，如糖尿病合并严重感染、消耗性疾病、高热、妊娠、创伤及手术等。

2. 纠正细胞内缺钾 临床上将胰岛素、氯化钾与葡萄糖组成极化液静脉滴注，可用于心肌梗死时的心律失常。

【不良反应】

1. 低血糖 最常见的不良反应。大多因胰岛素用量过大或者未按时进食所致。患者出现饥饿感、出汗、心悸、焦虑、震颤等症状，严重者可出现昏迷、惊厥、休克甚至死亡。发生低血糖时，一般轻者口服糖水可缓解，重者应立即注射 50%葡萄糖。

> **知识卡片**
> 需特别注意，有些老年患者发生低血糖时，往往缺乏典型症状，迅速转变为昏迷，称为无警觉性低血糖昏迷。

2. 过敏反应 一般反应轻微且短暂，如皮疹、血管神经性水肿，偶见过敏性休克。可用 H_1 受体阻断剂及糖皮质激素治疗。多为牛胰岛素制剂所致，可改为纯度较高的胰岛素或者人胰岛素。

3. 脂肪萎缩 胰岛素注射部位皮下脂肪萎缩，女性多于男性。

4. 胰岛素耐受性 机体对胰岛素敏感性下降叫作胰岛素耐受，分为两型：① 急性型，常由创伤、感染、手术、情绪激动等应激状态引起，此时血中抗胰岛素物质增多，妨碍葡萄糖的转运和利用，需短时间内大剂量增加胰岛素，一日需用胰岛素数百至数千单位以上，诱因消除后可恢复常规治疗量。② 慢性型，临床上指无并发症的糖尿病患者，一日需用胰岛素100～200单位以上，与体内产生胰岛素抗体有关，也可能是由于胰岛素受体数目减少，可用糖皮质激素抑制抗体继续生成；此时应选用抗原性小的高纯度胰岛素或人胰岛素制剂，并适当调整剂量。

第二节　口服降血糖药

本类药物具有口服有效、使用方便的特点。临床常用的口服降血糖药有磺酰脲类和双胍类等。

一、磺酰脲类

常用的磺酰脲类药物有甲苯磺丁脲（tolbutamide，D_{860}）、氯磺丙脲（chlorpropamide）、格列本脲（glyburide，优降糖）、格列吡嗪（glipizide）、格列齐特（gliclazipe，达美康）、格列喹酮（gliquidone，糖适平）等。

【体内过程】本类药物口服吸收迅速而完全，与血浆蛋白结合率均在90%以上。产生作用慢，维持时间长，经肝代谢，经肾排泄。

【药理作用】

1. 降血糖作用　对正常人和胰岛功能尚存的糖尿病患者均有效，对1型糖尿病和胰腺切除者无效。其作用机制主要是：① 通过刺激胰岛β细胞分泌胰岛素，使血中胰岛素增多；② 增加靶细胞膜上胰岛素受体的数目和亲和力；③ 抑制胰高血糖素的分泌，提高靶细胞对胰岛素的敏感性。

2. 抗利尿作用　氯磺丙脲和格列本脲能促进抗利尿激素的分泌，产生抗利尿作用。

【临床应用】

1. 糖尿病　用于胰岛功能尚存的2型糖尿病且单用饮食控制无效者；对产生胰岛素耐受的患者可减少胰岛素的用量。

2. 尿崩症　仅用氯磺丙脲治疗尿崩症，与氢氯噻嗪合用可提高疗效。

【不良反应】

1. 胃肠反应　常见恶心、呕吐、腹痛、腹泻等症状，多与剂量有关，饭后服或加服抗酸药可减轻。

2. 过敏反应　出现皮疹、粒细胞减少、血小板减少、黄疸和肝损害，应定期检查血常规与肝功能，出现症状应停药处理。

3. 持久性低血糖症　老年人及肝肾功能不全者易发生。氯磺丙脲和格列本脲可引起持久性低血糖，为较严重的不良反应，往往低血糖较持久，需要反复注射葡萄糖解救。

4. 神经系统反应　大剂量氯磺丙脲引起嗜睡、眩晕、精神错乱、共济失调等。

【药物相互作用】磺酰脲类血浆蛋白结合率较高，因此与磺胺类药、保泰松、吲哚美辛、双香豆素等竞争血浆蛋白结合，使其游离型浓度上升，能增强磺酰脲类药的降血糖作用。此外，噻嗪类利尿药、糖皮质激素、胰高血糖素、氯丙嗪能降低磺酰脲类药的降血糖作用。

二、双胍类

国内常用的双胍类口服降血糖药有甲福明(metformine,二甲双胍)和苯乙福明(phenformine,苯乙双胍)。

【药理作用】双胍类药物对正常人血糖无明显影响,对胰岛功能完全丧失的糖尿病患者有降糖作用。其作用机制可能是减少糖类在胃肠道的吸收,促进脂肪组织和肌肉细胞对葡萄糖的摄取,减少糖异生,增强靶细胞对胰岛素的敏感性,抑制胰高血糖素的释放等。

【临床应用】主要用于 2 型糖尿病患者,尤其是肥胖和单用饮食控制无效者。

【不良反应】可有食欲下降、恶心、呕吐、腹泻等消化道反应。严重者可产生高乳酸血症、酮血症。肝、肾功能不全者更易发生。

三、α-葡萄糖苷酶抑制药

目前用于临床的有阿卡波糖(acarbose,拜糖平)、伏格列波糖(voglibose)、米格列醇(miglitol)等。

本类药物可在小肠黏膜部位竞争性地抑制葡萄糖苷酶,使双糖水解减少,从而延缓肠腔内双糖、低聚糖及多糖中葡萄糖的释放和吸收,降低餐后血糖。

临床上可用于各型糖尿病,可单用,也可与其他降糖药合用。由于吸收量少,患者无全身不良反应,主要不良反应为腹胀、肠道多气等胃肠道反应。腹痛、便秘或溃疡患者慎用。

知识卡片

糖尿病患者使用α-葡萄糖苷酶抑制药期间应增加碳水化合物的摄入比例,并限制单糖的摄入,以增加疗效。

四、胰岛素增敏药

罗格列酮(rosiglitazone)、吡格列酮(pioglitazone)、曲格列酮(troglitazone)同属噻唑烷酮类化合物(thiazolidinediones,TDs),是一类新型的胰岛素增敏药。该类药具有改善胰岛素抵抗、降低高胰岛素血症、降低高血糖和纠正脂质代谢紊乱的作用,对 2 型糖尿病及其心血管并发症均有明显疗效。临床主要用于产生胰岛素抵抗的糖尿病患者和 2 型糖尿病的治疗。

目标检测

一、选择题

1. 糖尿病患者对胰岛素产生慢性耐受可能是由于 ( )
   A. 患者有感染病灶　B. 体内产生了胰岛素抗体
   C. 肝药酶的活性高　D. 胰岛素的排泄快
   E. 久用可使胰岛素失效
2. 甲苯磺丁脲降血糖作用的主要机制是 ( )
   A. 增强胰岛素的作用　B. 促进葡萄糖的分解
   C. 刺激胰岛 β 细胞释放胰岛素　D. 使细胞内 cAMP 减少
   E. 抑制葡萄糖的吸收
3. 下列关于胰岛素的说法,不正确的是 ( )
   A. 口服有效　B. 长效胰岛素不能静脉滴注给药
   C. 主要在肝、肾灭活　D. 精蛋白锌胰岛素为长效胰岛素
   E. 为酸性蛋白质

4. 胰岛素的药理作用不包括　（　　）

A. 降低血糖　B. 抑制脂肪分解

C. 促进蛋白质合成　D. 促进糖原异生

E. 促进 K^+ 进入细胞

5. 胰岛素口服无效的原因是　（　　）

A. 不易吸收　B. 生物利用率低

C. 被水解酶破坏　D. 易在肝脏代谢

E. 显效较慢

6. 接受胰岛素治疗的1型糖尿病患者感到出汗、心跳加快、焦虑，可能是由于　（　　）

A. 胰岛素急性耐受　B. 胰岛素慢性耐受

C. 血压升高　D. 低血糖

E. 过敏反应

7. 对正常人血糖无影响的是　（　　）

A. 胰岛素　B. 格列齐特

C. 格列苯脲　D. 二甲双胍

E. 瑞格列奈

8. 单用饮食控制无效的肥胖轻型糖尿病患者应选用　（　　）

A. 胰岛素　B. 氯磺丙脲

C. 格列苯脲　D. 二甲双胍

E. 阿卡波糖

9. 糖尿病患者高渗性昏迷抢救宜选用　（　　）

A. 胰岛素静脉注射　B. 胰岛素皮下注射

C. 格列齐特口服　D. 罗格列酮口服

E. 瑞格列奈口服

10. 不属于胰岛素不良反应的是　（　　）

A. 低血糖　B. 酮血症

C. 过敏反应　D. 脂肪萎缩

E. 胰岛素耐受性

二、简答题

1. 简述胰岛素的适应证和不良反应。
2. 口服降血糖药有哪几类？代表药物各有哪些？

模块七　化学治疗药物药理

第一单元　化学治疗药物概论

学习目标

1. 知识目标

（1）掌握抗菌药常用术语及抗菌药的作用机制。

（2）熟悉细菌耐药性及避免细菌产生耐药性的措施。

2. 能力目标

能够严格按照适应证选择抗菌药。

3. 素质目标

具有一定的文化修养和自然科学、社会科学、人文科学等多学科知识。

对病原微生物、寄生虫所致疾病及肿瘤的药物治疗称为化学治疗。用于化学治疗的药物称化学治疗药物，包括抗微生物药、抗寄生虫药和抗肿瘤药。其中，抗微生物药一般分为抗菌药、抗真菌药和抗病毒药。抗菌药是指对病原菌具有抑制或杀灭作用，主要用于防治感染性疾病的一类药物，包括抗生素和人工合成抗菌药。在应用抗菌药治疗病原体所致疾病的过程中，应注意机体、抗菌药和病原体之间的相互关系（图 7-1-1）。机体的免疫力和防御功能是决定疾病转归的主要内在因素，应用抗菌药时，应注意提高机体的防御功能，尽量减少不良反应，避免病原体耐药性的产生，以充分发挥药物的疗效。

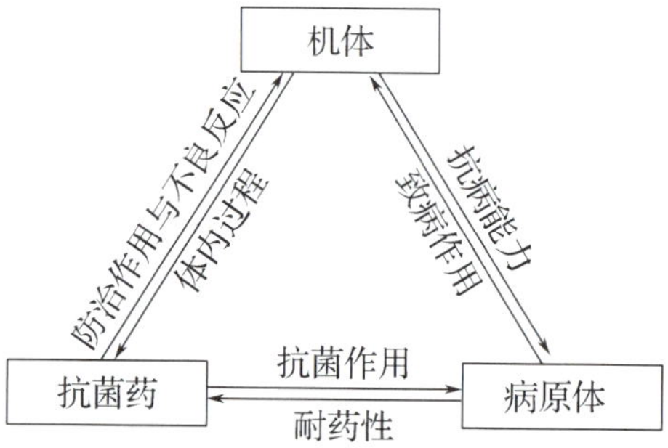

图 7-1-1　机体、抗菌药及病原体的相互作用关系

知识卡片

抗菌药四不原则

不自行购买；

不主动要求；

不任意服用；

不随便停药。

第一节　常用术语

1. 抗生素　某些微生物代谢产生的、具有抑制或杀灭其他微生物作用的物质，也包括一些半合成衍生物。

2. 抗菌谱　抗菌药的抗菌作用范围。抗菌药可分为窄谱抗菌药和广谱抗菌药两种：仅作用于某一菌种或某一菌属的抗菌药称为窄谱抗菌药，如异烟肼仅对结核分枝杆菌有效；对多种病原微生物有抑制或杀灭作用的抗菌药称为广谱抗菌药，如四环素类、氯霉素、广谱青霉素等。

3. 抗菌活性　抗菌药抑制或杀灭病原微生物的能力，一般可采用体内和体外两种方法测定。临床常用下述指标评价抗菌药的抗菌活性：最低抑菌浓度（MIC），指在体外试验中抑制培养基内细菌生长的最低浓度；最低杀菌浓度（MBC），指在体外试验中杀灭培养基内细菌的最低浓度。仅能抑制细菌生长繁殖，但对其无杀灭作用的药物称为抑菌药；能杀灭细菌的药物称为杀菌药。

4. 化学治疗指数（CI）　半数致死量与半数有效量之间的比值，是衡量化学治疗药物临床应用价值和安全性评价的主要参数。

5. 抗菌后效应（PAE）　撤除抗菌药后，病原体生长仍受到持续抑制的效应。几乎所有的抗菌药都有后效应，PAE 已成为评价抗菌药、确定抗菌药剂量和用药间隔时间的重要参数。

第二节　抗菌药的作用机制

抗菌药抑制或杀灭细菌，主要是作用于细菌的某些特殊靶位，干扰细菌正常的生化代谢过程，进而影响其结构功能，使细菌失去维持生长繁殖的能力而达到抑制或杀灭细菌的作用（图 7－1－2）。

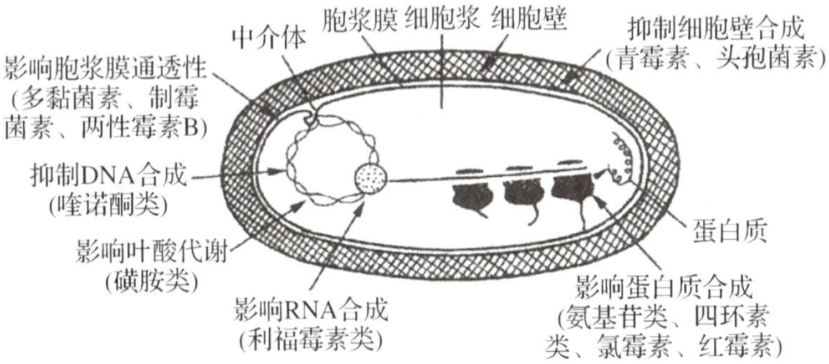

图 7－1－2　细菌结构与抗菌药作用部位示意图

1. 抑制细菌细胞壁的合成　细菌胞体外有一层坚韧的细胞壁，除具有维持细菌形态和物质交换功能外，还可维持菌体内的高渗透压，主要由糖类、蛋白质、类脂质聚合镶嵌而成。β－内酰胺类抗生素能抑制转肽酶的活性，阻止肽聚糖的合成，造成细胞壁缺损，菌体内的高渗透压使水分不断渗入，加上自溶酶的激活，致使菌体肿胀、破裂、溶解而死亡。

2. 增加细胞膜的通透性　多黏菌素类能选择性地与病原菌细胞膜中的磷脂结合，多烯类抗生素（两性霉素 B、制霉菌素）能与真菌细胞膜上固醇类物质结合，使胞浆膜通透性增加，菌体内重要营养成分外漏，导致病原菌死亡。

3. 抑制细菌蛋白质的合成　细菌蛋白质的合成是通过核糖体循环完成的，包括起始、肽链延伸和合成终止三个连续环节。细菌的核糖体为 70S 型，由 30S 和 50S 亚基组成。抗菌药对细菌核糖体具有高度的选择性，抑制细菌蛋白质的合成，产生抑菌或杀菌作用。其中，大环内酯类、氯霉素类、林可霉素类作用于 50S 亚基，而四环素类、氨基糖苷类则作用于 30S 亚基，通过影响菌体蛋白质合成的多个环节而抗菌。

4. 影响细菌叶酸和核酸代谢 磺胺类、甲氧苄啶（TMP）分别通过抑制细菌二氢叶酸合成酶及二氢叶酸还原酶，影响四氢叶酸的形成，导致核酸合成障碍而抑制细菌的生长繁殖。喹诺酮类药抑制DNA螺旋酶，从而抑制DNA的合成而发挥抗菌作用。

第三节 细菌耐药性及其产生机制

耐药性（resistence）又称抗药性，指病原菌与抗菌药多次接触后，病原菌对抗菌药的敏感性降低乃至消失的现象。这类病原菌称为耐药菌。

案例分析

患者，女性，69岁，因中上腹剧痛、恶心、呕吐伴发热半天来院急诊。诊断为急性胰腺炎。使用头孢噻肟抗感染和静脉滴注胰酶抑制药综合治疗，未见腹痛缓解。做药物敏感试验，发现对碳青霉烯类抗生素敏感，改用美罗培南治疗后控制感染，病愈出院。

问题：细菌耐药性发生的机制有哪些？如何合理选用抗菌药？

一、细菌耐药性产生机制

1. 抗菌药被细菌产生的酶灭活 灭活酶有两种：一种为水解酶，如β-内酰胺酶，可破坏青霉素和头孢菌素的β-内酰胺环；另一种为钝化酶，又称合成酶，如乙酰转移酶、磷酸转移酶，可改变氨基糖苷类的分子结构。病原菌产生的这两种酶，均可以使抗菌药失去活性。

2. 抗菌药作用靶位的改变 细菌通过改变药物作用的原始靶蛋白，降低与抗生素的亲和力；或者通过增加靶蛋白的数量，在药物存在的同时仍有足量靶蛋白可以维持微生物的正常形态和功能；新合成敏感菌所没有的、功能正常的、与抗生素亲和力低的靶蛋白。

3. 降低细胞膜通透性 细菌通过降低胞浆膜通透性，阻止药物进入菌体而呈现耐药性，如铜绿假单胞菌对某些广谱青霉素、头孢菌素的耐药性，革兰阴性杆菌对青霉素G的天然耐药性。氨苄西林、头孢菌素对革兰阴性菌有效，是因为可进入微孔蛋白的通道，敏感菌的微孔蛋白量减少或关闭时可转为耐药。

4. 改变自身代谢途径 细菌通过改变自身代谢途径而改变对营养物质的需要。例如，对磺胺类耐药的细菌不再利用对氨苯甲酸及二氢蝶啶合成自身需要的叶酸，而是直接利用叶酸。细菌也可通过增加抗菌药拮抗物的量而呈现耐药性。

二、避免细菌产生耐药性的措施

由于抗菌药的广泛应用，各种抗菌药的耐药率逐年增加。为了减少和避免耐药性的产生，应严格控制抗菌药的使用，合理应用抗菌药。主要措施包括：① 可用一种抗菌药控制的感染不使用多种抗菌药联合；② 窄谱抗菌药可控制的感染不用广谱抗菌药；③ 严格掌握抗菌药预防应用、局部使用的适应证。

目标检测

一、选择题

1. 评价一种化疗药物的临床价值，主要采用下列哪种指标 （ ）

A. 抗菌谱　　B. 抗菌活性

C. 最低抑菌浓度　　D. 最低杀菌浓度
E. 化疗指数

2. 可抑制细菌胞浆内肽聚糖形成的药物是　（　）
A. 万古霉素　　B. 杆菌肽
C. 环丝氨酸　　D. 青霉素
E. 头孢菌素

3. 耐药性是指　（　）
A. 连续用药机体对药物产生不敏感现象
B. 连续用药细菌对药物的敏感性降低甚至消失
C. 反复用药患者对药物产生精神性依赖
D. 反复用药患者对药物产生躯体性依赖
E. 长期用药细菌对药物缺乏选择性

4. 细菌对四环素类产生耐药性的机制是　（　）
A. 产生钝化酶　　B. 改变胞浆膜的通透性
C. 改变靶位结构　　D. 增加对药物具有拮抗作用的底物
E. 诱导肝药酶，加速四环素类的肝脏代谢

5. 关于抗菌药的作用机制，下列哪项是错误的　（　）
A. 青霉素抑制转肽酶，阻碍细菌细胞壁合成
B. 多黏菌素类选择性与细菌细胞壁磷脂结合，使细胞壁通透性增加
C. 喹诺酮类抑制 DNA 的合成
D. 利福平抑制以 DNA 为模板的 RNA 多聚酶
E. 氨基糖苷类抑制细菌蛋白质合成的多个环节

二、简答题

1. 简述细菌对药物产生耐药性的机制有哪些？
2. 简述抗菌药的作用机制有哪些？

第二单元 抗生素

学习目标

1. 知识目标

(1) 掌握青霉素类、头孢菌素类、大环内酯类、氨基糖苷类、四环素类、氯霉素类抗生素的药理作用、临床应用及不良反应。

(2) 熟悉半合成青霉素类药物的分类及作用特点。

(3) 了解其他抗生素的抗菌特点及临床应用。

2. 能力目标

(1) 能够针对患者情况做好抗生素的用药指导。

(2) 能根据不良反应判断抗生素的用药合理性。

3. 素质目标

具备严格的无菌观念和崇高的职业道德。

第一节 β-内酰胺类抗生素

β-内酰胺类抗生素(β-lactams)系指化学结构中具有β-内酰胺环的一大类抗生素,其中包括临床最常用的青霉素类、头孢菌素类及新型β-内酰胺类抗生素,均有和抗菌作用相关的β-内酰胺环。抗菌作用机制均为抑制细菌细胞壁肽聚糖的合成,仅抗菌谱、抗菌强度等各有差异。此类抗生素具有杀菌活性强、毒性低、适应证广及临床疗效好的优点。

案例分析

张某,男,75岁,因肺部感染入院,采用青霉素治疗一段时间后,病情无好转,后进一步做痰培养和药敏试验,发现致病菌就是普通的革兰阳性菌,但已经对青霉素不敏感。此现象说明了什么问题?该如何处理?

一、青霉素类

青霉素类的基本结构由母核6-氨基青霉烷酸(6-APA)和侧链组成,不同的侧链将影响其抗菌谱及某些药理特性。根据来源和特点的不同,青霉素类分为天然和半合成青霉素两大类。

知识卡片

窄谱杀菌青霉素,
抑制合成细胞壁;
阳性细菌均敏感,
阴性细菌仅流脑;
过敏反应危险大,
一问二试三观察。

(一)天然青霉素

青霉素G(penicillin G,苄青霉素)

【来源及体内过程】青霉素G从青霉菌培养液中提取得到。常用其钠和钾盐,干燥粉末性质稳定,易溶于水。水溶液极不稳定,易被酸、碱、醇、重金属离子及氧化剂等破坏;不耐热,在室温中放置24 h大部分即降解失效,还可生成具有抗原性的代谢产物,故必须新鲜配制。抗菌效价用国际单位U表示。

口服易被胃酸及消化道酶破坏(不耐酸)。肌内注射吸收快而完全,脑脊液中浓度较低,炎症时可达有效浓度。几乎全部以原形经肾排泄，$t_{1/2}$ 为 0.5～1 h，作用可维持 4～6 h。

【抗菌作用】青霉素 G 抗菌作用很强，低浓度抑菌，高浓度杀菌。

1. 抗菌谱　青霉素对大多数繁殖期的革兰阳性菌(球菌和杆菌)、革兰阴性球菌、螺旋体和放线菌等有强大的杀菌作用。敏感菌包括：大多数革兰阳性球菌，如溶血性球菌、草绿色链球菌、肺炎球菌、不产生青霉素酶的金黄色葡萄球菌和表皮葡萄球菌等；革兰阳性杆菌，如白喉杆菌、破伤风杆菌、炭疽杆菌、产气荚膜梭菌等；革兰阴性球菌，其中脑膜炎奈瑟菌高度敏感，但淋球菌耐药已非常普遍；螺旋体(如梅毒螺旋体、钩端螺旋体、回归热螺旋体)及放线菌亦对青霉素敏感。大多数革兰阴性杆菌对青霉素不敏感。

2. 作用机制　β-内酰胺类抗生素通过干扰细菌细胞壁的合成而产生抗菌作用，一方面抑制转肽酶活性，干扰细菌细胞壁的合成；另一方面增加细菌细胞壁自溶酶的活性。

3. 抗菌特点

(1) 对革兰阳性菌作用强：β-内酰胺类抗生素均可与细菌胞浆膜上的青霉素结合蛋白(PBPs)结合，通过抑制转肽酶活性，抑制细菌细胞壁的合成，使之失去渗透屏障作用而使菌体膨胀、变形；同时还可增强细菌自溶酶的活性，使细菌破裂溶解而死亡，呈现杀菌效应。本类药物对静止期的细菌作用弱，对生长繁殖旺盛的细菌作用强，故称为繁殖期杀菌剂。

(2) 对革兰阴性菌作用弱：革兰阴性菌细胞壁的主要成分为磷脂，且细胞内外渗透压仅相差一到几个大气压，故青霉素对革兰阴性菌作用弱。

(3) 对人和哺乳动物无损伤：因为人和哺乳动物细胞无细胞壁。

4. 耐药性　除肠球菌因无 PBPs 敏感性极差外，多数细菌不易产生耐药性，但金黄色葡萄球菌、淋病奈瑟菌等极易产生耐药性，尤其是长期用药或用量不当时。

细菌可通过下列机制导致耐药：① 产生破坏 β-内酰胺环的青霉素酶(属 β-内酰胺酶)，或抗生素与大量 β-内酰胺酶结合，无法进入胞内与靶位结合；② PBPs 的靶蛋白对药物的亲和力降低，以致与 β-内酰胺类的结合减少；③ 细胞壁或细胞膜通透性改变，药物渗入减少等。

【临床应用】

1. 革兰阳性球菌感染　如化脓性链球菌引起的咽炎、扁桃体炎、中耳炎、蜂窝组织炎、心内膜炎、产褥热、猩红热等，常为首选用药；也常用于肺炎链球菌引起的大叶性肺炎、脑膜炎、支气管炎及葡萄球菌引起的疖、痈、骨髓炎、呼吸道感染、败血症等。对已耐药的葡萄球菌感染可选用头孢菌素或耐酶的青霉素制剂。

2. 革兰阴性球菌感染　如淋病奈瑟菌(不产酶株)引起的淋病；对脑膜炎奈瑟菌引起的脑膜炎，青霉素与磺胺嘧啶常并列为首选用药。

3. 革兰阳性杆菌感染　如白喉、破伤风、气性坏疽等，因青霉素对这些细菌的外毒素无作用，所以用药必须及时并用相应的抗毒素。

4. 螺旋体感染　如钩端螺旋体病、梅毒、回归热等。

5. 放线菌感染　放线菌病需大剂量、长疗程用药。

【不良反应及防治】青霉素的毒性很低，但应特别注意过敏反应。

1. 过敏反应　最常见，在各种药物中居首位，发生率为 1%～20%。不良反应主要以较轻的皮肤变态反应、血清病样反应多见。最严重的是过敏性休克，发生率占用药人数的 0.004%～0.015%，常在注射时和给药后 5 min 内发生，死亡率约为 0.1/10 000。防治措施：① 详细询问病史，包括用药史、药物过敏史、家族过敏史，对青霉素类过敏者禁用；② 严格掌握适应证，避免滥用、局部用药和在饥饿时用药，注射后应观察 30 min；③ 凡初次使用、用药间隔 3～7 d 及更换批号时，应做皮试，反应阳性者禁用；④ 注射用药液必须临用时配制；⑤ 注射时应备有急救药品及器材；⑥ 一旦发生过敏性休克，应立即就地抢救，首先皮下或肌内注射 0.1%肾上腺素 0.5～1 mg，临床症状无改善者 30 min 后重复一次。严重者应稀释后缓慢静脉注射或静脉滴注，必要时加用糖皮质激素和 H_1 受体阻断药，进行吸氧及其他必要的急救措施。

2. 赫氏反应 用青霉素治疗梅毒或钩端螺旋体病时，症状可突然加重，甚至出现危及生命的现象，表现为全身不适、寒战、高热、咽痛、肌痛、心动过速等症状，称为赫氏反应。可用氢化可的松 200～300 mg 静脉滴注或地塞米松 5～10 mg 静脉注射，并结合降温和抗休克治疗等。该反应可能是大量螺旋体被杀死后释放入人体内引起的免疫效应所致。

（二）半合成青霉素

青霉素 G 具有杀菌力强、毒性小等优点。但因其抗菌谱较窄，不耐酸、不能口服，易被青霉素酶破坏，自 1959 年开始，以青霉素的主核 6－APA 为原料，用酰胺酶水解羰基侧链，并引入不同侧链，可得到耐酸、耐酶、广谱、抗铜绿假单胞菌、抗革兰阴性菌等多种半合成青霉素（表 7－2－1）。其抗菌机制、不良反应和青霉素 G 相同，并存在交叉过敏性，用药前须用青霉素 G 做皮试。

表 7－2－1 半合成青霉素的分类及特点

分类与常用药物	耐酸	耐酶	抗菌特点
1. 耐酸青霉素			类似青霉素 G，作用稍弱
青霉素 V（penicillin V，苯氧甲青霉素）	＋	－	用于敏感菌引起的轻度感染
非奈西林（phenethicillin，苯氧乙青霉素）	＋	－	同青霉素 V
2. 耐酶青霉素			类似青霉素 G，耐青霉素酶，对金黄色葡萄球菌有作用，主要用于耐青霉素 G 的金黄色葡萄球菌感染
甲氧西林（methicillin，甲氧苯青霉素）	－	＋	作用较弱
氯唑西林（cloxacillin，邻氯青霉素）	＋	＋	作用中等
双氯西林（dicloxacillin，双氯青霉素）	＋	＋	作用强
3. 广谱青霉素			对革兰阳性菌作用弱于青霉素 G，但对肠球菌作用强；对革兰阴性菌有效，但对铜绿假单胞菌无效
氨苄西林（ampicillin，氨苄青霉素）	＋	－	主要作用于伤寒、副伤寒、呼吸道感染及敏感菌引起的败血症和脑膜炎
阿莫西林（amoxycillin，羟氨苄青霉素）	＋	－	对肺炎链球菌、变形杆菌作用较氨苄西林强，血液浓度高，易进入支气管分泌液中，对慢性支气管炎疗效较好
4. 抗铜绿假单胞菌青霉素			对革兰阳性菌的作用与青霉素 G 近似，对肠球菌作用弱；对革兰阴性菌的作用强，对铜绿假单胞菌感染有效
羧苄西林（carbenicillin，羧苄青霉素）	－	－	对铜绿假单胞菌和变形杆菌作用强

续表

分类与常用药物	耐酸	耐酶	抗菌特点
呋布西林(furbenicillin)	－	－	抗铜绿假单胞菌比羧苄西林强6～10倍，对金黄色葡萄球菌、链球菌、痢疾志贺菌作用较强
哌拉西林(piperacillin，氧哌嗪青霉素)	－	－	广谱，抗菌作用强，对各种厌氧菌亦有作用
5. 抗革兰阴性菌青霉素			对革兰阴性菌抗菌谱广、作用强，对铜绿假单胞菌无效，对革兰阳性菌作用甚微
美西林(mecillinam)	－	＋	用于尿路感染，对大肠埃希菌感染者疗效甚佳
匹美西林(pivmecillinam)	－	＋	美西林双酯衍生物，在体内迅速水解为美西林

二、头孢菌素类

头孢菌素类抗生素是从真菌的培养液中提取的多种抗菌成分之一，其基本结构为7－氨基头孢烷酸(7－ACA)。因含有与青霉素相同的β－内酰胺环，所以理化性质、生物活性、抗菌作用机制和临床应用与青霉素类相似。特点为抗菌谱广、杀菌力强、对β－内酰胺酶较稳定、变态反应少等。与青霉素有一定交叉过敏现象(5%～10%)。

【分类】根据抗菌谱、抗菌作用强度、对β－内酰胺酶的稳定性、临床应用和对肾的毒性，可分为四类(表7－2－2)。

表7－2－2　常用头孢菌素的分类及主要作用特点

常用药物	作用特点
第一代：头孢噻吩(cefalotin) 头孢氨苄(cefelexin) 头孢唑林(cefazolin) 头孢拉定(cefradine)	(1) 对革兰阳性菌(包括耐青霉素金黄色葡萄球菌)作用强于第二和第三代；对革兰阴性菌的作用不及第二代，更不及第三代；对铜绿假单胞菌、耐药杆菌和厌氧菌无效 (2) 对金黄色葡萄球菌的β－内酰胺酶稳定性优于第二代和第三代；对革兰阴性杆菌产生的β－内酰胺酶不稳定 (3) 某些品种有一定的肾毒性
第二代：头孢孟多(cefamandole) 头孢呋辛(cefuroxime)	(1) 对革兰阳性球菌(包括耐药金黄色葡萄球菌)作用比第一代略差，强于第三代；对革兰阴性杆菌作用比第一代强；对厌氧菌有一定作用；对铜绿假单胞菌无效 (2) 对革兰阴性杆菌产生的β－内酰胺酶稳定性比第一代强 (3) 肾毒性比第一代低
第三代：头孢噻肟(cefotaxime) 头孢他啶(ceftazidime) 头孢曲松(ceftriaxone) 头孢哌酮(cefoperazone)	(1) 对革兰阳性球菌作用不如第一代和第二代；对革兰阴性杆菌作用强，明显超过第一代和第二代；对铜绿假单胞菌和厌氧菌有不同程度的抗菌作用 (2) 对革兰阴性杆菌产生的广谱β－内酰胺酶高度稳定 (3) 对肾基本无毒性 (4) 穿透力强，分布广，可在各组织、体腔、体液中达到有效浓度
第四代：头孢匹罗(cefpirome) 头孢吡肟(cefepime) 头孢利定(cefelidin)	(1) 对革兰阳性球菌和革兰阴性杆菌作用强于第三代，对铜绿假单胞菌的抗菌作用与头孢他啶相似或稍差；对大多数厌氧菌有活性 (2) 对革兰阴性杆菌产生的广谱β－内酰胺酶高度稳定 (3) 对肾基本无毒性

【抗菌作用】抗菌谱广，多数革兰阳性菌、革兰阴性菌对其敏感，第三代对铜绿假单胞菌、

厌氧菌有较强作用，第四代作用更强。本类药物与氨基糖苷类之间有协同抗菌作用。头孢菌素类也能与 PBPs 结合，抑制转肽酶，同时激活胞壁自溶酶，导致菌体溶解、破裂、死亡。

【临床应用】

1. 第一代头孢菌素 用于敏感菌引起的呼吸系统、泌尿生殖系统、胆道、皮肤及软组织、外科术后、创伤、耳鼻喉、眼科感染等。头孢唑林、头孢氨苄和头孢拉定较常用。

2. 第二代头孢菌素 用于革兰阴性杆菌引起的呼吸道、尿道、皮肤及软组织、骨关节、妇产科感染及耐青霉素的淋病奈瑟菌感染。头孢孟多和头孢呋辛应用较多。

3. 第三代头孢菌素 用于重症耐药革兰阴性菌感染，特别是威胁生命的严重感染，如败血症、脑膜炎、肺炎及尿路感染等；兼有厌氧菌和革兰阳性菌的混合感染，如腹腔、胆道、胃肠道、盆腔、骨关节、皮肤及软组织感染等。

4. 第四代头孢菌素 可用于对第三代头孢菌素耐药的细菌引起的中、重度感染。

案例分析

李某，感冒期间服用头孢拉定，同时晚餐时喝白酒，不到二两（100 g）即出现心跳加速、呼吸困难。

问题：该症状发生的原因是什么？头孢菌素临床应用须注意哪些问题？

【不良反应及防治】

1. 变态反应 过敏性休克罕见，但对本类药物过敏者仍应禁用；与青霉素类有部分交叉过敏现象，慎用于对青霉素类或其他药物过敏者。

2. 胃肠反应 口服可发生恶心、食欲减退、腹泻等反应，第三、四代头孢菌素偶可致二重感染。

3. 肾毒性 第一代头孢菌素大剂量使用、常规量用于肾病患者或与氨基糖苷类抗生素合用，可出现肾毒性，这与近曲小管细胞损害有关，故长期应用第一代头孢菌素者应定期检查肾功能。另外，头孢孟多、头孢哌酮可引起低凝血酶原血症，可用维生素 K 防治。

三、其他 β-内酰胺类抗生素

近年来开发了许多非典型的 β-内酰胺类抗生素，为新的 β-内酰胺类抗菌药的开发和应用开辟了新的途径。

（一）头霉素类

本类药物有头霉素（cephamycin）、头孢西丁（cefoxitin）等。头孢西丁为该类药的代表药，抗菌谱广，对革兰阴性菌作用强，与第二代头孢菌素相同，对厌氧菌作用高效。本类药主要用于敏感菌所致的泌尿道、呼吸道、盆腔、腹腔感染及败血症、心内膜炎。不良反应与头孢菌素类相似。

（二）碳青霉烯类

碳青霉烯类（carbapenems）的结构与青霉素相似，是迄今抗菌谱最广、抗菌作用最强的一类抗生素，广谱、强效、耐酶、抑酶、低毒是其特点。

亚胺培南（imipenem，亚胺硫霉素）

亚胺培南除对军团菌、沙眼衣原体、肺炎支原体无效外，对大多数革兰阳性、革兰阴性需氧和厌氧菌所致的尿路、皮肤及软组织、呼吸道、腹腔、妇科感染与败血症、骨髓炎等都有效。

（三）单环β-内酰胺类

氨曲南（aztreonam）

氨曲南是人工合成的第一个应用于临床的单环β-内酰胺类（monobactams）抗生素，属抗需氧革兰阴性菌（如铜绿假单胞菌）窄谱抗生素，具有耐酶、低毒、分布广、与青霉素等无交叉过敏现象等优点。本药常用于革兰阴性菌所致的下呼吸道、尿路、软组织感染及脑膜炎、败血症等。不良反应少而轻。

（四）氧头孢烯类

拉氧头孢（latarnoxef）

拉氧头孢是氧头孢烯类（oxacephalosporins）抗生素的代表药，与第三代头孢菌素相似，属广谱抗生素，对β-内酰胺酶极稳定，对厌氧菌尤其是脆弱类杆菌的作用明显强于第一、二、三代头孢菌素。本药主要用于尿路、呼吸道、妇科、胆道感染和脑膜炎、败血症等。同类药物还有氟氧头孢（flomoxef）。

（五）β-内酰胺酶抑制剂

β-内酰胺酶抑制剂主要是通过抑制多种β-内酰胺酶而发挥作用，常用的药物包括克拉维酸（clavulamicacid，棒酸）、舒巴坦（sulbcatam，青霉烷砜）等，常与β-内酰胺类配伍为复方制剂，可对抗细菌耐药性的产生，增强其抗菌效力。主要代物药物有阿莫西林-克拉维酸钾、头孢哌酮-舒巴坦钠等。

第二节 大环内酯类、林可霉素类及多肽类抗生素

一、大环内酯类抗生素

大环内酯类抗生素是一类具有14～16碳内酯环共同化学结构的抗生素。红霉素（erythromycin）为第一代的代表药。第二代半合成大环内酯类抗生素主要有罗红霉素（roxithromycin）、阿奇霉素（azithromycin）、克拉霉素（clarithromycin）等。

> **知识卡片**
>
> 大环内酯红霉素，
> 青红合用不对路；
> 碱性环境增效果，
> 四红合用增肝毒；
> 克林霉素呈拮抗，
> 盐析现象须记住。

【体内过程】红霉素易被胃酸破坏，故临床一般服用其肠衣片或酯化物，但其生物利用度差。新大环内酯类如克拉霉素、阿奇霉素，不易被胃酸破坏，生物利用度提高。其广泛分布于除脑脊液以外的各种体液和组织，如肺、痰、皮下、胆汁等。红霉素在肝脏代谢，红霉素和阿奇霉素主要经胆汁分泌，而克拉霉素及其代谢物经肾排泄。

【抗菌作用】对大多数革兰阳性菌、某些革兰阴性菌、厌氧菌有较强的抗菌活性，对军团菌、弯曲菌、支原体、衣原体、弓形虫、非典型分枝杆菌也有良好的作用，对β-内酰胺类耐药的金黄色葡萄球菌也有一定的抗菌活性。能不可逆地结合到细菌核糖体50S亚基上，抑制转肽作用及（或）信使核糖核酸（mRNA）移位，选择性抑制细菌蛋白质合成。

【临床应用】

（1）治疗军团菌肺炎、百日咳、弯曲肠杆菌肺炎、白喉带菌患者的首选药。

（2）治疗耐青霉素的金黄色葡萄球菌感染和对青霉素过敏者，还可用于上述敏感菌所

致的各种感染。

(3) 厌氧菌引起的口腔感染和肺炎支原体、衣原体等非典型病原体所致的呼吸道、泌尿生殖道感染。

其注射剂不能用0.9%氯化钠注射液溶解，以免出现沉淀。阿奇霉素对革兰阴性菌有较高活性，对螺旋体作用也较红霉素强，对肺炎支原体为大环内酯类中最强者，有明显的抗菌后效应。

【不良反应】毒性低，一般很少引起严重不良反应。红霉素常见胃肠道反应，新大环内酯类不良反应发生率低。肝损害以胆汁淤积性黄疸为主，亦可出现肝肿大、转氨酶升高等，红霉素的酯化物更易引起肝损害，肝功能不良者禁用。耳毒性可见听力下降，前庭功能亦可受损。老年肾功能不全者的不良反应发生概率高，静脉滴注过快易发生心脏毒性，出现心电图异常、严重心律失常，表现为晕厥或猝死。

阿奇霉素(azithromycin，阿奇红霉素)

阿奇霉素抗菌谱较红霉素广，增加了对革兰阴性菌的抗菌作用，对红霉素敏感菌的抗菌活性与其相当，而对革兰阴性菌的抗菌活性明显强于红霉素。口服吸收快、分布广，主要用于敏感菌所致的呼吸道、皮肤及软组织感染。不良反应轻，有胃肠反应，偶见肝功能异常及白细胞减少等。

二、林可霉素类抗生素

林可霉素类主要包括林可霉素(lincomycin，洁霉素)和克林霉素(clindamycin，氯洁霉素)。

【抗菌作用】对革兰阳性菌具有较高的抗菌活性。金黄色葡萄球菌(包括耐青霉素G的菌株)、链球菌和白喉杆菌等均对本类药敏感。克林霉素对各种厌氧菌包括脆弱类杆菌有良好作用，较林可霉素强4～8倍。抗菌机制与大环内酯类相同。本类药能与红霉素、氯霉素相互竞争结合部位，故不能合用。林可霉素类与上述两种药间有完全交叉耐药性，与大环内酯类抗生素间也有交叉耐药性。

【临床应用】

1. 金黄色葡萄球菌感染 对金黄色葡萄球菌等革兰阳性球菌感染有效，主要用于对青霉素类或头孢菌素类等无效或青霉素过敏者的金黄色葡萄球菌感染。

2. 金黄色葡萄球菌引起的骨髓炎 由于在骨组织中可达到较高浓度，可作为金黄色葡萄球菌所致骨髓炎的首选药。

3. 各种厌氧菌、厌氧菌与需氧菌引起的混合感染 如腹膜炎、腹腔和盆腔感染、吸入性肺炎或肺脓肿等。

【不良反应及防治】常见轻微的胃肠道症状，严重者可导致潜在致死性伪膜性肠炎，由大量繁殖的难辨梭状芽孢杆菌产生的坏死性毒素引起，表现为发热、腹泻、腹痛等，口服万古霉素或甲硝唑可防治。变态反应大多为轻度皮疹、瘙痒或药物热。也可见一过性粒细胞减少和血小板减少。

三、多肽类抗生素

常用的多肽类抗生素有万古霉素(vancomycin)、去甲万古霉素(norvancomycin)和替考拉宁(teicoplanin，太古霉素)。

万古霉素口服不易吸收，肌内注射会引起剧痛和组织坏死，故只宜静脉给药。其分布广泛，但不易透过血脑屏障。在体内很少代谢，尿中浓度高。替考拉宁可肌内注射。

万古霉素对革兰阳性菌，特别是革兰阳性球菌有强大杀菌作用，包括金黄色葡萄球菌、表皮葡萄球菌、青霉素G和多种抗生素耐药菌株、溶血性链球菌、草绿色链球菌、肺炎球菌及肠球菌等；与氨基糖苷类抗生素合用对肠球菌等具有协同杀菌作用；对厌氧菌、难辨梭状芽孢杆菌亦有良好作用；炭疽杆菌、白喉杆菌、破伤风杆菌等亦对本药敏感，革兰阴性菌则多数耐药。抗菌机制主要是抑制细菌细胞壁肽聚糖的合成，造成细胞壁缺损而杀菌。万古霉素一般不易引起耐药性，但近年来，耐万古霉素的肠球菌正在增多。本药只适用于严重革兰阳性菌感染或对其他抗生素耐药、无效者。

替考拉宁毒性较低。口服可有恶心、呕吐、口腔金属异味等，静脉注射时偶有疼痛和血栓性静脉炎。快速静脉注射万古霉素可出现极度皮肤潮红、红斑、荨麻疹、心动过速和低血压等，称为红人综合征(red man syndrome)。耳毒性和肾毒性为最严重的毒性反应。应注意避免与氨基糖苷类抗生素、呋塞米、依他尼酸等合用。

第三节 氨基糖苷类抗生素

氨基糖苷类抗生素包括两大类：一类为天然来源，如链霉素、卡那霉素、妥布霉素、大观霉素、新霉素、庆大霉素、西索米星、小诺米星、阿司米星等；另一类为半合成品，有阿米卡星、奈替米星等。

案例分析

李某，近期出现发热、脾肿大、瘀点等症状，心脏听诊可闻及杂音，并伴有乏力、纳差、苍白等，血培养为草绿色链球菌，诊断为细菌性心内膜炎。临床常用何种方案治疗？

一、氨基糖苷类抗生素的共性

氨基糖苷类抗生素具有抗菌谱广、抗革兰阴性杆菌活性强、有明显的抗菌后效应等优点；缺点是无抗厌氧菌活性，消化道不吸收，且有肾和耳毒性。

【体内过程】氨基糖苷类均为有机碱，临床常用其硫酸盐，易溶于水，性质稳定，在碱性环境中抗菌作用强，有相似的药动学特征。

氨基糖苷类抗生素口服难吸收，肌内注射吸收迅速而完全，0.5～2 h达峰浓度；主要分布于细胞外液，在肾皮质和内耳淋巴液有高浓度积聚，可透过胎盘屏障，但不能透过血脑屏障，甚至脑膜炎时脑脊液内也难达有效浓度。其主要以原形经肾小球滤过，因而尿中浓度高，$t_{1/2}$为2～3 h，肾功能减退时可延长20～30倍以上，应减小剂量或延长给药间隔时间。

【抗菌作用】

(1) 抗菌谱较广，对革兰阴性杆菌如大肠埃希菌、铜绿假单胞菌、变形杆菌属、肠杆菌属、克雷伯菌属、志贺菌属等具有强大的抗菌活性；对沙雷菌属、产碱杆菌属、沙门菌属、不动杆菌属和嗜血杆菌属也有一定抗菌作用；对革兰阴性球菌如淋病奈瑟菌、脑膜炎奈瑟菌等作用较差；对各型链球菌作用较弱，对肠球菌和厌氧菌不敏感。

氨基糖苷类的抗菌机制主要是抑制细菌蛋白质合成，还能破坏细菌胞浆膜的完整性，属静止期杀菌剂，在碱性环境中抗菌作用增强。

(2) 口服难吸收，仅用于肠道消毒和治疗肠道感染；全身感染必须注射用药，大部分药物以原形由肾排泄，可用于泌尿道感染。

(3) 本类药物之间有部分或完全交叉耐药性。氨基糖苷类抗生素属快速杀菌剂，对静止期细菌也有较强作用。抗菌机制是进入细胞内，不可逆地抑制细菌蛋白质合成。其环节包括：起始阶段，抑制 70S 始动复合物形成；肽链延长阶段，选择性与 30S 亚基靶蛋白结合，使 mRNA 上的遗传密码错译，合成无功能的异常蛋白质；终止阶段，阻碍终止因子进入核糖体，使已形成的肽链不能释放，并阻止 70S 核糖体解离。本类药物尚能抑制胞浆膜蛋白质合成，增加胞浆膜通透性，使胞浆内容物外渗。

杀菌作用特点：① 其杀菌作用有浓度依赖性，即浓度愈高，杀菌速率愈快，杀菌持续时间愈长；② 仅对需氧菌有效，对需氧革兰阴性杆菌的抗菌活性显著强于其他药物；③ 具有较长的抗菌后效应，且抗菌后效应持续时间有浓度依赖性；④ 在碱性环境中抗菌活性强；⑤ 与β-内酰胺类抗生素合用可扩大抗菌谱，增强抗菌活性。但不应在同一注射器内给药，因β-内酰胺类可使氨基糖苷类失活。

氨基糖苷类抗生素间有不完全交叉耐药性，细菌产生耐药性的机制有：① 产生修饰和灭活氨基糖苷类的钝化酶，包括乙酰化酶、腺苷酰化酶和磷酸化酶；② 膜通透性的改变；③ 靶位的修饰，形成一个不能结合氨基糖苷类（链霉素特有）的靶蛋白，致使对链霉素的亲和力降低而耐药。

【不良反应及防治】

1. 耳毒性 包括前庭神经和耳蜗神经损害。前者表现为眩晕、视力减退、眼球震颤、眩晕、恶心、呕吐和共济失调，其发生率依次为：新霉素（已少用）＞卡那霉素＞链霉素＞西索米星＞庆大霉素＞妥布霉素＞奈替米星；后者表现为耳鸣、听力减退和永久性耳聋，其发生率依次为：新霉素＞卡那霉素＞西索米星＞阿米卡星＞庆大霉素＞妥布霉素＞链霉素。这与本类药在内耳淋巴液中浓度较高有关，可阻碍内耳柯蒂氏器毛细胞的能量产生及利用，引起细胞膜上 Na^+-K^+-ATP 酶功能障碍，造成毛细胞损伤。为防止和减少耳毒性，使用时要注意剂量和疗程，严密观察眩晕、耳鸣等早期症状，进行听力及血药浓度监测，避免与其他有耳毒性的药物合用，如呋塞米、依他尼酸、布美他尼、顺铂等。肾功能减退者、老年人、婴幼儿及哺乳期妇女慎用，孕妇禁用。

2. 肾毒性 氨基糖苷类易蓄积于肾皮质部，损害近曲小管上皮细胞，轻则引起肾小管肿胀，重则产生急性坏死，症状通常表现为蛋白尿、管型尿、血尿等。严重时可引起氮质血症和肾功能降低。肾功能降低可使氨基糖苷类血药浓度升高，又可进一步加重肾损伤和耳毒性。在常用剂量时各药对肾的毒性顺序为：新霉素＞卡那霉素＞妥布霉素＞链霉素，奈替米星肾毒性很低。使用过程中，应定期检查尿常规，不宜与有肾损害的药物合用。

3. 神经肌肉阻滞 与给药剂量和给药途径有关，大剂量静脉滴注或腹腔给药时会引起骨骼肌收缩无力，表现为四肢软弱无力，呼吸困难甚至呼吸停止。抢救时应立即静脉注射新斯的明和钙剂。临床用药时要避免与肌肉松弛药、全麻药等合用。

4. 变态反应 可引起皮疹、发热等变态反应，也可引起过敏性休克，尤其是链霉素过敏性休克发生率虽低于青霉素，但死亡率高，而且链霉素皮试的阳性符合率也不高，一旦发生应立即皮下或肌内注射肾上腺素，同时静脉注射葡萄糖酸钙等进行抢救。

二、常用氨基糖苷类抗生素

链霉素（streptomycin）

链霉素是从链丝菌培养液中获得并用于临床的第一个氨基糖苷类抗生素，也是第一个有效治疗结核病且至今仍作为抗结核病的二线药物。

链霉素对兔热病和鼠疫有特效，常作为首选药，特别是与四环素联合用药已成为目前治疗鼠疫最有效的手段。其也用于治疗多重耐药的结核病。与青霉素合用可治疗溶血性链球菌、草绿色链球菌及肠球菌等引起的心内膜炎。对铜绿假单胞菌和其他革兰阴性杆菌抗菌活性低。

庆大霉素（gentamicin）

庆大霉素为目前临床较常用的氨基糖苷类抗生素，水溶液稳定，常采用肌内和静脉给药，主要以原形经肾排泄。抗菌谱较广，对革兰阴性菌、革兰阳性菌和铜绿假单胞菌均有良好抗菌作用，是治疗各种革兰阴性杆菌感染的主要抗菌药，临床主要用于敏感菌引起的败血症、呼吸道、胆道、肠道、泌尿道、烧伤感染及骨髓炎、腹膜炎、心内膜炎等。肾毒性较多见；偶见过敏反应，甚至休克。

卡那霉素（kanamycin）

卡那霉素对多数常见革兰阴性菌和结核分枝杆菌有效，曾被广泛用于各种肠道革兰阴性杆菌感染，但因不良反应较大、疗效不突出，已逐渐被庆大霉素、妥布霉素等取代，目前主要与其他抗结核药物合用于对一线药物耐药的结核病患者。耳毒性是卡那霉素最重要的不良反应。

妥布霉素（tobramycin）

妥布霉素的抗菌谱与庆大霉素相似，对肺炎杆菌、肠杆菌属、变形杆菌属的抑菌或杀菌作用分别比庆大霉素强 4 倍和 2 倍，对铜绿假单胞菌的抗菌作用是庆大霉素的 2～5 倍，且对庆大霉素耐药菌株仍有效。临床主要用于治疗铜绿假单胞菌引起的败血症、心内膜炎、烧伤后感染、骨髓炎等，也可用于其他革兰阴性杆菌所致的感染。

阿米卡星（amikacin，丁胺卡那霉素）

阿米卡星是由卡那霉素 A 得到的半合成衍生物，应用广泛。在氨基糖苷类中抗菌谱最广，对革兰阴性杆菌和金黄色葡萄球菌均有较强的抗菌活性。突出的优点是对肠道革兰阴性杆菌和铜绿假单胞菌所产生的多种钝化酶稳定，故对一些常见的对氨基糖苷类耐药的菌株所致感染仍有效，常作为治疗此类感染的首选药物。另一个优点是与β-内酰胺类抗生素联用可获协同作用，如与羧苄西林或哌拉西林合用对铜绿假单胞菌，与头孢菌素合用对克雷伯菌属，与阿洛西林等合用对克雷伯菌属、大肠埃希菌和金黄色葡萄球菌均有协同作用。

奈替米星（netilmicin，乙基西索霉素）

奈替米星的抗菌谱与庆大霉素相似，能杀灭多种革兰阴性杆菌，对某些耐其他氨基糖苷类的革兰阴性杆菌及耐青霉素的金黄色葡萄球菌有效。本药主要用于呼吸道、消化道、泌尿道、皮肤及软组织、骨与关节、腹腔感染等。肾、耳毒性在氨基糖苷类中最小，但仍需注意。

新霉素（neomycin）

新霉素口服吸收很少，故可用于肠道感染、肠道消毒或肝性脑病患者。因有严重的耳、肾毒性，故临床主要为局部应用，如创面涂抹、气雾吸入或滴眼等，局部用量不宜过大。禁止全身用药。

第四节 四环素类与氯霉素类抗生素

案例分析

肖某，近几日出现发热，呈稽留热型，并伴有全身不适、乏力、食欲减退和咳嗽等症状，细菌学检查后诊断为伤寒。临床常用的治疗药物是什么？应注意哪些事项？

一、四环素类抗生素

四环素类抗生素可分为天然品和半合成品两类。本类药物在酸性环境中性质稳定。

（一）天然四环素类

四环素（tetracycline）、土霉素（terramycin）

二者均由链霉菌培养液提取，特性基本相似。

【体内过程】口服吸收不完全，易与食物中 Ca^{2+}、Mg^{2+}、Fe^{3+}、Al^{3+} 等金属离子形成络合物而影响吸收，四环素较土霉素吸收好。本类药易渗入胸腔、腹腔等部位的组织，易与骨和牙等结构的组织结合。四环素类可通过胎盘屏障，进入胎儿血液循环，不易透过血脑屏障。部分经乳汁排泄。60%以原形经肾排泄，肾功能损害者不宜应用。本类药可形成肝肠循环，胆汁药物浓度为血药浓度的 10～20 倍。

【药理作用及作用机制】

（1）属快速抑菌剂，抗菌谱广，对立克次体、支原体、衣原体、螺旋体有强大的抑制作用。

（2）对革兰阳性菌、革兰阴性菌和某些厌氧菌有较强抑制作用，对阿米巴原虫有间接抑制作用。

（3）抗菌机制是通过与敏感菌核糖体 30S 亚基结合，从而阻止肽链的延伸，抑制蛋白质合成。

（4）细菌的耐药状况严重，大部分金黄色葡萄球菌、大肠埃希菌、痢疾志贺菌、肺炎链球菌对四环素类耐药。天然品间存在交叉耐药性。

【临床应用】主要用作立克次体、支原体、衣原体、某些螺旋体感染等非细菌性感染的首选药，还可用于鼠疫、布鲁菌病、霍乱、幽门螺杆菌引起的消化性溃疡的治疗。

【不良反应及防治】不良反应较多。

1. 胃肠道反应 可引起恶心、呕吐、上腹不适、腹胀、腹泻、食欲减退等症状，宜饭后服用。

2. 二重感染 为长期大剂量应用四环素类的主要不良反应。常见白色念珠菌引起的口腔鹅口疮、肠炎，可用抗真菌药治疗；严重者可致伪膜性肠炎，病情急剧，有死亡危险，应用万古霉素或甲硝唑治疗。婴儿、老年人、体弱者、合用糖皮质激素或抗肿瘤药的患者易发生二重感染。

3. 对骨骼和牙齿生长的影响 四环素类能和新形成的骨骼、牙齿中沉积的钙离子结合，造成恒齿永久性棕色色素沉着、牙轴质发育不全，还可抑制婴儿骨骼发育。孕妇、哺乳期妇女及 8 岁以下儿童禁用四环素类药物。

4. 其他 长期大剂量使用可引起严重肝损害或加重原有的肾损害。

（二）半合成四环素类

多西环素（doxycycline，强力霉素）、米诺环素（minocycline，二甲胺四环素）

口服吸收快而完全，吸收受食物影响较小，有效血药浓度可维持 24 h，每日服药一次即可。抗菌谱和抗菌机制与天然四环素相似，抗菌作用较四环素强 2～10 倍。米诺环素对耐天然四环素类和耐青霉素类的金黄色葡萄球菌、链球菌、大肠埃希菌等仍有作用。多西环素的临床适应证与四环素相同，是四环素类药物中的首选药。

不良反应与天然四环素相似。多西环素常见胃肠道反应，还可引起舌炎、口腔炎和肛门炎，应饭后服。米诺环素可产生前庭反应，首剂服药时可迅速出现。

二、氯霉素类抗生素

氯霉素（chloramphenicol）

氯霉素是委内瑞拉链丝菌产生的抗生素。

【体内过程】氯霉素口服吸收快而完全，广泛分布于全身各组织和体液中，脑脊液中浓度较其他抗生素高。主要在肝代谢后经肾排泄。

【药理作用】本药属广谱抗生素，对革兰阴性菌作用强，特别是对伤寒沙门菌、流感嗜血杆菌作用强；对革兰阳性球菌作用不如青霉素和四环素；对立克次体、沙眼衣原体、肺炎支原体、螺旋体等有效。

抗菌机制是与细菌核糖体 50S 亚基结合，阻止肽链延伸，使蛋白质合成受阻，属速效抑菌剂。

【临床应用】由于氯霉素对造血系统产生严重的毒性反应，现已少用。

1. 治疗伤寒、副伤寒 因氟喹诺酮类药和第三代头孢菌素具有速效、低毒、复发少和愈后不带菌等特点，氯霉素现已不作为首选药。

2. 眼科局部用药 治疗敏感菌引起的眼部感染。

【不良反应及防治】

1. 抑制骨髓造血功能 为氯霉素最严重的毒性反应。该反应有两种表现：一种是可逆性抑制，较常见，表现为粒细胞、白细胞和血小板减少，此反应与用药剂量大或疗程长有关，及时停药可以恢复；另一种表现为再生障碍性贫血，与剂量和疗程无关，发生率低（约为 1/30 000），但死亡率很高。发病机制不清，切勿滥用，用时应定期检查血常规。

2. 灰婴综合征 大剂量使用氯霉素可引起新生儿和早产儿药物中毒，表现为循环衰竭、呼吸困难、血压下降、皮肤苍白、发绀，故称灰婴综合征，与早产儿和新生儿肝代谢和肾排泄功能不完善有关。

3. 其他 可发生胃肠反应、二重感染、中毒性精神症状，偶见皮疹、药物热等。

目标检测

一、选择题

1. 下列有关青霉素 G 性质的描述，错误的是 （ ）

A. 水溶液性质不稳定

B. 有过敏反应，甚至引起过敏性休克

C. 口服可被胃酸破坏
D. $t_{1/2}$ 为 4～6 h
E. 不耐酶，青霉素酶可令其失去活性

2. 青霉素对下列哪种病原体无效 （ ）
A. 脑膜炎奈瑟菌
B. 螺旋体
C. 流感嗜血杆菌
D. 放线菌
E. 白喉棒状杆菌

3. 青霉素 G 对下列哪种疾病无效 （ ）
A. 猩红热
B. 蜂窝组织炎
C. 流行性脑脊髓膜炎
D. 大叶性肺炎
E. 伤寒

4. 抢救青霉素过敏性休克应首选 （ ）
A. 肾上腺素
B. 去甲肾上腺素
C. 肾上腺皮质激素
D. 抗组胺药
E. 多巴胺

5. 下列有关头孢菌素的叙述，错误的是 （ ）
A. 抗菌机制与青霉素类相似
B. 与青霉素有部分交叉过敏反应
C. 第一代头孢菌素类对铜绿假单胞菌无效
D. 第三代头孢菌素类对肾有一定毒性
E. 第三代头孢菌素类对酶稳定性高

6. 克拉维酸与阿莫西林配伍应用的主要药理学基础是 （ ）
A. 可使阿莫西林口服吸收更好
B. 可使阿莫西林自肾小管分泌减少
C. 克拉维酸抑制 β-内酰胺酶，发挥抑酶增效作用
D. 可使阿莫西林用量减少，毒性降低
E. 克拉维酸抗菌谱广，抗菌活性强

7. 下列哪项不是头孢菌素的不良反应 （ ）
A. 过敏反应
B. 肾损害
C. 肝损害
D. 胃肠道反应
E. 二重感染

8. 下列有关红霉素的叙述，哪项是错误的 （ ）
A. 对革兰阳性菌作用强
B. 易产生抗药性
C. 可用于耐药金黄色葡萄球菌感染
D. 易被胃酸破坏
E. 不能用于对青霉素过敏者

9. 下列哪项不是红霉素的临床适应证 （ ）
A. 耐药金黄色葡萄球菌
B. 百日咳
C. 军团菌肺炎
D. 结核病
E. 支原体肺炎

10. 下列有关大环内酯类抗生素的叙述，错误的是　（　　）

A. 作用机制为抑制菌体蛋白质合成
B. 属于抑菌药
C. 为广谱抗生素
D. 乙酰螺旋霉素抗菌谱似红霉素
E. 本类抗生素之间有部分交叉抗药性

11. 下列不属于大环内酯类的药物是　（　　）

A. 红霉素
B. 罗红霉素
C. 万古霉素
D. 阿奇霉素
E. 克拉霉素

12. 氨基糖苷类抗生素的抗菌机制是　（　　）

A. 抑制细菌 DNA 合成
B. 抑制细菌 RNA 合成
C. 抑制菌体蛋白质合成
D. 影响胞浆膜的通透性
E. 抑制菌体细胞壁合成

13. 下列有关氨基糖苷类抗生素的叙述，错误的是　（　　）

A. 对革兰阴性菌作用强大
B. 口服仅用于肠道感染和肠道术前准备
C. 为静止期杀菌药
D. 各药物之间无交叉抗药性
E. 抗菌机制是抑制菌体蛋白质合成

14. 与呋塞米合用时耳毒性增强的抗生素是　（　　）

A. 青霉素 G
B. 螺旋霉素
C. 林可霉素
D. 四环素
E. 链霉素

15. 对青霉素产生耐药性的淋病患者常选用　（　　）

A. 庆大霉素
B. 氨苄西林
C. 羧苄西林
D. 大观霉素
E. 链霉素

16. 氯霉素最严重的不良反应是　（　　）

A. 骨髓抑制
B. 胃肠道症状
C. 肝损害
D. 肾损害
E. 过敏反应

17. 四环素类药物对下列哪一种病原体无效　（　　）

A. 立克次体
B. 衣原体
C. 细菌
D. 真菌
E. 支原体

18. 可引起幼儿牙釉质发育不良并黄染的药物是　（　　）

A. 红霉素
B. 林可霉素
C. 青霉素
D. 多黏菌素
E. 四环素

19. 下列有关林可霉素类的叙述,错误的是 ( )
A. 克林霉素作用较林可霉素弱
B. 可致胃肠道反应
C. 对大多数厌氧菌有效
D. 可引起伪膜性肠炎
E. 克林霉素和林可霉素之间有交叉耐药性

20. 下列有关万古霉素的叙述,正确的是 ( )
A. 抗菌机制为抑制细菌蛋白质合成
B. 对革兰阳性菌及革兰阴性菌均有强大抗菌作用
C. 对厌氧难辨梭状芽孢杆菌无效
D. 避免与氨基糖苷类抗生素合用,以免增加耳、肾毒性
E. 主要用于革兰阴性菌引起的严重感染

21. 克林霉素引起的伪膜性肠炎应选用下列哪种药物治疗 ( )
A. 林可霉素
B. 氯霉素
C. 万古霉素
D. 氨苄西林
E. 羧苄西林

22. 多黏菌素主要的不良反应是 ( )
A. 肾损害
B. 血液系统反应
C. 呼吸抑制
D. 牙龈增生
E. 精神症状

二、简答题

1. 试述青霉素的抗菌谱、抗菌机制、耐药机制及临床应用。
2. 试述青霉素类变态反应的防治措施。
3. 简述各代头孢菌素类药物的作用特点。
4. 医生为一严重细菌感染患者开了下列药物:青霉素注射剂 320 万单位,320 万单位/次,静脉滴注;红霉素 0.25 g,0.5 g/次,4 次/d。请分析是否合理,为什么?
5. 氨基糖苷类抗生素有何共同特点?
6. 试述氨基糖苷类抗生素的不良反应。
7. 医生给心衰、肾功能不全、尿少合并泌尿系统感染的患者开了下列药物:硫酸庆大霉素注射剂 8 万单位,8 万单位/次,2 次/d,肌内注射,连用 3 d;呋塞米注射剂 20 mg 加入 5%葡萄糖氯化钠注射液 500 mL 中,静脉滴注,1 次/d,连用 5 d。请分析是否合理,为什么?
8. 有一患者突然出现寒战、呕吐,第 5 天胸背出现淡红色斑疹,24 h 蔓延至颈、腹及四肢,后经确诊为流行性斑疹伤寒,应选用何药治疗?应用时注意哪些问题?

第三单元　人工合成抗菌药

学习目标

1. 知识目标

(1) 掌握喹诺酮类药的作用特点、临床应用和不良反应。

(2) 熟悉磺胺类药及甲硝唑的药理作用、临床应用和不良反应。

(3) 了解其他人工合成抗菌药的作用特点。

2. 能力目标

(1) 能指导患者合理用药。

(2) 能指导患者避开抗菌药使用的误区。

3. 素质目标

具有娴熟的药学技能和良好的职业道德修养。

第一节　喹诺酮类药

案例分析

李某，因尿频、尿急、尿痛、发热就诊，用青霉素 G 治疗 3 d，疗效不好。可改用何种药物治疗？

一、概　述

喹诺酮类药(quinolones)是以 4 -喹诺酮为基本结构的人工合成抗菌药。按临床应用的先后顺序，喹诺酮类药可分为三代：第一代以萘啶酸为代表，现已不用；第二代以吡哌酸为代表，对大多数革兰阴性菌有效，口服易吸收，尿中药物浓度高，可用于敏感菌引起的尿道和肠道感染；第三代于 20 世纪 80 年代研制，现临床应用广泛。

【体内过程】第三代喹诺酮类药大多数口服吸收良好，血药浓度相对较高。除诺氟沙星和环丙沙星外，其余药物的生物利用度均可达 80%以上。药物血浆蛋白结合率低，体内分布广，穿透性好。大多数主要以原形经肾排泄，尿中浓度高。

【药理作用】

(1) 第三代喹诺酮类药与第一、第二代相比，抗菌谱广而作用强。尤其对革兰阴性菌具有强大杀菌作用，其敏感菌有淋病奈瑟菌、大肠埃希菌、克雷伯菌、伤寒沙门菌属、志贺菌属、变形杆菌等。

(2) 对流感嗜血杆菌、枸橼酸杆菌、不动杆菌、弯曲菌、军团菌等有一定的抗菌活性。

(3) 对革兰阳性菌如金黄色葡萄球菌、肺炎链球菌、溶血性链球菌等也有良好的抗菌作用。某些药物对铜绿假单胞菌、结核分枝杆菌、衣原体、支原体及厌氧菌也有作用。

(4) 抗菌作用机制是抑制 DNA 回旋酶，使细菌的 DNA 无法保持正常形态和功能，从而干扰 DNA 复制而起到杀菌作用。治疗剂量的喹诺酮类药对人的 DNA 回旋酶影响很小，不影响人体细胞的生长代谢。

（5）喹诺酮类药与其他抗菌药之间无交叉耐药性，但同类药物之间有交叉耐药性。

【临床应用】目前临床常用作用强、毒性低的第三代氟喹诺酮类药，可用于治疗各种敏感菌所致感染。伤寒沙门菌对本类药物高度敏感，因此本类药可替代氯霉素作为治疗伤寒、副伤寒的首选药；也可作为青霉素和头孢菌素等治疗全身感染药物的替代药。

【不良反应及防治】氟喹诺酮类药的不良反应发生率较低，为 3%～5%，能被大多数患者所耐受。

1. 胃肠道反应 常见胃部不适、恶心、腹泻、消化不良等症状，一般不严重，患者可耐受。

2. 中枢神经系统毒性 轻症者表现为头昏、头痛、失眠，重症者可有精神异常、抽搐、惊厥等。有癫痫病史者禁用。

3. 软骨损害 可引起幼年动物负重关节的软骨损害，临床研究发现儿童用药后可出现关节水肿和关节痛。不宜用于儿童和孕妇。

4. 皮肤反应和光敏反应 患者出现皮疹、血管神经性水肿、皮肤瘙痒等。表现为光照部位皮肤出现瘙痒性红斑，严重者出现糜烂、脱落，停药后可恢复。

二、常用喹诺酮类药

诺氟沙星（norfloxacin）

诺氟沙星又名氟哌酸，抗菌谱广，对革兰阴性和革兰阳性菌有杀菌作用。口服生物利用度低，尿道、肠道、胆道中药物浓度高。临床主要用于泌尿道、肠道及胆道感染，妇科、外科及耳鼻喉科等感染性疾病，对无并发症的急性淋病患者有效。

环丙沙星（ciprofloxacin）

环丙沙星又名环丙氟哌酸，口服吸收不完全，可采用静脉滴注给药。对铜绿假单胞菌、流感嗜血杆菌、肠球菌、金黄色葡萄球菌、肺炎链球菌、军团菌、淋病奈瑟菌的抗菌活性强于多数氟喹诺酮类药，对多数厌氧菌无效。本药主要用于呼吸道、肠道、胆道、泌尿生殖道、骨与关节和皮肤及软组织感染。

氧氟沙星（ofloxacin）

氧氟沙星又名氟嗪酸，为高效广谱抗菌药，吸收迅速而完全，生物利用度高，分布广泛，80%以上药物以原形经肾排泄。其突出特点是在脑脊液中浓度高，脑膜无炎症时可达血药浓度的 30%～50%，有炎症时能增至 50%～75%；另一特点为尿药浓度居各种氟喹诺酮类药之首。临床上主要用于敏感菌引起的呼吸道、泌尿生殖道、胆道、耳鼻喉、皮肤及软组织等感染。对伤寒、副伤寒及多重耐药菌株感染的疗效肯定。此外，氧氟沙星对结核分枝杆菌有较好的抗菌活性，与其他抗结核药联合用于多重耐药结核菌感染的治疗。

左氧氟沙星（levofloxacin）

左氧氟沙星为氧氟沙星的左旋体，口服具有极好的生物利用度，抗菌活性是氧氟沙星的 2 倍，不良反应轻。该药也具有良好的抗结核分枝杆菌活性，且与其他抗结核药之间无交叉耐药性。

氟罗沙星(fleroxacin)

氟罗沙星口服吸收好,生物利用度可达100%。体内抗菌活性强。临床主要用于艾滋病患者的细菌感染;对杜克雷嗜血杆菌所致的软下疳疗效优于青霉素和复方新诺明。不良反应较为多见,主要是胃肠反应和神经系统反应。

司氟沙星(sparfloxacin)

司氟沙星又名司帕沙星,为长效类药。对革兰阴性菌抗菌活性与环丙沙星相似,而对葡萄球菌、肺炎链球菌、支原体、衣原体、分枝杆菌的作用是已有喹诺酮类药中最强的。抗结核分枝杆菌活性优于氧氟沙星和左氧氟沙星。本药用于敏感菌引起的呼吸道、消化道、泌尿生殖道、耳鼻喉、皮肤及软组织等感染。近年报道其可发生严重光敏反应,应慎用。

莫西沙星(moxifloxacin)

莫西沙星是第四代喹诺酮类药的代表药。对大多数革兰阳性菌和革兰阴性菌、厌氧菌、结核分枝杆菌、衣原体和支原体具有较强的抗菌活性。临床用于上述病原体所致的急、慢性支气管炎和上呼吸道感染,也可用于泌尿生殖系统、皮肤及软组织感染等。莫西沙星不良反应报道较少。

第二节　磺胺类药

一、概　述

磺胺类药是最早用于全身性感染的人工合成抗菌药,属广谱抑菌药。

【体内过程】体内分布广泛,血浆蛋白结合率为25%～95%,易通过血脑屏障。磺胺类药主要在肝脏代谢为无活性的乙酰化物,也可与葡萄糖醛酸结合。其主要从肾以原形、乙酰化物、葡萄糖醛酸结合物三种形式排泄。磺胺类药及其乙酰化产物在碱性尿液中溶解度高,在酸性尿液中易析出结晶。肠道难吸收类药物必须在肠腔内水解,使对位氨基游离后才能发挥抗菌作用。

【药理作用】磺胺类药对大多数革兰阳性菌和革兰阴性菌有良好的抗菌活性。链球菌、肺炎链球菌、脑膜炎奈瑟菌、淋病奈瑟菌、鼠疫耶氏菌和诺卡菌属对本类药较为敏感,其次是大肠埃希菌、志贺菌属、布鲁菌属、变形杆菌属和沙门菌属。本类药对沙眼衣原体、疟原虫、卡氏肺孢子虫和弓形虫滋养体有抑制作用,但对病毒、支原体、立克次体和螺旋体无效。

1. 抗菌机制　对磺胺类药敏感的细菌,在生长繁殖过程中不能利用现成的叶酸,必须以蝶啶、对氨苯甲酸(PABA)为原料,在二氢叶酸合成酶作用下生成二氢叶酸,在二氢叶酸还原酶催化下二氢叶酸被还原为四氢叶酸。四氢叶酸活化后,可作为一碳基团载体的辅酶参与核酸代谢。

磺胺类药与PABA的结构相似,可与之竞争二氢叶酸合成酶,阻止二氢叶酸的合成,从而发挥抑菌作用(图7-3-1)。PABA与二氢叶酸合成酶的亲和力比磺胺类药强数千倍以上,使用磺胺类药时应首剂加倍。脓液或坏死组织中含有大量的PABA,局麻药普鲁卡因在体内也能水解产生PABA,它们均可减弱磺胺类药的抗菌作用。

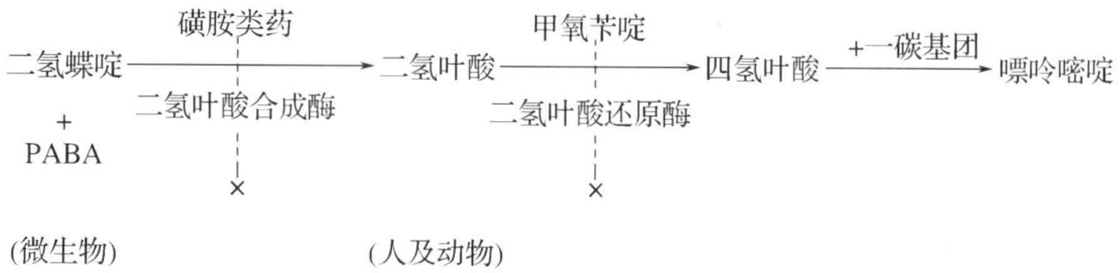

图 7－3－1　磺胺类药及甲氧苄啶的作用机制

2. 耐药性　细菌对磺胺类药易产生耐药性，尤其在用药量不足、用药不规律时更易发生。磺胺类药之间有交叉耐药性。

【临床应用】

1. 全身感染　流行性脑脊髓膜炎应首选磺胺嘧啶；泌尿系统感染可用磺胺异噁唑、磺胺甲噁唑或含有甲氧苄啶的复方制剂；其他如呼吸道感染可用磺胺甲噁唑的复方制剂。

2. 肠道感染　磺胺甲噁唑复方制剂用于治疗细菌性痢疾，柳氮磺吡啶用于慢性炎症性肠道疾病如溃疡性结肠炎的治疗。

3. 局部外用　磺胺米隆、磺胺嘧啶银可用于烧伤或创伤后的创面感染，磺胺醋酰适用于眼科感染如沙眼、结膜炎和角膜炎。

【不良反应及防治】

1. 泌尿系统损害　尿液中的磺胺类药一旦析出结晶，可产生结晶尿、血尿、尿痛和尿闭等症状。服用磺胺嘧啶或磺胺甲噁唑时，应适当增加饮水量并同服等量碳酸氢钠以碱化尿液。服药超过1周者，应定期检查尿常规。

2. 过敏反应　常见皮疹、药物热、血管神经性水肿，偶见剥脱性皮炎、多形性红斑等。用药前应询问患者有无过敏史。一旦出现过敏症状须立即停药，并结合抗过敏治疗。

3. 血液系统反应　长期用药可能抑制骨髓造血功能，引起白细胞减少症、血小板减少症，甚至再生障碍性贫血，用药期间应定期检查血常规。对葡萄糖－6－磷酸脱氢酶缺乏的患者，可引起急性溶血性贫血。

4. 神经系统反应　少数患者出现头晕、头痛、乏力、精神不振和失眠等症状，用药期间不宜高空作业和驾驶。

5. 其他　口服引起恶心、呕吐、上腹部不适和食欲不振等胃肠道反应，餐后服或同服碳酸氢钠可减轻。可致肝损害，肝功能受损者禁用。新生儿、早产儿、孕妇和哺乳期妇女不宜使用，以免药物竞争血浆清蛋白，使新生儿或早产儿血中游离胆红素增加而出现黄疸，并可进入中枢神经系统导致核黄疸。

二、常用磺胺类药

（一）治疗全身感染的磺胺类药

磺胺嘧啶（sulfadiazine，SD）

磺胺嘧啶口服易吸收，易透过血脑屏障，在脑脊液中的浓度可达血药浓度的80%。国内首选磺胺嘧啶治疗普通型流行性脑脊髓膜炎。本药用于治疗诺卡菌属引起的肺部感染、脑膜炎和脑脓肿，与乙胺嘧啶合用治疗弓形虫病，与甲氧苄啶合用（双嘧啶片）产生协同抗菌作用。

磺胺甲噁唑（sulfamethoxazole，SMZ，新诺明）

磺胺甲噁唑在脑脊液中的浓度低于磺胺嘧啶，但仍可用于流行性脑脊髓膜炎的预防。

尿中浓度与磺胺嘧啶相似，故也适用于大肠埃希菌等敏感菌引起的泌尿道感染。本药主要与甲氧苄啶合用，产生协同抗菌作用，扩大临床适应证范围。

复方磺胺甲噁唑(cotrimoxazole，SMZco，复方新诺明)

复方磺胺甲噁唑，是磺胺甲噁唑和甲氧苄啶按 5∶1 比例制成的复方制剂。复方磺胺甲噁唑通过双重阻断机制，协同阻断细菌四氢叶酸合成，抗菌活性可增强数倍至数十倍，甚至呈现杀菌作用，并减少细菌耐药性的产生。对磺胺类药耐药的细菌如大肠埃希菌、伤寒沙门菌和志贺菌属，对复方磺胺甲噁唑仍敏感。本药现仍广泛用于敏感菌引起的泌尿道感染、呼吸道感染、肠道感染。不良反应与磺胺类药及甲氧苄啶相似。

（二）治疗肠道感染的磺胺类药

柳氮磺吡啶(sulfasalazine，SASP)

属于口服吸收的磺胺类药，口服后少部分在胃及近端小肠吸收，大部分进入远端小肠和结肠。本身无抗菌活性，在肠道微生物作用下，释放出磺胺吡啶和 5-氨基水杨酸。用于节段性回肠炎或肠道术前预防感染。长期应用可引起恶心、呕吐、皮疹、发热等不良反应。

（三）局部外用的磺胺类药

磺胺米隆(mafenide，SML，甲磺灭脓)

化学结构与其他磺胺类药不同，故不受脓液、坏死组织及 PABA 的影响。能迅速渗入创面及焦痂，并能促进创面上皮组织生长。抗菌谱广，对多种革兰阳性菌和阴性菌都有效，对铜绿假单胞菌作用较强。适用于烧伤和创伤感染。不良反应有疼痛和烧灼感。大面积创面不可用其盐酸盐制剂，以免吸收产生酸血症。

磺胺嘧啶银(sulfadiazine silver，SD-Ag)

兼有磺胺嘧啶和硝酸银两者的作用，抗菌谱广，特别是对铜绿假单胞菌作用强大。局部外用除杀菌作用外，有收敛和促进创面愈合的效果。本药主要用于治疗创面铜绿假单胞菌等感染。局部应用仅有轻微刺激性，偶发短暂的疼痛。但若局部吸收过多，则可致肾损害、肝损害、变态反应及血液系统反应。

磺胺醋酰(sulfacetamide，SA)

对引起眼部感染的细菌及沙眼衣原体有较强的抗菌活性，磺胺醋酰钠的水溶液溶解度高、穿透力强，其质量分数为 10%～30%的水溶液接近中性，作为滴眼剂局部应用几乎无刺激性。常用于治疗结膜炎、角膜炎、沙眼等眼科疾病。

第三节　其他合成类抗菌药

甲氧苄啶(trlmethoprim，TMP)

甲氧苄啶又名磺胺增效剂。抗菌谱与磺胺类药相似，抗菌机制是抑制二氢叶酸还原酶，使二氢叶酸不能还原为四氢叶酸，阻止细菌核酸的合成。单用易产生耐药性，与磺胺类药合用，可使细菌叶酸代谢受到双重阻断作用，使磺胺类药的抗菌作用增强数倍至数十倍，甚至呈现杀菌作用，且抗菌谱扩大，并减少细菌耐药性的产生。甲氧苄啶与磺胺甲噁唑、磺胺嘧啶组成的复方制剂可治疗呼吸道、泌尿道、肠道感染和脑膜炎、败血症及伤寒、副伤寒等。

毒性较小，可引起恶心、呕吐等胃肠反应。大剂量长期应用，可影响人体叶酸代谢，出现白细胞和血小板减少、巨幼红细胞贫血等。应注意检查血常规，必要时可用甲酰四氢叶酸钙治疗。本药可能致畸，孕妇禁用，老年人、婴幼儿慎用。

硝基呋喃类

呋喃妥因（nitrofurantoin）又名呋喃坦啶（furadantin），对大肠埃希菌、金黄色葡萄球菌、腐生葡萄球菌和肠球菌属均具有抗菌作用。口服吸收迅速完全。在体内约50%很快被组织破坏，其余以原形迅速自肾排出。血浆 $t_{1/2}$ 约 20 min。适用于全身感染的治疗。尿中浓度高，一般剂量下可达 50～250 mg/L。主要用于敏感菌所致的急性肾炎、肾盂肾炎、膀胱炎、前列腺炎等泌尿系统感染。酸化尿液可增强抗菌活性。消化道反应较常见。剂量过大或肾功能不全者可引起严重的周围神经炎。偶见过敏反应。

呋喃唑酮（furazolidone）又名痢特灵，体外对沙门菌属、志贺菌属、大肠埃希菌、肠杆菌属、金黄色葡萄球菌、粪肠球菌、霍乱弧菌和弯曲菌属均有抗菌作用。本药口服吸收少（5%），肠内浓度高，主要用于肠炎和菌痢，也可用于尿路感染、伤寒、副伤寒和霍乱，国内也曾试治溃疡病。不良反应同呋喃妥因。

甲硝唑（metronidazole，灭滴灵）

【药理作用及临床应用】甲硝唑分子中的硝基在细胞内无氧环境中被还原成氨基，抑制DNA合成而发挥抗病原体的作用。

1. 抗厌氧菌的作用 对厌氧菌有较强的抗菌作用，对脆弱类杆菌、破伤风杆菌作用较强。本药具有高效、低毒、应用方便等特点。对需氧菌或兼性需氧菌无效。治疗厌氧菌引起的口腔、腹腔、下呼吸道、骨与关节等部位的感染。对幽门螺杆菌所致的消化性溃疡有特殊疗效。与破伤风抗毒素合用治疗破伤风。

2. 其他作用及临床应用 见模块七第六单元第二节。

【不良反应及防治】

1. 胃肠道反应 表现为食欲不振、恶心、呕吐、腹痛、腹泻、舌炎、口腔金属异味等，一般不影响治疗。

2. 神经系统反应 表现为头痛、头晕、眩晕、惊厥、共济失调和肢体感觉异常等中枢神经系统症状，一旦出现应立即停药。

3. 变态反应 少数患者可出现荨麻疹、红斑、瘙痒、白细胞减少，停药后可自行恢复。

甲硝唑可干扰乙醛代谢，服药期间和停药1周内禁饮酒。有中枢神经系统疾病者禁用。有肝、肾疾病者应酌情减量。长期大剂量使用有致癌和致突变作用，孕妇禁用。

目标检测

一、选择题

1. 下列药物中对细菌性痢疾无效的是 （ ）
   A. 四环素　　B. 庆大霉素
   C. 氯霉素　　D. 青霉素
   E. 柳氮磺吡啶
2. 氟喹诺酮类药中可用于结核病的是 （ ）
   A. 氧氟沙星　　B. 环丙沙星
   C. 诺氟沙星　　D. 依诺沙星

E. 以上都不是

3. 下列对磺胺类药的叙述,错误的是　(　　)

A. 磺胺类药之间无交叉抗药性　B. 抗菌谱广

C. 为抑菌药　D. 易引起肾毒性

E. 常与甲氧苄啶合用

4. 下列哪项不是喹诺酮类药的特点　(　　)

A. 与其他抗菌药之间无交叉抗药性

B. 吡哌酸主要用于尿路和肠道感染

C. 第三代具有广谱、高效的优点

D. 环丙沙星对铜绿假单胞菌有效

E. 属广谱抗生素

5. 氟喹诺酮类药对下列何种病原体无效　(　　)

A. 大肠埃希菌　B. 真菌

C. 肺炎链球菌　D. 铜绿假单胞菌

E. 结核分枝杆菌

6. 外用抗铜绿假单胞菌的药物是　(　　)

A. 磺胺噻唑　B. 磺胺嘧啶

C. 磺胺米隆　D. 磺胺醋酰

E. 柳氮磺吡啶

二、简答题

1. 氟喹诺酮属于第几代产品？与前几代相比,有何特点？
2. 磺胺类药为什么会引起泌尿系统损害？应如何预防？
3. 试述磺胺类药与甲氧苄啶合用抗菌效力增强的机制。

第四单元　抗结核病药

学习目标

1. 知识目标

（1）掌握异烟肼、利福平的抗结核作用、临床应用和不良反应。

（2）掌握抗结核病药的应用原则。

（3）了解其他抗结核病药的作用和临床应用。

2. 能力目标

（1）能判断患者所用的药是否合理。

（2）能指导结核病患者合理用药。

3. 素质目标

具有慎独精神，在工作中能从大处着眼，从细微处着手，从点滴做起。

结核病是由结核分枝杆菌感染引起的慢性传染病，以肺结核最为常见，其余为结核性脑膜炎、淋巴结结核、骨结核、肾结核等。抗结核病药种类较多，临床上根据其临床疗效及作用特点将其分为两类：① 一线抗结核病药，包括异烟肼、利福平、乙胺丁醇、吡嗪酰胺、链霉素等，其特点是抗菌作用强、疗效好、不良反应少、患者较易接受，单独应用易产生耐药性；② 二线抗结核病药，是毒性较大、抗菌作用较弱的抗结核病药，主要用于对一线抗结核病药产生耐药的患者，包括对氨基水杨酸、丙硫异烟胺、阿米卡星等。此外，氟喹诺酮类药中氧氟沙星、左氧氟沙星、司氟沙星等也有较强的抗结核分枝杆菌活性，也作为抗结核病的二线用药。

案例分析

钱某，女，53 岁，患糖尿病合并浸润型肺结核，以甲苯磺丁脲控制血糖，以利福平、链霉素控制结核病，在服用 2 个月后发现糖尿病加重，而且出现肝功能损害。其原因是什么？应注意哪些事项？

第一节　常用抗结核病药

异烟肼（isoniazid，INH，雷米封）

【体内过程】口服吸收快而完全，1～2 h 可达血药峰浓度。本药可广泛分布于全身组织和体液中，包括脑脊液、胸腔积液、腹水、纤维化或干酪样病灶及淋巴结等。主要在肝内代谢成无活性的乙酰化异烟肼和异烟酸，代谢产物及少量原形药物随尿液排出。人类对异烟肼乙酰化代谢速度有明显的个体差异，有快乙酰化型和慢乙酰化型。前者 $t_{1/2}$ 平均为 7 min，尿中乙酰化异烟肼较多，不良反应以肝损害多见；后者 $t_{1/2}$ 约为 3 h，血中浓度高，作用较快，尿中原形药物较多，不良反应以周围神经炎多见。若每日服药 1 次，异烟肼对两种类型患者的疗效无差别；若每周仅服药 1 次，则对快乙酰化型患者疗效较差。临床根据不同患者的代谢类型确定给药方案。

【抗菌作用】异烟肼对结核分枝杆菌有高度选择性，对其他细菌无效。对静止期结核分枝杆菌有抑制作用，对繁殖期结核分枝杆菌有杀灭作用。本药可渗入纤维化、干酪样病灶及细胞内发挥作用。单独用药易产生耐药性。产生耐药性的机制是结核分枝杆菌降低细胞膜的通透性，使药物不能进入菌体；或者是改变了药物的作用部位，使抗结核病药无从发挥作用。联合用药可延缓耐药性的产生。

【临床应用】具有高效、低毒、价廉、使用方便的特点，是目前治疗各型结核病的首选药。除早期轻症肺结核或预防时可单独用药外，常与其他抗结核病药联合应用。对粟粒性结核和结核性脑膜炎应增大剂量，延长疗程，必要时注射给药。

【不良反应】

1. 神经系统　长期或大剂量应用可引起周围神经炎和中枢神经症状，表现为肌肉痉挛、四肢麻木、烧灼痛、刺痛及头晕、头痛、兴奋、精神异常、惊厥等，此反应是由于异烟肼的结构与维生素 B_6 相似，使维生素 B_6 排泄增加而致体内缺乏所致。可同服维生素 B_6 防治此反应。癫痫和精神病患者慎用。

2. 肝毒性　可损伤肝细胞，使转氨酶升高，少数患者可出现黄疸，严重时可出现肝小叶坏死，甚至死亡。与利福平合用可增强肝毒性。故用药期间应定期检查肝功能，肝功能不全者慎用。

3. 其他　可发生各种皮疹、药物热、胃肠道反应、粒细胞减少等。因本药可抑制乙醇代谢，故用药期间不宜饮酒。孕妇慎用。

利福平（**rifampicin，RFP**）

【体内过程】口服吸收快而完全，食物及对氨基水杨酸可减少其吸收，故应在餐前 1 h 口服，1～2 h 达浓度高峰，个体差异大。本药可分布于体内各组织体液、胸腔渗出液、腹水，脑脊液中可达到有效浓度，$t_{1/2}$ 为 1.5～5 h，肝功能不全时可延长。穿透力强，可渗入吞噬细胞，杀灭胞内的结核分枝杆菌。本药主要在肝内代谢为抗菌较弱的去乙酰基利福平，由胆汁排泄，有肝肠循环。因药物及其代谢物呈橘红色，服药期间泪液、汗液、唾液、痰液、尿液及粪便呈橘红色，应预先告知患者。

【抗菌作用】具有广谱抗菌作用，对结核分枝杆菌、麻风分枝杆菌、多数革兰阳性菌和阴性球菌如金黄色葡萄球菌、脑膜炎球菌等均有强大的抗菌作用；对一些革兰阴性杆菌如大肠埃希菌、流感杆菌、铜绿假单胞菌等也有抑制作用；高浓度对衣原体和某些病毒也有作用。对结核分枝杆菌繁殖期的杀菌作用强于静止期。抗菌机制是特异性抑制细菌依赖于 DNA 的 RNA 多聚酶，阻碍 mRNA 合成。治疗剂量下，对人和动物细胞的 RNA 多聚酶无影响。细菌对利福平可产生快速耐药性，主要与细菌的 RNA 多聚酶性质发生了改变有关。常与其他一线抗结核病药合用，既可增强抗结核作用，又延缓耐药性的产生。

【临床应用】主要与其他抗结核病药合用治疗各型结核病，常与异烟肼、乙胺丁醇合用，以延缓耐药性的产生。也用于耐药金黄色葡萄球菌及其他敏感菌所致感染。因胆汁中浓度高，也可用于严重的胆道感染。外用治疗衣原体沙眼及敏感菌引起的眼部感染。还可用于治疗麻风病。

【不良反应】

1. 胃肠道反应　常见恶心、呕吐、腹痛、腹泻等，一般不严重。

2. 肝脏毒性　长期大量使用可出现黄疸、肝肿大、肝功能减退等症状，严重时可致死亡。用药期间应定期检查肝功能。

3. 流感综合征 大剂量间隔使用可诱发发热、寒战、头痛、肌肉酸痛等类似感冒的症状。

4. 其他 少数患者可出现皮疹、药物热、白细胞减少等。偶见疲乏、嗜睡、头昏、运动失调等。妊娠早期妇女禁用。

利福喷汀(rifapentine)

利福喷汀为长效的利福霉素衍生物。抗菌谱及抗菌机制与利福平相似,但抗菌活性比利福平强 2～8 倍,与其他抗结核病药如异烟肼、乙胺丁醇等合用有协同作用。$t_{1/2}$ 为 26 h,且不良反应少,主要用于结核病的联合治疗,每周用药 1～2 次。

乙胺丁醇(ethambutol)

乙胺丁醇对分枝杆菌有较强抗菌作用,对细胞内、外结核分枝杆菌杀菌作用强;对耐异烟肼、链霉素或其他抗结核病药物的结核分枝杆菌仍有效。单用时可产生耐药性,与其他抗结核病药物之间无交叉耐药性。主要与异烟肼或利福平合用治疗各种结核病。不良反应较少见,主要引起球后视神经炎,表现为弱视、视野缩小、红绿色盲等,其发生率与剂量、疗程相关。如及早发现,停药后可恢复。应定期检查视力和视野。此外,偶见过敏反应、胃肠反应、高尿酸血症等。

吡嗪酰胺(pyrazinamide,PZA)

吡嗪酰胺对结核分枝杆菌有抑制或杀灭作用,在酸性环境中抗菌活性高,单用时易产生耐药性。主要用于对其他抗结核病药耐药或不能耐受的复治病例,常作为短疗程的三联或四联强化治疗方案中的基本药物之一。常见的毒性反应是肝损害,应定期检查肝功能,肝病患者禁用。本药尚能抑制尿酸排泄,可诱发痛风。其他不良反应还有胃肠道反应、过敏反应等。

链霉素(streptomycin)

链霉素是第一个有效的抗结核病药,对结核分枝杆菌有抑菌作用,穿透力弱,不易渗入细胞及纤维化、干酪样、厚壁空洞病灶,也不易通过血脑屏障。本药可促进渗出成分吸收,促使病灶局限化。由于毒性和产生耐药菌等问题严重地限制了本药的应用,本药常与其他抗结核病药合用于浸润型肺结核、粟粒性结核等。

第二节 其他抗结核病药

对氨基水杨酸(para-aminosalicylic acid,PAS)

本药仅对细胞外的结核分枝杆菌有抑制作用。不易产生耐药性,与异烟肼等合用可以延缓耐药性的产生,并提高疗效。不良反应有胃肠反应、肝或肾损害、过敏反应等。

丙硫异烟胺(prothionamide)

丙硫异烟胺是异烟酸的衍生物,但疗效较异烟肼差。口服吸收迅速,体内分布广泛。不良反应多见,主要为胃肠反应和肝损害,偶见精神障碍。该药为二线抗结核病药,临床上主要和其他抗结核病药联合应用。

氟喹诺酮类药(fluoroquinolones)

该类药物中的氧氟沙星、左氧氟沙星、司氟沙星等均有较强的抗结核分枝杆菌作用;与其他抗结核病药合用具有协同作用且无交叉耐药性，甚至对已耐链霉素、异烟肼、对氨基水杨酸的结核分枝杆菌仍有效。不良反应少且轻。

抗结核病药的应用原则有三点：

一是早期用药。早期病灶内结核分枝杆菌生长旺盛，对药物敏感；病灶内血液循环良好，药物易渗入；患者的抗病能力和恢复能力较强。所以早期是药物发挥最佳疗效的最好时期。

二是联合用药。结核分枝杆菌易产生耐药性，抗结核病治疗中常采用联合用药以减少和延缓耐药性的产生，从而提高疗效，降低毒性。一般在异烟肼的基础上加用其他药物，采用二联用药，对重症可采用三联甚至四联用药的治疗方案。

三是规律用药。结核分枝杆菌增殖较慢，同时受药物作用和机体防御功能影响，可长期处于静止状态，必须坚持有规律地用药。随意改变药物、剂量、疗程，均易使结核分枝杆菌产生耐药性，难以保证治疗效果。目前临床多采用6个月的短期强化疗法，即选用强效药物联合治疗，常采用异烟肼、利福平联合应用6个月（二联）的治疗方案；对于病情严重、病灶广泛的患者，前2个月还需要加用吡嗪酰胺（三联），必要时采用四联（再加用乙胺丁醇或链霉素）控制症状；待病情好转后，再继续应用两种抗结核病药4个月巩固治疗。对于恶性病变、体质差或复发伴有并发症者，则需要坚持1年甚至1年以上的长期治疗。

知识卡片

结核病短程督导化疗：我国目前推行的直接督导下的短程化疗方案，是由医护人员督导被确诊的结核病患者，要求看他们吞下药物并记录病情。

目标检测

一、选择题

1. 对各部位、各类型结核病均为首选的药物是　（　　）

A. 异烟肼　　B. 乙胺丁醇

C. 链霉素　　D. 对氨基水杨酸

E. 卡那霉素

2. 以下有关异烟肼的叙述，错误的是　（　　）

A. 穿透力强　　B. 对革兰阳性及革兰阴性菌均有抗菌作用

C. 可用于各部位、各类型的结核病　　D. 主要在肝内乙酰化而被代谢

E. 肝功能不全者慎用

3. 异烟肼与利福平合用易造成　（　　）

A. 胃肠道反应加剧　　B. 肝毒性增强

C. 中枢损害增强　　D. 过敏反应

E. 血液系统损害

4. 下列有关利福平的叙述，错误的是　（　　）

A. 对结核分枝杆菌作用弱

B. 抑制细菌依赖DNA的RNA多聚酶

C. 对耐药金黄色葡萄球菌也有效

D. 可使尿、粪、泪液、痰液染成橘红色

E. 可发生肝损害

5. 下列哪项不是利福平的不良反应 （ ）

A. 神经系统反应 B. 过敏反应

C. 耳毒性 D. 肝损害

E. 胃肠道症状

6. 下列有关抗结核病药的叙述，错误的是 （ ）

A. 利福平对结核分枝杆菌的作用强度似异烟肼

B. 异烟肼单用易耐药

C. 利福平具有肝药酶诱导作用

D. 丙硫异烟胺的胃肠道反应少见

E. 异烟肼可抑制乙醇代谢，故用药期间不易饮酒

7. 大剂量应用异烟肼时，常并用维生素 B_6 的目的是 （ ）

A. 增强疗效 B. 防治周围神经炎

C. 延缓耐药性 D. 减轻肝损害

E. 以上都不是

二、简答题

1. 抗结核病药的用药原则有哪些？

2. 结核病治疗为什么要早期用药？

第五单元 抗真菌药与抗病毒药

学习目标

1. 知识目标

(1) 掌握常用抗真菌药和抗病毒药的药理作用、临床应用和不良反应。

(2) 了解抗真菌药的类型及代表药物。

2. 能力目标

能为真菌感染患者选择合适药物并指导其合理用药。

3. 素质目标

具有身先士卒的大无畏精神和无私的奉献精神。

第一节 抗真菌药

案例分析

患者，男，4岁，其母亲发现患儿近日来一直抓挠胳膊上的一个红斑，红斑逐渐扩大，无发热等其他症状。经检查，右前臂有一五分钱币大小的红斑，边缘凸起，中部平坦，其他检查正常。初步诊断为癣菌病，以制霉菌素软膏涂抹治疗。

问题：目前常用的抗真菌药分为几类？每类的代表药物有哪些？两性霉素B、制霉菌素和唑类抗真菌药的抗菌作用特点是什么？

真菌感染分为浅部真菌感染和深部真菌感染两类。浅部真菌感染由各种癣菌感染引起，常侵犯皮肤、毛发、指(趾)甲等角质层，引起指(趾)甲癣、手癣、足癣、体癣和头癣等，发病率高；深部真菌感染多由白色念珠菌、新型隐球菌等引起，主要侵犯深部组织和内脏器官，引起炎症、坏死或脓疡等，发病率低，但病情严重甚至危及生命。尤其是随着广谱抗生素、皮质激素、免疫抑制剂等药物的应用，以及肿瘤的化疗和放疗、器官移植、艾滋病等情况的增加，人类真菌感染的发病率和严重性都在增加。

一、主要抗浅部真菌药

特比萘芬(terbinafine、TBF)

特比萘芬又称疗酶舒，属丙烯胺类抗真菌药。脂溶性高，口服吸收好，主要分布于皮肤角质层并可长期存留。肝内代谢，排泄缓慢，$t_{1/2}$ 为16 h。

【药理作用及临床应用】对各种浅部真菌如毛癣菌属、皮肤菌属有杀菌作用，对酵母菌、假丝酵母菌有抑菌作用。主要用于治疗甲癣、体癣、手足癣、股癣等。

【不良反应】不良反应少，主要为胃肠反应，有时出现皮肤瘙痒、荨麻疹、皮疹，偶见肝功能损害，约0.1%的患者有暂时性转氨酶升高，严重肝、肾功能减退者宜减量。

二、主要抗深部真菌药

两性霉素 B(amphotericin B,庐山霉素)

两性霉素 B 来源于结节链霉菌,属多烯类深部抗真菌药。口服、肌内注射均难吸收,临床常用缓慢静脉滴注给药。本药不易通过血脑屏障,治疗脑膜炎时可鞘内注射。主要在肝脏代谢,由肾排泄,$t_{1/2}$ 为 24 h。

【药理作用及临床应用】对多种深部真菌如假丝酵母菌、白色念珠菌、新型隐球菌、荚膜组织胞浆菌、粗球孢子菌、孢子丝菌等有较大的抑制作用,高浓度有杀菌作用。静脉给药主要用于治疗真菌性肺炎、心内膜炎、脑膜炎及尿路感染等深部真菌感染性疾病。口服给药仅用于肠道假丝菌感染,也可局部用于皮肤及黏膜真菌感染。

【不良反应】不良反应较多,毒性较大。

1. 寒战、高热 静脉注射时最常见的急性中毒反应,伴有头痛、恶心、呕吐等。应用时静脉注射液应新鲜配制,忌用 0.9%氯化钠注射液溶解,以免沉淀。滴注前可预防性服用解热镇痛药和 H_1 受体阻断药,同时给予氢化可的松或地塞米松。

2. 心血管系统反应 静脉滴注速度过快或浓度过高可致心动过速、心室纤颤或心搏骤停,一般要求静脉滴注浓度不宜超过 0.1 mg/mL,滴注速度不超过 30 滴/min。

3. 其他 可出现肾脏、肝脏、神经系统反应,用药期间必须定期检查尿常规、血常规、血钾、心电图等,严重时必须住院治疗。

氟胞嘧啶(flucytosine,5-FC)

氟胞嘧啶又称 5-氟胞嘧啶,为人工合成的广谱抗真菌药。口服吸收迅速而完全,体内分布广泛,有炎症的脑脊液及有感染的腹腔、关节腔都有较多的分布。$t_{1/2}$ 为 2 ~8 h。氟胞嘧啶可进入真菌细胞内,转变为具有抗代谢作用的氟尿嘧啶,抑制真菌核酸合成,而对人体细胞无此作用,故对真菌呈现选择性作用。本药适用于治疗白色念珠菌、新型隐球菌和芽生菌等敏感菌株所致的深部真菌感染,单用易产生耐药性,使其使用受限。不良反应有胃肠反应及皮疹,与两性霉素 B 合用或用药剂量过大时,可致肝功能和造血功能损害。

制霉菌素(nystatin,制霉素)

制霉菌素是四烯类抗生素,从链丝菌分离而来。口服后不易吸收,仅外用防治消化道念珠菌病;局部用药可治疗口腔、皮肤及阴道白色念珠菌感染和阴道滴虫病。

三、抗浅部、深部真菌药

酮康唑(ketoconazole)

酮康唑是第一个广谱口服抗真菌药。本品溶解和吸收需要足够的胃酸,与食物、抗酸药、抑制胃酸分泌的药物同服可降低生物利用度。本药对多种浅部和深部真菌都有强大的抗菌活性,不易产生耐药性。主要用于治疗多种浅部真菌感染,对深部真菌感染的作用不如两性霉素 B。口服酮康唑不良反应较多,常见有恶心、呕吐等胃肠道反应,以及皮疹、头晕、嗜睡、畏光等;偶见肝毒性;极少数人可发生内分泌异常,表现为女性月经不调及男性乳房发育等。

氟康唑(fluconazole)

氟康唑为三唑类广谱抗真菌药,口服吸收良好,与静脉给药效价相同。本药可通过血脑屏障,脑脊液中浓度为血浓度的 60%,血浆 $t_{1/2}$ 为 24~30 h,主要以原形经肾排泄。对白色念珠菌、新型隐球菌及多种皮肤癣菌有抑制作用，但对曲霉菌属作用弱，抗菌活性比酮康唑强。本药主要用于念珠菌和隐球菌病，以及各种真菌引起的脑膜炎和皮肤癣菌感染。毒性较低，常见有恶心、呕吐等胃肠反应，偶见脱发，可出现一过性的尿素氮、肌酐及转氨酶升高。

伊曲康唑（itraconazole）

伊曲康唑为三唑类衍生物，高脂溶性，餐后服用有利于吸收。对念珠菌、孢子菌、新型隐球菌、曲霉菌等都有较好抗菌作用，是治疗暗色丝孢霉菌、孢子丝菌病、不危及生命的芽生菌病和组织孢浆菌病的首选药，尤适用于治疗指（趾）甲真菌病。不良反应较酮康唑少，主要为胃肠反应、头痛及过敏反应，偶见短暂性肝功能异常、白细胞减少等。

第二节　抗病毒药

病毒是最简单的微生物，不具备细胞结构，主要由核酸（DNA 或 RNA）组成核心结构，必须寄生在活细胞内才能增殖。增殖过程可分为吸附、穿入与脱壳、生物合成及组装、成熟与释放四个阶段。病毒性感染发病率高，传播快，流行广，对人类威胁较大。根据主要用途的不同，抗病毒药可分为治疗艾滋病的抗人类免疫缺陷病毒（human immunodeficiency virus，HIV）药和治疗疱疹病毒、流感病毒、呼吸道病毒及肝炎病毒等非逆转录病毒感染的其他抗病毒药。

一、抗 HIV 药

HIV 是一种逆转录病毒，由 HIV 感染引起获得性免疫缺陷综合征（acquired immunodeficiency syndrome，AIDS），又称艾滋病。病因治疗药物可分为两类：逆转录酶抑制剂（如齐多夫定、去羟肌苷、拉米夫定、司坦夫定等）及蛋白酶抑制剂（如沙奎那韦、利托那韦等）。

齐多夫定（zidovudine，AZT）

齐多夫定又称叠氮胸苷，是第一个用于治疗 HIV 感染的药物。其可竞争性抑制 HIV 逆转录酶的活性，作用于 HIV 复制的早期，抑制病毒 DNA 的合成。临床用于治疗艾滋病及重症艾滋病相关综合征，是各期艾滋病患者包括 3 个月以上婴儿的首选药物。不良反应主要有抑制骨髓（如红细胞、白细胞和血小板减少），还可引起口腔溃疡和唇舌肿胀。用药期间要定时检查血常规。

去羟肌苷（didanosine，ddI）

去羟肌苷是第二个用于治疗 HIV 感染的药物，对 HIV 逆转录酶起竞争性抑制作用，抑制病毒 DNA 的合成，减少 HIV 对未感染细胞的扩散。主要适用于不能耐受齐多夫定，或在应用齐多夫定过程中产生耐药性或病情恶化的艾滋病患者。不良反应主要为胰腺炎、外周神经炎。

> **知识卡片**
>
> **艾滋病治疗的“鸡尾酒”疗法**
>
> 鸡尾酒是几种酒混合在一起组成的新饮料。美籍华人何大一博士在治疗艾滋病时，将包括逆转录酶抑制剂和蛋白酶抑制剂在内的两种或多种药物联合，用于 HIV 不同的增殖环节，俗称“鸡尾酒”疗法。

二、治疗呼吸道病毒感染药

金刚烷胺（amantadine）

金刚烷胺为三环癸烷的氨基衍生物，作用于病毒复制早期，干扰病毒进入宿主细胞，阻止病毒脱壳及其核酸的释放，并能抑制病毒颗粒的装配。本药主要用于甲型流感的预防和治疗，对乙型流感无效；也可用于抗帕金森病。不良反应有胃肠道反应和中枢神经系统反应，表现为恶心、厌食、焦虑、头晕、失眠、共济失调等。禁用于妊娠期妇女、幼儿、脑血管硬化与癫痫患者。

利巴韦林（ribavirin，RBV，病毒唑，威乐星）

利巴韦林为嘌呤三氮唑核苷类化合物，为广谱抗菌药，能抑制多种 DNA 和 RNA 病毒的复制。口服吸收好，$t_{1/2}$ 约为 25 h。临床用于治疗甲型和乙型流感、病毒性肺炎、疱疹性角膜炎等。不良反应有腹泻、白细胞减少和贫血等。有致畸作用，妊娠期妇女禁用。

知识卡片

甲型 H1N1 流感病毒

甲型 H1N1 流感病毒属于正黏病毒科（orthomyxoviridae）、甲型流感病毒属（influenza virus A），其遗传物质为 RNA。典型病毒颗粒呈球状，直径为 80～120 nm，有囊膜。囊膜上有许多放射状排列的突起糖蛋白，分别是血凝素（HA）、神经氨酸酶（NA）和 M2 蛋白。病毒颗粒内为核衣壳，呈螺旋状对称，直径为 10 nm。猪流感病毒为单股负链 RNA 病毒，基因组长度约为 13.6 kb，由大小不等的 8 个独立片段组成。尽管不同亚型之间可以组成很多种流感病毒血清型，但是可造成人感染猪流感病毒的血清型主要有 H1N1、H1N2 和 H3N2。

甲型 H1N1 流感症状与感冒类似，患者会出现发热、咳嗽、疲劳、食欲不振等。有报道说，美国 2009 年疫情中病例的主要表现为突然发热、咳嗽、肌肉痛和疲倦，其中一些患者还出现腹泻和呕吐症状；墨西哥发现病例还出现眼睛发红、头痛和流涕等症状。

知识卡片

“非典”与新型冠状病毒

传染性非典型肺炎，又称严重急性呼吸综合征（severe acute respiratory syndrome），简称 SARS，是一种因感染 SARS 相关冠状病毒而导致的以发热、干咳、胸闷为主要症状的呼吸道传染病，严重者出现快速进展的呼吸系统衰竭，极强的传染性与病情的快速进展是此病的主要特点。

SARS 病毒是 RNA 病毒，属于一种新型冠状病毒。它与现在已有的冠状病毒比较结果显示，其核苷酸水平的相似性极差。当 RNA 病毒（如 HIV 和流行性感冒病毒）在活细胞内迅速增殖（基因组复制和病毒体装配）时，它们可以在短期内较容易地在不同组织中改变其遗传结构，变异性极强。

患者为重要的传染源，主要是急性期患者。此时患者呼吸道分泌物、血液里病毒含量十分高，并有明显症状，如打喷嚏等易播散病毒。SARS 冠状病毒主要通过近距离飞沫、接触患者的分泌物及密切接触传播，人群不具有免疫力，普遍易感。

三、治疗疱疹病毒感染药

阿昔洛韦（aciclovir，ACV，无环鸟苷）

阿昔洛韦属于人工合成的嘌呤核苷类抗 DNA 病毒药物，广谱、高效。口服吸收差，生物利用度低（15%～20%），易透过生物膜，也可进入胎盘和乳汁。主要以原形经肾脏排泄。主要用于治疗单纯性疱疹病毒和带状疱疹病毒等所致的皮肤感染、单纯疱疹性角膜炎、单纯疱疹性脑炎及严重免疫缺陷患者单纯疱疹感染的预防等。不良反应少见，偶见胃肠道反应和局部刺激症状。肾功能减退者慎用。孕妇忌用。

碘苷（idoxuridine，疱疹净）

碘苷为脱氧碘化尿嘧啶核苷，在体内磷酸化后，抑制胸苷酸合成酶，进而影响病毒 DNA 的合成，抑制 DNA 病毒的生长繁殖，对 RNA 病毒无效。临床上仅局部应用于眼部或皮肤单纯疱疹病毒（HSV）和牛痘病毒感染的治疗。不良反应主要有瘙痒、疼痛、水肿、结膜炎等。

四、治疗乙型肝炎病毒药

干扰素(interferon、IFN)

干扰素是机体细胞受病毒感染或其他诱导剂刺激产生的,具有多种生物活性的一类糖蛋白,目前临床常用的是利用基因重组技术产生的干扰素。本药具有广谱抗病毒作用,抑制病毒的蛋白合成、装配和释放,还具有抗肿瘤及调节免疫的作用。临床上主要用于流感、乙型肝炎、丙型肝炎、病毒性角膜炎、流行性腮腺炎、新生儿病毒性脑炎等,特别是慢性丙型肝炎。不良反应有胃肠反应、嗜睡、精神紊乱,偶见白细胞和血小板减少,停药后可恢复,大剂量可引起嗜睡,也可发生骨髓暂时性抑制、低血压等。

拉米夫定(lamivudine)

拉米夫定为胞嘧啶衍生物,通常与齐多夫定或司坦夫定合用治疗 HIV 感染,也能抑制乙型肝炎病毒的复制,是目前治疗慢性乙型肝炎病毒感染的有效药物之一。不良反应主要为头痛、失眠、疲劳、胃肠道不适等。

目标检测

一、选择题

1. 下列哪种药物几乎没有肾毒性 ( )

A. 庆大霉素　　B. 多黏菌素
C. 头孢唑林　　D. 两性霉素 B
E. 青霉素

2. 下列关于抗真菌药的叙述,错误的是 ( )

A. 酮康唑为广谱抗真菌药　　B. 克霉唑多局部用药
C. 咪康唑对浅部真菌和深部真菌均有效　　D. 两性霉素 B 的不良反应少见
E. 酮康唑主要是口服给药

3. 下列关于两性霉素 B 的叙述,错误的是 ( )

A. 因口服和肌内注射吸收差,多静脉滴注给药
B. 主要用于深部真菌感染
C. 脑膜炎时需鞘内注射
D. 无肾毒性和耳毒性
E. 又名庐山霉素

4. 主要用于治疗全身性深部真菌感染的药物是 ( )

A. 制霉菌素　　B. 齐多夫定
C. 两性霉素 B　　D. 酮康唑
E. 克霉唑

5. 可用于治疗消化道念珠菌感染的药物是 ( )

A. 制霉菌素　　B. 齐多夫定
C. 两性霉素 B　　D. 酮康唑
E. 克霉唑

6. 下列有关利巴韦林的说法，错误的是 (　　)

A. 又名病毒唑　　B. 为广谱抗病毒药

C. 对流感病毒有效　　D. 对病毒性肝炎无效

E. 孕妇禁用

7. 单纯疱疹病毒感染的首选药是 (　　)

A. 阿昔洛韦　　B. 利巴韦林

C. 干扰素　　D. 碘苷

E. 阿糖腺苷

8. 治疗艾滋病的首选药为 (　　)

A. 司他夫定　　B. 齐多夫定

C. 聚肌胞　　D. 利巴韦林

E. 干扰素

二、简答题

1. 阿昔洛韦的主要药理作用和临床应用是什么？

2. 治疗深、浅部真菌感染的药物在种类、作用及用法上有何区别？

第六单元　抗寄生虫药

学习目标

1. 知识目标

（1）掌握氯喹、伯氨喹、乙胺嘧啶、甲硝唑、吡喹酮、乙胺嗪的药理作用、临床应用及不良反应。

（2）熟悉疟原虫的生活史及抗疟药的作用环节。

（3）了解其他抗寄生虫药的作用特点。

2. 能力目标

能根据寄生虫病患者的个人情况给予合理的用药指导。

3. 素质目标

具备谨慎不苟的自律精神。

第一节　抗疟药

案例分析

吴某，男，26岁，农民，在安哥拉出劳务，意外造成下肢外伤，输血200 mL后出现发热、头痛、周身不适、恶心、呕吐，入院后用蒿甲醚肌内注射治疗，体温正常，病愈。

问题：对恶性疟的诊断依据及首选治疗药物是什么？治疗上应注意什么问题？

疟疾是由疟原虫引起的、雌性按蚊传播的寄生虫性传染病，临床上以间歇性寒战、高热、出汗、脾肿大、贫血等为特征。用来预防或治疗疟疾的药物称为抗疟药（antimalarial drug）。临床的抗疟药只针对疟原虫生活史中某一阶段发挥作用（图7-6-1）。

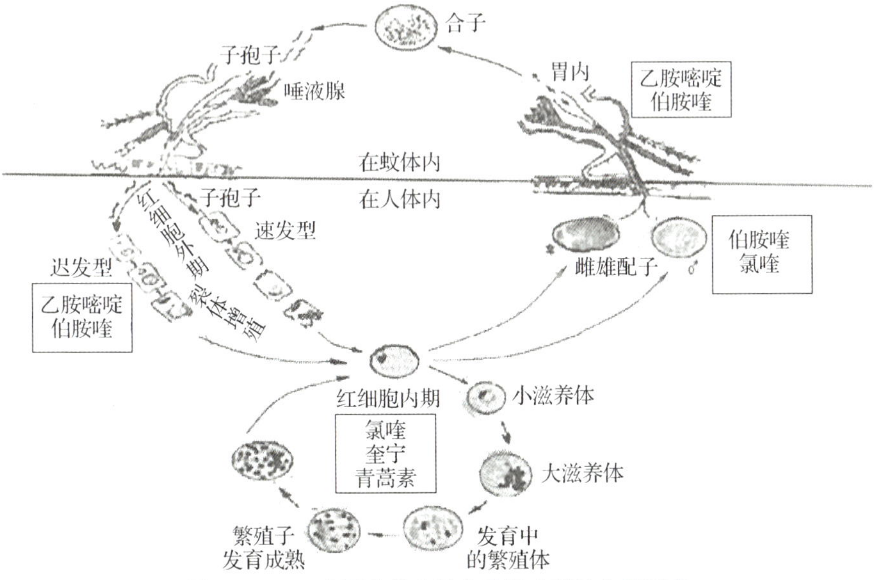

图7-6-1　疟原虫的生活史及抗疟药的作用环节

一、疟原虫的生活史及抗疟药的作用环节

致病的疟原虫主要有三种：间日疟原虫、三日疟原虫及恶性疟原虫。前两者又称良性疟原虫。疟原虫的生活史可分为雌性按蚊体内的有性生殖阶段和人体内的无性生殖阶段。

（一）疟原虫在人体内的无性生殖阶段

1. 原发性红细胞外期 受感染的雌性按蚊叮咬人时，将其唾液中的子孢子传入人体，随血液侵入肝细胞进行发育、繁殖，经过 10～14 d 形成大量裂殖子。这一时期不出现症状，为疟疾的潜伏期。乙胺嘧啶对此期裂殖子有杀灭作用，可进行病因性预防。

2. 继发性红细胞外期 间日疟的疟原虫子孢子有两种类型：速发型和迟发型。速发型子孢子潜伏期短，经 10～14 d 在肝细胞内生成大量裂殖体，再分裂成裂殖子；迟发型子孢子潜伏期长（约 6 个月或以上），在肝细胞内经过一段时间休眠后才开始发育、繁殖成裂殖子，这是间日疟复发的根源。伯氨喹对迟发型子孢子有杀灭作用，对间日疟有根治（阻止复发）作用。

3. 红细胞内期 在红细胞外期肝内形成大量裂殖子，导致肝细胞被破坏而释出进入血液，侵入红细胞，经滋养体发育为裂殖体，释放出大量裂殖子及其代谢物，这些裂殖子及其代谢物与红细胞被破坏产生的变性蛋白刺激机体，引起寒战、高热等临床症状，即疟疾发作。小部分裂殖子再侵入其他正常红细胞，继续进行裂体增殖，引起周期性临床症状反复发作。恶性疟的周期为 36～48 h，间日疟为 48 h，三日疟为 72 h。能杀灭此期疟原虫的药物有氯喹、奎宁、甲氟喹、青蒿素等药物，能控制疟疾症状的发作。

（二）疟原虫在雌性按蚊体内的有性生殖阶段

在红细胞内期疟原虫经过几个周期的裂体增殖后，细胞内裂殖子部分发育成雌、雄配子体。雌性按蚊叮咬疟疾患者时，雌、雄配子体随血液进入蚊体胃内进行有性生殖，成为疟疾传播的根源。伯胺喹能杀灭配子体，乙胺嘧啶能抑制配子体在蚊体内发育，均是控制疟疾传播的药物。

二、常用抗疟药

（一）主要用于控制症状的药物

氯喹（chloroquine）

氯喹是人工合成的 4 -氨喹啉类衍生物。口服吸收快而完全，1～2 h 达到浓度高峰。其在红细胞内的浓度比血浆浓度高 10～20 倍，受感染的红细胞内浓度比正常红细胞高约 25 倍。本药主要在肝内代谢，从肾脏排泄，酸化尿液可促进其排泄。

> **知识卡片**
>
> 控制疟疾用氯喹，
> 根治须加伯氨喹。
> 进入疟区怎么办？
> 乙胺嘧啶来防范。
> 伯氨喹的毒性大，
> 特异体质慎用它。

【药理作用与临床应用】

1. 抗疟作用 氯喹对间日疟、三日疟及敏感的恶性疟原虫的红细胞内期裂殖体有杀灭作用，具有起效快、疗效高、作用持久的特点，是治疗疟疾急性发作、控制症状的首选药。对红细胞外期无作用，不能用于病因性预防和良性疟的根治。

2. 抗肠外阿米巴原虫作用 见本章第二节。

3. 免疫抑制作用 大剂量氯喹能抑制免疫反应，偶尔用于类风湿关节炎、系统性红斑狼疮、肾病综合征等，毒性大。

【不良反应】不良反应少见，可有轻度头痛、头晕、胃肠不适、耳鸣、皮肤瘙痒和烦躁等，停药后可消失。易产生耐药性。长期大剂量使用可引起视力障碍及肝、肾损害。孕妇禁用。

知识卡片

氯喹不良反应

不良反应比较少，
头痛耳鸣胃肠道；
长期用药易蓄积，
须注意血、心、眼。

奎宁（quinine）

奎宁是从金鸡纳树皮中提取的一种生物碱，为奎尼丁的左旋体。奎宁对各种疟原虫的红细胞内期繁殖体有杀灭作用，主要用于耐氯喹或耐多药的恶性疟及严重的脑型疟。常见不良反应有金鸡纳反应（日用量超过 1 g 或长期用药，出现耳鸣、头痛、恶心、呕吐、视力减退及听力减退等）、心血管反应（低血压和心律失常等）、特异质反应（急性溶血、肾功能不全等）及高胰岛素血症和低血糖等，孕妇禁用。

甲氟喹（mefloquine）

甲氟喹是 4-喹啉-甲醇衍生物，能杀灭红细胞内期裂殖体，特别是对成熟滋养体和裂殖体有强效杀灭作用，对红细胞外期疟原虫和配子体无效。临床主要用于耐氯喹或对多种药物耐药的恶性疟。不良反应常见胃肠道反应和精神反应，有神经精神病史者禁用，孕妇禁用。

青蒿素（artemisinin）

青蒿素又称黄花蒿素，是菊科植物黄花蒿中提取的一种新型的倍半萜内酯过氧化物，为高效、速效、低毒的抗疟药。对红细胞内期的滋养体有杀灭作用，对红细胞外期无效。控制症状效果显著，主要用于治疗间日疟和恶性疟，特别对耐氯喹虫株感染及抢救脑型疟疗效好。不良反应少见，偶见四肢麻木、心动过速、腹痛、腹泻。大剂量可使动物致畸，孕妇慎用。

青蒿琥酯（artesunate）

青蒿琥酯是青蒿素的水溶性衍生物，静脉注射后血药浓度迅速降低，作用时间短，$t_{1/2}$ 约为 30 min；体内分布广泛，肝、肾、肠含量高，大部分通过肝代谢，少量从尿、粪排出。本药具有速效、高效、低毒等特点。主要用于耐氯喹恶性疟及各种危重疟疾的抢救。

本芴醇（benflumetol）

本芴醇是我国创制的甲氟喹类新药。口服吸收较慢，作用持久。对间日疟有性体和无性体有明显杀灭作用。对耐氯喹恶性疟的治愈率达 95%以上。毒性甚小，少数患者可出现一过性 Q-T 间期延长。

（二）主要用于控制疟疾复发和传播的药物

伯氨喹（primaquine）

伯氨喹是人工合成的 8-氨基喹啉类衍生物。口服易吸收，1～2 h 血药浓度达峰值，主要分布于肝、肺等组织。体内代谢快，经肾排泄。

【药理作用和临床应用】伯氨喹能杀灭红细胞外期裂殖体和各种疟原虫的配子体，阻止各型疟疾的传播。对红细胞内期作用弱，对恶性疟红细胞内期无效，不能控制疟疾症状的发作。本药是根治间日疟和控制疟疾传播最有效的药物，常与氯喹合用。

【不良反应】毒性较大，使用时应注意。治疗量即可引起头晕、恶心、呕吐、腹痛等，停药后可消失。大剂量（60～240 mg/d）使用时上述症状加重。严重的是缺乏葡萄糖-6-磷酸脱氢酶者可发生急性溶血性贫血和高铁血红蛋白血症。有粒细胞缺乏倾向的急性患者、有蚕豆病史及有该病家族史者禁用。

（三）主要用于疟疾病因性预防的药物

乙胺嘧啶（pyrimethamine）

乙胺嘧啶属人工合成的非喹啉类抗疟药，是目前用于病因性预防的首选药。口服吸收完全，主要分布于肺、肝、肾、脾等组织。本药由肾缓慢排泄。

【药理作用和临床应用】乙胺嘧啶能杀灭恶性疟和间日疟原发性红细胞外期裂殖体，对红细胞内期疟原虫仅抑制未成熟裂殖体，故不能有效控制症状发作。不能直接杀灭配子体，但含药血液随配子体被按蚊吸收后，能阻止疟原虫在蚊体内的有性繁殖，从而控制传播。

【不良反应】常规用药不良反应轻，长期大剂量服用可干扰人体叶酸代谢，引起巨幼红细胞贫血。本药略有甜味，儿童易误服中毒，表现为恶心、呕吐、发热、发绀、惊厥，甚至死亡。

第二节 抗阿米巴病药与抗滴虫病药

一、抗阿米巴病药

阿米巴病是由溶组织阿米巴原虫感染所引起的疾病。溶组织内阿米巴原虫存在滋养体和包囊两种形式，前者为虫体的侵袭形式，后者为传播形式。包囊经人吞食后，在肠内发育成小滋养体，小滋养体不引起症状，在一定条件下侵入肠壁形成大滋养体，破坏肠黏膜和黏膜下层组织引起急、慢性阿米巴痢疾，称为肠内阿米巴病。大滋养体也可变为小滋养体，再形成新的包囊，随粪便排出，成为传染源。同时大滋养体也可经血流至肝、肺、脑等组织并在其中大量繁殖，引起阿米巴肝炎、肝或肺脓肿，称为肠外阿米巴病。

（一）兼有肠道内外抗阿米巴病作用的药物

甲硝唑（metronidazole，灭滴灵）

甲硝唑是 5 -硝基咪唑类化合物。

【体内过程】口服吸收迅速而完全，血药浓度达峰时间为 1～3 h，分布于全身组织和体液中，包括脑脊液。在肝中代谢，代谢产物和原形大部分由肾排泄，小部分随粪便排泄，也可经乳汁排泄。

【药理作用和临床应用】

1. 抗阿米巴作用 对阿米巴原虫的大滋养体均有强大的杀灭作用，是治疗阿米巴病的首选药，对急性阿米巴痢疾和肠外阿米巴病效果显著。但对肠腔内小滋养体和包囊作用弱，单用治疗肠内阿米巴病复发率高。

2. 抗阴道滴虫作用 对阴道滴虫有直接杀灭作用，是治疗阴道滴虫病的首选药，治愈率高，治疗量对阴道内正常菌群无影响。夫妇同服可提高疗效。

3. 抗贾第鞭毛虫作用 是治疗贾第鞭毛虫感染的有效药物，治愈率可达 90%以上。

4. 抗厌氧菌作用 对革兰阴性厌氧杆菌、革兰阳性厌氧芽孢杆菌及所有厌氧性球菌均有较强的抗菌作用，尤其对脆弱类杆菌有杀菌作用。主要用于口腔、盆腔和腹腔内的厌氧菌感染性疾病。长期应用不引起二重感染。

【不良反应】不良反应少而轻。常见恶心、呕吐、腹痛、腹泻等。少数出现白细胞减少、过敏反应等。极少数出现头痛、眩晕、肢体麻木、共济失调等神经系统症状，应立即停药。

替硝唑（tinidazole）

与甲硝唑的作用和用途类似，但 $t_{1/2}$ 较长，为 12～24 h，一次用药有效血药浓度可维持 72 h。毒性较甲硝唑略低。

（二）肠道内抗阿米巴病的药物

二氯尼特（diloxanide）

二氯尼特口服后大部分在肠腔或肠黏膜内水解，血药浓度 1 h 达峰值，经尿排泄迅速。本药是目前有效的杀包囊的药物，口服后未吸收部分能直接杀灭肠内阿米巴原虫的小滋养体，对于无症状或症状轻的排包囊者有良好疗效；但对肠外阿米巴病无效。不良反应轻微，偶见皮疹、呕吐等。

（三）肠道外抗阿米巴病的药物

氯喹（chloroquine）

氯喹为抗疟药，也能杀灭阿米巴滋养体，对肠外阿米巴病有良好效果。口服后几乎全部从小肠吸收，在肠壁组织分布较少，而在肝、肾、脾等处浓度比血浆浓度高数百倍。本药对阿米巴痢疾无效，对阿米巴肝脓肿及肺脓肿有效。

二、抗滴虫病药

案例分析

患者外阴瘙痒，白带增多，质稀有泡沫。阴道分泌物镜检，查到滴虫。诊断为滴虫性阴道炎。其治疗首选何药？如何合理应用？

滴虫病主要是由阴道毛滴虫所致的滴虫性阴道炎和泌尿道炎症，毛滴虫也可寄生在男性尿道生殖道内。该病多数为性接触传播。甲硝唑为最有效的抗阴道滴虫病药，如遇抗甲硝唑虫株感染，可考虑选用乙酰胂胺。

知识卡片

滴维净片成分：每片含乙酰胂胺 0.25 g、硼酸 0.03 g。

乙酰胂胺（acetarsol）

乙酰胂胺为五价砷剂，对滴虫有直接杀灭作用，其复方制剂为滴维净。本药对用药局部有轻度刺激作用，使阴道分泌物增多。

第三节　抗血吸虫病药与抗丝虫病药

一、抗血吸虫病药

我国流行的血吸虫病主要是由日本血吸虫所致。其主要分布在长江流域及以南地区的省、市和自治区。中华人民共和国成立后，党和政府大力开展血吸虫病的防治工作，取得了显著成效。但目前还有很多县、市流行血吸虫病，因此血吸虫病的防治工作仍然十分艰巨。

吡喹酮（praziquantel）

吡喹酮为吡嗪异喹啉的衍生物，是广谱抗吸虫病药，对血吸虫作用强。

【体内过程】口服吸收迅速而完全，血药浓度 1～2 h 达峰值，首关消除强。经肝脏代谢，原药及代谢物主要由肾脏排泄，体内无蓄积作用。

【药理作用与临床应用】吡喹酮对多种血吸虫具有明显杀灭作用，对日本血吸虫、埃及血吸虫、曼氏血吸虫单一或混合感染均有良好疗效，对成虫作用强而迅速，对幼虫的杀灭作用弱。本药是目前广泛应用的一种高效、低毒、口服的新型广谱抗血吸虫病药物。临床上主要应用于慢性血吸虫病和急性血吸虫病，能迅速退热和改善全身症状。

【不良反应】不良反应轻微、短暂，主要有胃肠道反应（如腹痛、恶心等）和神经肌肉反应（如头昏、头痛、乏力、肌肉酸痛、肌束颤动等）。少数患者有心电图改变。冠心病和心肌炎患者慎用。

二、抗丝虫病药

丝虫病是由丝状线虫所引起的一种流行性寄生虫病。我国流行的丝虫有班氏丝虫和马来丝虫，蚊子为传播媒介。丝虫病在感染早期表现为急性淋巴管炎、淋巴结炎及丹毒样皮炎等；晚期为淋巴管阻塞性病变，如象皮肿、睾丸鞘膜积液及乳糜尿等。

乙胺嗪（diethylcarbamazine，海群生）

口服吸收迅速，血药浓度 1～2 h 达峰值，能广泛分布于全身组织和体液。其代谢迅速，$t_{1/2}$ 约为 8.5 h。碱化尿液可使药物排泄量减少。

【药理作用及临床应用】乙胺嗪在体外并无杀灭班氏丝虫、马来丝虫微丝蚴或成虫的作用，而在体内均有杀灭作用，是临床抗丝虫病的首选药。将本品掺拌于食盐中制成药盐，可用于流行区全民防治。

【不良反应】药物本身引起的毒性较低，可引起恶心、呕吐、食欲不振、头昏、头痛等，用药数日后可消失。但杀死的丝虫释放出大量异性蛋白，可引起过敏反应，表现为皮疹、寒战、发热、血管神经性水肿、哮喘等。

第四节 抗蠕虫病药

肠蠕虫包括钩虫、绦虫、蛔虫、蛲虫、姜片虫和鞭虫等。抗蠕虫病药是驱除或杀灭肠道蠕虫类药物。它们对药物的敏感性不同，因此必须针对不同的蠕虫感染正确选择药物。

甲苯达唑（mebendazole）

甲苯达唑为苯并咪唑类广谱抗蠕虫病药。口服吸收很少，肠腔浓度很高，有利于驱除肠道蠕虫。主要以原形药物随胆汁和粪便排出。

【药理作用及临床应用】甲苯达唑是一种高效、广谱抗蠕虫病药，对蛔虫、蛲虫、钩虫、鞭虫、绦虫和圆线虫等均有效。显效缓慢，给药数日才能排尽虫体。

【不良反应】不良反应少见，可见腹泻、腹痛及腹部不适等胃肠道反应；偶见剥脱性皮炎、全身性脱毛症等过敏反应。2 岁以下的儿童及孕妇禁用。

常用的其他抗蠕虫病药的选用可参考表 7－6－1。

表 7－6－1 常用抗蠕虫病药的选用

蠕虫病类型	首选药物	次选药物
蛔虫感染	甲苯达唑、阿苯达唑	噻嘧啶、哌嗪、左旋咪唑
蛲虫感染	甲苯达唑、阿苯达唑	噻嘧啶、哌嗪

续表

蠕虫病类型	首选药物	次选药物
钩虫感染	甲苯达唑、阿苯达唑	噻嘧啶
鞭虫感染	甲苯达唑	
姜片虫感染	吡喹酮	
绦虫感染	吡喹酮	氯硝柳胺

目标检测

一、选择题

1. 杀灭红细胞内期疟原虫，控制疟疾症状的首选药是　（　　）
   A. 氯喹　　B. 伯氨喹
   C. 奎宁　　D. 青蒿素
   E. 乙胺嘧啶
2. 下列救治脑型恶性疟的常用药是　（　　）
   A. 伯氨喹　　B. 乙胺嘧啶
   C. 青蒿素　　D. 长效磺胺
   E. 氯喹
3. 氯喹作用于疟原虫的哪一阶段　（　　）
   A. 红细胞内期　　B. 原发性红细胞外期
   C. 配子体阶段　　D. 继发性红细胞外期
   E. 疟原虫有性生殖阶段
4. 青蒿素最大的缺点是　（　　）
   A. 口服无效　　B. 复发率高
   C. 易产生耐药性　　D. 不良反应严重
   E. 疗效弱
5. 伯氨喹最严重的不良反应是　（　　）
   A. 过敏反应　　B. 再生障碍性贫血
   C. 急性溶血性贫血　　D. 血小板减少症
   E. 白细胞减少症
6. 下列哪种药物可致金鸡纳反应　（　　）
   A. 氯喹　　B. 奎宁
   C. 伯氨喹　　D. 青蒿素
   E. 乙胺嘧啶
7. 既能抗疟，又能治疗阿米巴肝脓肿，兼有抗免疫作用的药物是　（　　）
   A. 青蒿素　　B. 乙胺嘧啶
   C. 奎宁　　D. 伯氨喹
   E. 氯喹

8. 乙胺嘧啶主要用于 ( )
A. 控制疟疾症状
B. 控制疟疾传播
C. 控制疟疾复发
D. 病因性预防
E. 根治间日疟

9. 主要用于控制疟疾复发和传播的药物是 ( )
A. 奎宁
B. 青蒿素
C. 氯喹
D. 伯氨喹
E. 乙胺嘧啶

10. 下列哪种药是治疗阿米巴肝脓肿的首选药 ( )
A. 氯喹
B. 甲硝唑
C. 二氯尼特
D. 吡喹酮
E. 乙酰胂胺

11. 甲硝唑的抗阿米巴作用,主要是杀灭 ( )
A. 阿米巴大小滋养体
B. 阿米巴包囊
C. 阿米巴大滋养体+包囊
D. 阿米巴小滋养体+包囊
E. 阿米巴小滋养体

12. 对于无症状或仅有轻微症状的排包囊者,宜选用哪种药物 ( )
A. 甲硝唑
B. 氯喹
C. 二氯尼特
D. 喹碘方
E. 依米丁

13. 关于甲硝唑的描述,错误的是 ( )
A. 治疗阿米巴病的首选药
B. 治疗阴道滴虫的首选药
C. 治疗厌氧菌感染的首选药
D. 对乙醛代谢无明显影响
E. 可致畸,妊娠早期禁用

14. 抗丝虫病的首选药是 ( )
A. 甲硝唑
B. 氯喹
C. 二氯尼特
D. 吡喹酮
E. 乙胺嗪

15. 治疗血吸虫病的首选药是 ( )
A. 吡喹酮
B. 甲硝唑
C. 氯喹
D. 酒石酸锑钾
E. 乙胺嘧啶

16. 吡喹酮的作用机制与下列何种离子有关 ( )
A. K^+
B. Ca^{2+}
C. Na^+
D. Fe^{2+}
E. Zn^{2+}

17. 关于甲苯达唑的叙述,错误的是 ( )
A. 高效、广谱
B. 对蛔虫、钩虫、鞭虫、蛲虫、绦虫疗效好
C. 有致畸作用
D. 不良反应少,2 岁以下儿童可用

E. 作用机制是抑制虫体对葡萄糖的摄取

18. 对肠蠕虫的混合感染，首选药是　　（　　）

A. 哌嗪　　B. 噻嘧啶
C. 吡喹酮　　D. 阿苯达唑
E. 左旋咪唑

19. 对抗疟药的描述，下列正确的是　　（　　）

A. 氯喹能根治间日疟　　B. 伯氨喹能控制症状
C. 乙胺嘧啶能引起缺铁性贫血　　D. 青蒿素最突出的缺点是复发率高
E. 奎宁是治疗疟疾的首选药

20. 某间日疟患者，为了根治最好选用　　（　　）

A. 氯喹＋伯氨喹　　B. 奎宁＋乙胺嘧啶
C. 伯氨喹＋乙胺嘧啶　　D. 青蒿素＋伯氨喹
E. 氯喹＋奎宁

二、简答题

1. 如何用药可根治间日疟？为什么？
2. 简述氯喹、奎宁、青蒿素、伯氨喹和乙胺嘧啶的抗疟作用环节及临床应用。
3. 甲硝唑和二氯尼特有哪些药理作用和临床应用？
4. 吡喹酮有哪些临床应用？

第七单元 抗恶性肿瘤药

学习目标

1. 知识目标
（1）掌握常用抗恶性肿瘤药的作用及临床应用。
（2）掌握抗恶性肿瘤药的不良反应。
（3）了解抗恶性肿瘤药的分类和作用机制。
2. 能力目标
（1）能简述抗恶性肿瘤药的不良反应。
（2）能根据肿瘤患者出现的用药不良反应给予一定的建议和应对措施。
3. 素质目标
具有同情心和责任心，关爱患者。

恶性肿瘤严重危害人类健康。在我国，居民的恶性肿瘤年平均死亡率占各类死亡原因的第二位。在恶性肿瘤的综合治疗手段中，药物治疗占重要地位。

案例分析

张某，男，8 岁，因持续发热就诊，经检查确诊为儿童急性淋巴细胞白血病。可选用的药物有哪些？用药过程中应注意哪些事项？

第一节 抗恶性肿瘤药的基本作用与药物分类

一、抗恶性肿瘤药的分类

现有的抗恶性肿瘤药可根据药物化学结构和来源、药物作用的生化机制、药物作用的周期或时相特异性进行分类。

（一）根据药物化学结构和来源分类

1. 烷化剂 氮芥类、乙撑亚胺类等。

2. 抗代谢药 嘌呤、嘧啶、叶酸类似物。

3. 抗肿瘤抗生素 丝裂霉素、放线菌素等。

4. 抗肿瘤植物药 长春碱、喜树碱、紫杉醇等。

5. 激素 肾上腺皮质激素、雌激素、雄激素等及其拮抗药。

6. 杂类 铂类化合物和酶等。

> **知识卡片**
>
> 抗肿瘤用“导弹”：抗肿瘤药物可以与某些亲肿瘤的物质相结合，这些物质一旦进入患者体内，就会向肿瘤细胞集中，抗肿瘤药物也会随之而去，专门攻击肿瘤细胞而不会伤及无辜，称为导向治疗，其原理类似于军事上的导弹。

（二）根据抗肿瘤作用的生化机制分类

1. 干扰核酸（RNA 和 DNA）合成（抗代谢药） 如甲氨蝶呤、氟尿嘧啶等。

2. 直接破坏 DNA 结构和功能 如氮芥、环磷酰胺。

3. 干扰转录过程，阻止 RNA 合成 如放线菌 D、柔红霉素。

4. 影响蛋白质合成　如长春新碱、紫杉醇类。

5. 影响体内激素平衡，抑制肿瘤　如己烯雌酚、氟羟甲酮。

（三）根据药物作用的周期或时相特异性分类

1. 周期非特异性药物　如烷化剂、抗肿瘤抗生素及铂类配合物等。

2. 周期特异性药物　如抗代谢药、长春碱类药物等。

二、抗恶性肿瘤药的作用基础

1. 干扰核酸生物合成　药物分别在不同环节阻止核酸的生物合成和利用，属于抗代谢药。

2. 干扰蛋白质合成与功能　药物可干扰微管蛋白聚合与解聚间的平衡、干扰核糖体的功能或影响氨基酸供应。

3. 嵌入 DNA 干扰转录过程　药物可嵌入 DNA 碱基对之间，干扰转录过程，从而阻止 RNA 的形成，属于 DNA 嵌入药。

4. 影响 DNA 的结构与功能　直接破坏 DNA 的结构或抑制拓扑异构酶活性，从而影响 DNA 的复制和修复功能。

5. 影响激素平衡　通过影响激素平衡抑制激素依赖性肿瘤。

三、抗恶性肿瘤药的不良反应

多数抗恶性肿瘤药选择性不高，在抑制和杀伤肿瘤细胞的同时，对正常人体增殖旺盛的组织器官也有损害作用。不同类型的药物，产生的不良反应及轻重程度也不一样，但有许多是共同的。

1. 对骨髓造血系统的抑制　表现为细胞数、血小板数减少，甚至粒细胞、红细胞数减少，导致出血倾向、贫血、感染等。长春新碱、博来霉素较少产生骨髓抑制。

2. 胃肠道毒性

（1）恶心、呕吐：烷化剂用后较早出现，为药物及代谢产物刺激延髓催吐化学感受区所致，可用中枢性镇吐药治疗。

（2）消化道黏膜损害：口腔炎、咽喉炎、黏膜水肿、腹泻等，严重者可使消化道出血，出现黑便。烷化剂较少见，抗代谢药较多见。

3. 皮肤及毛发损害

（1）荨麻疹：表现为红斑、水肿，博来霉素多见。

（2）色素沉着：氟尿嘧啶、环磷酰胺多见。

（3）脱发：多数抗恶性肿瘤药都能引起不同程度的脱发，烷化剂多见。

4. 肺部毒性　肺间质纤维蛋白渗出、纤维化、呼吸困难、咳嗽等。博来霉素、环磷酰胺多见。

5. 心脏毒性　如多柔比星引起退行性病变和心肌间质性水肿，三尖杉酯碱致心率加快、心肌缺血等。红霉素及丝裂霉素较少见。

6. 肝、肾、膀胱毒性　巯嘌呤、甲氨蝶呤可致肝肿大、黄疸、肝功能下降；环磷酰胺可致急性出血性膀胱炎；L-门冬酰胺酶可致肾小管坏死。

7. 神经系统　长春新碱可导致自主神经功能紊乱、反射性下降；L-门冬酰胺酶可引起大脑功能异常，如精神错乱、谵妄等。

8. 免疫抑制 许多抗恶性肿瘤药能抑制和杀伤免疫细胞，使机体抵抗力下降，引起继发感染或第二原发恶性肿瘤等。

9. 其他 如博来霉素诱导内热源释放可导致发热。少数患者有生殖功能障碍，如不育、致畸等。

第二节 常用抗恶性肿瘤药

一、抗代谢药

（一）叶酸拮抗药

甲氨蝶呤（methotrexate，MTX）

甲氨蝶呤通过竞争性抑制二氢叶酸还原酶，阻断二氢叶酸还原成四氢叶酸，而四氢叶酸是嘧啶、嘌呤生物合成的必需物质，所以最终减少了 DNA、RNA 和蛋白质的生物合成，致使细胞死亡。临床主要与其他化疗药物联合用于治疗急性淋巴细胞白血病、淋巴瘤、绒毛膜上皮癌、乳腺癌、头颈部癌和膀胱癌，也可用于中枢神经系统白血病。不良反应常见骨髓抑制、胃肠道毒性、脱发、皮疹和红斑、肾毒性、肝毒性、肺毒性、中枢神经系统毒性等。

（二）嘧啶拮抗药

氟尿嘧啶（fluorouracil，5-FU）

氟尿嘧啶在体内转化为一磷酸脱氧核糖氟尿嘧啶核苷后，与胸苷酸合成酶及 N_5，N_{10}-甲烯四氢叶酸结合形成三重复合物，使脱氧尿苷酸不能生成脱氧胸苷酸，因而 DNA 合成减少，最终使细胞死亡。临床主要用于治疗实体瘤，如结肠直肠癌、乳腺癌、卵巢癌、胰腺癌、胃癌及头颈部癌等。局部应用治疗皮肤过度角化症和表皮基底细胞癌。常见不良反应有恶心、呕吐、腹泻、厌食、胃肠道及口腔黏膜溃疡、脱发、骨髓抑制。长期全身给药可见手足综合征，表现为手掌和足底部红斑及脱屑。

阿糖胞苷（cytarabine）

阿糖胞苷在细胞内脱氧胞苷激酶作用下转化为三磷酸胞苷，可抑制 DNA 多聚酶，也可直接嵌入 DNA 分子终止核苷酸链的延长。它还抑制胞嘧啶核苷酸还原成脱氧胞嘧啶核苷酸。临床主要与硫鸟嘌呤及柔红霉素联合用于治疗急性非淋巴细胞白血病，对成人的急性非淋巴细胞白血病特别有效。主要不良反应为恶心、呕吐、腹泻和严重的骨髓抑制。偶见肝功能障碍。大剂量应用或鞘内注射可引起癫痫或精神状态改变。

吉西他滨（gemcitabine）

吉西他滨在体内也需经脱氨及磷酸化作用而获得活性。其作用机制与阿糖胞苷类似，用于治疗非小细胞肺癌、胰腺癌、膀胱癌、乳腺癌及其他实体瘤。不良反应较少，主要为骨髓抑制，亦可出现恶心、呕吐、口腔溃疡、血栓静脉炎和肝功能受损。

（三）嘌呤拮抗药

巯嘌呤（mercaptopurine，6-MP）

巯嘌呤须在次黄嘌呤-鸟嘌呤磷酸核糖转移酶的作用下生成巯嘌呤核苷酸，即硫代次黄嘌呤核苷酸才能竞争性负反馈抑制嘌呤的从头合成。其亦可掺入 RNA 分子和 DNA 分子。

临床主要用于急性淋巴细胞白血病缓解期的维持治疗。常见不良反应有胃肠道毒性和骨髓抑制，也可见肝毒性。

（四）核糖核苷酸还原酶抑制药

羟基脲（hydroxyurea，HU）

羟基脲抑制核糖核苷酸还原酶从而抑制 DNA 合成。口服吸收完全，主要以原形经肾排泄。本药用于治疗慢性粒细胞白血病、真性红细胞增多症、原发性血小板增多症等骨髓增殖性疾病，也可用于黑色素瘤等。主要不良反应为骨髓抑制，其他不良反应较少发生。

二、干扰蛋白质合成与功能的药物

（一）微管蛋白抑制药

微管蛋白抑制药通过干扰微管聚合与解聚间的平衡，阻碍细胞的有丝分裂，从而起到影响细胞增殖的作用。

1. 长春碱类药物 长春碱类药物是从长春花植物叶子中提取的生物碱，均为不对称二聚化合物。化学结构上的微小差异导致它们抗瘤谱和毒性反应不同。

长春碱和长春新碱（vinblastine and vincristine）

两者均可与微管蛋白结合，通过抑制微管蛋白装配成纺锤体，使细胞停止于有丝分裂中期，无法进行复制，从而发挥其细胞毒性作用。临床多与其他化疗药物联合应用。长春碱用于治疗睾丸癌、膀胱癌、霍奇金病和非霍奇金淋巴瘤。长春新碱用于治疗儿童急性淋巴细胞白血病、肾母细胞瘤、尤文氏软组织肉瘤、霍奇金病和非霍奇金淋巴瘤及其他快速增殖的肿瘤。长春碱的主要不良反应是骨髓抑制，表现为白细胞减少。长春新碱的主要不良反应是神经毒性。最初的症状为指端和脚趾的感觉异常，腱反射消失；长期应用可出现足下垂、共济失调；大剂量使用还可出现自主神经障碍。

2. 紫杉碱类药物

紫杉醇（paclitaxel）

紫杉醇与 β-微管蛋白结合，稳定微管结构而抑制其解聚，持续阻滞细胞从有丝分裂中期转向后期，使细胞停止于 G_2-M 期。临床广泛用于治疗乳腺癌、卵巢癌、头颈部癌、非小细胞肺癌、小细胞肺癌、食管癌等上皮性肿瘤。主要不良反应有：急性超敏反应，可出现低血压、支气管痉挛伴呼吸困难和风疹等；中性粒细胞减少，为主要毒性反应，可用粒细胞集落刺激因子预防；心脏毒性，可出现心动过缓，也可出现严重的传导阻滞、心脏缺血和梗死。

（二）干扰核糖体功能的药物

高三尖杉酯碱（homoharringtonine，HHRT）

高三尖杉酯碱是从三尖杉属植物的枝、叶和树皮中提取的三尖杉酯碱类药。其可抑制真核细胞蛋白质合成的起始阶段，使核糖体分解，释出新生肽链。本药主要用于急性粒细胞白血病，对单核细胞白血病也有效。不良反应为骨髓抑制和胃肠道反应，偶有脱发。大剂量应用可引起血压下降、心悸，部分可有心肌损害。

（三）影响氨基酸供应的药物

左旋门冬酰胺酶（L-asparaginase，L-ASP）

左旋门冬酰胺酶催化门冬酰胺水解为门冬氨酸和氨，使门冬酰胺依赖性肿瘤细胞因缺乏门冬酰胺而停止生长。正常细胞自身能合成门冬酰胺，故影响较小。静脉或肌内注射给药，用于淋巴系统的恶性肿瘤，尤其是急性淋巴细胞白血病和T细胞淋巴瘤。主要不良反应是变态反应，表现为荨麻疹、低血压、喉痉挛、心跳停止等。由于左旋门冬酰胺酶可短暂抑制正常组织的蛋白质合成，如白蛋白和凝血因子的合成，可出现低蛋白血症和出血等。

三、嵌入 DNA 干扰转录过程的药物

放线菌素 D(dactinomycin D)

放线菌素D又称更生霉素，分子可嵌入DNA双螺旋的小沟中，与DNA形成复合体，阻碍RNA多聚酶的功能，抑制RNA的合成，特别是mRNA的合成。本药属于周期非特异性药物。抗瘤谱较窄，用于肾母细胞瘤、绒毛膜上皮癌、横纹肌肉瘤和神经母细胞瘤等。常见不良反应有恶心、呕吐、口腔炎和胃炎等，骨髓抑制较明显，偶见脱发和严重的皮肤毒性。

蒽环类药(anthracyclines)

常用蒽环类药有蒽环类抗生素如柔红霉素(daunomycin，DNR)、阿霉素(adriamycin，ADM)、表柔比星(epirubicin，EPI)、去甲氧柔红霉素(demethoxydaunorubicin，IDA)及人工合成的米托蒽醌(mitoxatrone)。

本类药物可非特异性嵌入DNA分子相邻碱基对之间，与核糖-磷酸骨架结合，导致DNA分子局部解螺旋，并可干扰拓扑异构酶Ⅱ重新连接断裂的DNA双链，从而阻碍DNA和RNA的生物合成。其亦可与细胞膜结合，影响与磷脂酰肌醇激活偶联的细胞运输过程。另外，细胞色素P-450还原酶催化蒽环类药代谢的同时，使氧分子变为超氧离子和过氧化氢，它们可以使DNA单链断裂。

柔红霉素主要用于急性淋巴细胞白血病和急性粒细胞白血病等。阿霉素具有广谱抗肿瘤作用，用于血液系统恶性肿瘤，特别是急性淋巴细胞白血病和淋巴瘤，也用于乳腺癌、卵巢癌、胃癌、肺癌、膀胱癌、头颈部癌等实体瘤。表柔比星的应用与阿霉素相似。去甲氧柔红霉素用于成人非淋巴细胞白血病，如急性粒细胞白血病的一线治疗，以及急性淋巴细胞白血病的二线治疗。米托蒽醌用于急性白血病、恶性淋巴瘤、乳腺癌等。

心脏毒性是本类药物最严重的不可逆性不良反应。可发生急性毒性反应，表现为心律失常、传导异常、心包炎-心肌炎综合征和急性心力衰竭，也可发生慢性毒性反应。须监测心功能，一旦心功能下降立即停药。其他不良反应有骨髓抑制、胃肠道反应和脱发等。

四、影响 DNA 结构与功能的药物

(一) 烷化剂

烷化剂是指在体内能形成正碳离子的亲电子基团，以攻击生物大分子的负电子位点的物质。

1. 氮芥类

环磷酰胺(cyclophosphamide，CTX)

环磷酰胺在肝细胞色素P-450酶系统的作用下转化为磷酰胺氮芥才能发挥细胞毒性作用。其具有较广的抗瘤谱，可以用于淋巴瘤、乳腺癌、卵巢癌、睾丸癌和小细胞肺癌等；另外还可作为免疫抑制药用于自身免疫性疾病如肾病综合征、系统性红斑狼疮、类风湿性关节炎和器官移植的排斥反应等。不良反应除恶心、呕吐、腹泻和脱发外，最主要的毒性反应为骨髓抑制(表现为白细胞减少)和出血性膀胱炎。

2. 亚硝脲类

本类药物包括卡莫司汀(carmustine)、洛莫司汀(lomustine)和司莫司汀(semustine)。这些药物均是脂溶性高的亚硝脲类药物。口服给药吸收较好,易透过血脑屏障,迅速进入脑脊液,与血浆中浓度相平衡。用于脑部原发肿瘤(星形胶质细胞瘤和室管膜瘤等)、脑转移瘤和脑膜白血病。与其他药物合用治疗淋巴瘤和某些实体瘤。不良反应为延迟性骨髓抑制、消化道反应和肝肾毒性。

3. 乙烯亚胺类

塞替派(thiotepa)

塞替派是一种乙烯亚胺类烷化剂,具有脂溶性,可进入脑脊液达到较高的浓度。可以口服或静脉给药,由于无刺激作用,也可采用膀胱内、腔内、动脉内或肌内注射给药。本药主要用于腔内注射治疗癌性渗出物、局部灌注治疗浅表膀胱癌,对乳腺癌、卵巢癌、肺癌和血液系统恶性肿瘤等也有效。不良反应有骨髓抑制、黏膜炎、皮疹和中枢神经毒性。

4. 烷基磺酸酯类

白消安(busulfan)

白消安又称马利兰(myleran),是一种烷基磺酸酯类烷化剂。口服给药,吸收较完全。经肝代谢,经肾脏排泄。本药对骨髓有选择性抑制作用,明显抑制粒细胞生成,而对淋巴系统的抑制作用较弱,故适用于慢性粒细胞白血病,可以减轻白细胞的增多和脾肿大。主要不良反应是骨髓抑制,长期应用可致肺纤维化、闭经、睾丸萎缩等。

(二)铂类化合物

顺铂(cisplatin,CDDP)

顺铂即顺氯氨铂,为无活性状态,进入细胞内将氯解离后,二价铂与DNA分子上的碱基结合,可形成DNA分子链内或链间的交叉联结,也可使蛋白质与DNA分子联结,破坏DNA的结构和功能。静脉给药后,本药迅速与血浆蛋白结合,分布于肝、肾、膀胱等处。抗瘤谱较广,对多种实体瘤有较高疗效,如卵巢癌、睾丸癌、乳腺癌、肺癌、膀胱癌、宫颈癌和头颈部癌等。与其他药物合用具协同效应,可损伤肾小管引起较严重的肾毒性,必须同时应用利尿药和NaCl溶液进行强力水化。

卡铂(carboplatin)

卡铂也称碳铂,为第二代铂类化合物。作用与顺铂相似,并有部分交叉耐药性。本药用于顽固性卵巢癌及肺癌、睾丸癌、膀胱癌、头颈部癌等。不良反应主要是骨髓抑制,少有肾毒性,消化道毒性和耳毒性较低。

(三)破坏DNA的抗生素

博来霉素(bleomycin,BLM)

博来霉素又称争光霉素,临床应用的是一种由不同的铜螯合糖肽组成的混合物。博来霉素在体内形成DNA-BLM-Fe^{2+}复合物,经氧化变为Fe^{3+}复合物,释放出的电子与O_2发生作用形成过氧化物或过氧化氢基团,它们可使DNA双链或单链断裂。博来霉素对G_2期细胞杀伤作用最强,属于周期特异性药物。可通过静脉内、肌内、皮下和腔内注射多种途径给药。本药在水解酶作用下失活,该酶在肝、脾中含量较高,肺中较低,而皮肤组织缺乏。因此,本药较易产生肺和皮肤毒性反应,且严重程度与给药剂量有关。多数药物以原形经肾小管分泌，由尿排出。博来霉素主要与其他药物联合用于霍奇金病、非霍奇金淋巴瘤和睾丸癌。肺毒性是最严重的不良反应。皮肤反应有红斑、角化过度和溃疡，很少或不发生骨髓抑制。

丝裂霉素 C（mitomycin C，MMC）

丝裂霉素 C 又称自力霉素，采用静脉给药，在体内转化为活性分子，具有烷化作用，能使 DNA 双链交叉联结，也能使部分 DNA 链断裂，属于周期非特异性药物。本药用于肝癌、肺癌、胃癌、直肠癌、头颈部癌等。常见不良反应有恶心、呕吐和明显的骨髓抑制，以及肝功能障碍、间质性肺炎和肾毒性。

（四）拓扑异构酶抑制药

拓扑异构酶抑制药可干扰拓扑酶的作用，破坏 DNA 结构，并抑制 DNA 的生物合成，属于 S 期特异性药物。

1. 拓扑异构酶Ⅰ抑制药

喜树碱和羟喜树碱（camptothecine and hydroxycamptothecine）

喜树碱和羟喜树碱是从我国特有的珙桐科乔木喜树的果实和根皮中提取的生物碱。两药均能特异性地与拓扑异构酶Ⅰ结合，形成药物-酶-DNA 复合物，使 DNA 双链合成中断，产生细胞毒性作用。喜树碱用于胃癌、肠癌、绒毛膜上皮癌和急、慢性粒细胞白血病等。羟喜树碱用于原发性肝癌、食管癌、胃癌、头颈部癌、膀胱癌和白血病等。不良反应有泌尿系统刺激（尿急、尿频和血尿）、胃肠道反应、骨髓抑制，少数出现脱发。羟喜树碱不良反应较轻，泌尿系统的副作用明显轻于喜树碱。

2. 拓扑异构酶Ⅱ抑制药

依托泊苷和替尼泊苷（etoposide，VP-16；teniposide，VM-26）

依托泊苷（鬼臼乙叉苷）和替尼泊苷通过与拓扑异构酶Ⅱ结合，使断裂的 DNA 双链不能重新连接。依托泊苷可口服，也可静脉注射给药。与血浆蛋白结合率很高，广泛分布于各组织，但很少进入中枢神经系统。部分药物经肝代谢，代谢物从尿和粪便排出。与其他抗癌药联合治疗小细胞肺癌、睾丸癌、霍奇金病、非霍奇金淋巴瘤和白血病，有较显著的临床活性。替尼泊苷用于儿童白血病等。两药的不良反应有骨髓抑制、过敏反应、恶心和呕吐，注射过快可发生低血压。

五、影响体内激素平衡的药物

大多数甾体激素类药物和激素拮抗药是通过抑制肿瘤细胞生长而不是杀灭细胞发挥抗肿瘤作用，通常需要长期给药。

（一）雌激素类药

雌激素类药（estrogens）

雌激素类药可用于前列腺癌和绝经 5 年以上的乳腺癌。大剂量雌激素类药通过负反馈抑制下丘脑分泌促性腺激素释放激素及垂体分泌黄体生成素，减少并对抗睾丸间质细胞雄激素的合成和分泌，从而抑制前列腺癌组织的生长。绝经前的乳腺癌患者禁用。

他莫昔芬（tamoxifen）

他莫昔芬为人工合成的雌激素受体部分激动药，具有雌激素样作用，但强度仅为雌二醇的 1/2，有抗雌激素的作用，从而抑制雌激素依赖性肿瘤细胞的生长。本药主要用于辅助性治疗绝经后伴雌激素受体和/或黄体酮受体阳性的乳腺癌患者。常见不良反应有体温升高、体液潴留、恶心、呕吐、皮疹等。

（二）雄激素类药

雄激素类药（androgens）

雄激素类药可抑制垂体分泌促性腺激素，减少卵巢雌激素的合成和分泌，也有抗雌激素作用及对抗催乳素的乳腺癌刺激作用，用于晚期乳腺癌和乳腺癌转移者，很大程度上被无男性化现象的雌激素拮抗药取代。

（三）孕激素类药

一定剂量的孕激素类药可以抑制垂体分泌促性腺激素，用于姑息性治疗对激素敏感的转移性乳腺癌和绒毛膜上皮癌患者，以及某些不能耐受他莫昔芬的乳腺癌患者，还可改善癌性恶病质患者的食欲。

（四）糖皮质激素类药

糖皮质激素类药可抑制淋巴组织，减少淋巴细胞生成，且无骨髓抑制，用于联合细胞毒性药物治疗急、慢性白血病及淋巴瘤、多发性骨髓瘤，也可减轻癌症并发症如高血钙、脑水肿、发热和疼痛等。

（五）促性腺激素释放激素抑制药

亮丙瑞林和戈舍瑞林（leuprolide and goserelin）

亮丙瑞林和戈舍瑞林是合成的促性腺激素释放激素的类似物，通过占据垂体的促性腺激素释放激素受体，抑制垂体分泌促卵泡素和黄体生成素，减少卵巢雌激素及睾丸雄激素的合成。二者可替代睾丸切除术用于前列腺癌，可以达到相同的缓解率，并能避免此激素引起的男子乳腺发育、恶心、呕吐、水肿和血栓栓塞性疾病。常见不良反应有体温升高、阳痿等，停药可恢复。这两种药可引起动物流产，禁用于妊娠期或准备怀孕的妇女。

（六）芳香酶抑制药

氨鲁米特（aminoglutethimide）

氨鲁米特抑制芳香酶，使肾上腺皮质额外的雄烯二酮不能转化为雌激素，还可抑制胆固醇转化为孕烯诺龙。口服给药，经肝细胞色素 P－450 酶系统代谢为无活性产物。本药可用于姑息性治疗激素受体阳性的复发性晚期乳腺癌和转移性乳腺癌。不良反应有短暂的中枢神经系统功能障碍和斑丘疹等。

第三节　抗恶性肿瘤药的联合应用

一、联合用药的优点

联合用药的优点为：① 使用毒性反应可以耐受的最大有效剂量，最大限度地杀灭细胞；② 抗瘤谱扩大；③ 延缓耐药性的产生。

二、联合用药的一般原则

（1）从细胞增殖动力学考虑：对增长缓慢的实体瘤，可先用细胞周期非特异性药物杀灭增殖期和部分 G_0 期细胞，使瘤体缩小并驱动 G_0 期细胞进入增殖周期，继而用细胞周期特异性的药物杀灭之。而对增长快的肿瘤如急性白血病等，宜先用细胞周期特异性药物杀灭大量处于增殖期的恶性肿瘤细胞，再用细胞周期非特异性药物杀伤其他各时相的细胞。待 G_0 期细胞进入细胞周期时，再重复上述疗法。

（2）从药物作用机制考虑：联合应用作用于不同生化环节的抗恶性肿瘤药，可使疗效提高。例如，联合应用甲氨蝶呤和巯嘌呤，两药分别作用于同一代谢过程的不同靶点。

（3）从药物毒性考虑：一方面减少毒性的重叠，另一方面降低药物的毒性。

（4）从药物的抗瘤谱考虑：联合应用对同一种肿瘤有效的药物可以增强抗瘤作用。

（5）从药物的给药方法考虑：一般采用机体能耐受的最大剂量。

目标检测

一、选择题

1. 大多数抗肿瘤药共有的不良反应是（　　）

A. 致突变　　B. 心脏反应
C. 肝损害　　D. 骨髓抑制
E. 肾损害

2. 主要作用于 M 期的药物是（　　）

A. 长春新碱　　B. 环磷酰胺
C. 丝裂霉素　　D. 顺铂
E. 氟尿嘧啶

3. 环磷酰胺特有的不良反应是（　　）

A. 胃肠道反应　　B. 出血性膀胱炎
C. 骨髓抑制　　D. 抑制生殖
E. 肝肾损害

4. 下列不属于抗代谢药的是（　　）

A. 氟尿嘧啶　　B. 阿糖胞苷
C. 巯嘌呤　　D. 甲氨蝶呤
E. 环磷酰胺

5. 白消安是下列何种疾病的首选药（　　）

A. 急性白血病　　B. 肺癌
C. 绒毛膜癌　　D. 肝癌
E. 慢性粒细胞性白血病

6. 氟尿嘧啶的常见不良反应为（　　）

A. 胃肠道反应　　B. 骨髓抑制
C. 心脏反应　　D. 肾毒性
E. 肝毒性

7. 甲氨蝶呤的抗肿瘤作用是（　　）

A. 抑制脱氧胸苷酸合成　　B. 抑制二氢叶酸还原酶
C. 抑制嘌呤核苷酸合成　　D. 抑制脱氧胞苷酸合成
E. 抑制腺苷酸和鸟苷酸合成

8. 阿霉素在临床应用时需特别注意哪种不良反应　（　　）

A. 肝损害　B. 肾毒性

C. 心脏毒性　D. 胃肠道反应

E. 脱发

9. 无骨髓抑制的抗肿瘤药是　（　　）

A. 环磷酰胺　B. 甲氨蝶呤

C. 放线菌素 D　D. 长春碱

E. 泼尼松

二、简答题

1. 细胞增殖周期可分为哪几期？作用于各期的药物有哪些？
2. 根据药物对增殖周期中各期肿瘤细胞作用的不同，抗癌药可分为哪几类？
3. 大剂量间歇疗法有哪些优点？
4. 抗肿瘤药常见的不良反应有哪些？

第八单元　免疫功能调节药

学习目标

1. 知识目标
(1) 掌握环孢素、卡介苗的作用、临床应用和不良反应。
(2) 熟悉其他免疫功能调节药的作用和临床应用。
2. 能力目标
(1) 能根据患者的免疫性疾病判断应用哪种药。
(2) 能做好患者应用免疫抑制药时的监护。
3. 素质目标
具备健康的体魄，能吃苦耐劳。

正常的免疫系统参与机体防御反应，具有免疫监视功能，在受到抗原的刺激时可产生一系列免疫应答反应。正常的免疫应答对抗肿瘤、抗感染及抗器官移植排斥反应有重要的意义。当免疫功能异常时，机体可出现变态反应、免疫缺陷性疾病、自身免疫性疾病等。影响免疫功能的药物主要包括免疫抑制药和免疫增强药两大类，一般非特异性地影响机体免疫系统，通过影响免疫过程中的一个或多个环节而发挥免疫抑制或增强作用。

第一节　免疫抑制药

案例分析

患者，男，43岁，因患肾功能不全进行同种异体肾移植术，术后恢复良好，应用环孢素、霉酚酸酯和泼尼松三联免疫抑制方案，出现咳嗽、呼吸困难，诊断为肺部感染。

问题：患者发生肺部感染的原因可能是什么？应如何处理？

免疫抑制药临床主要用于治疗自身免疫性疾病和抑制器官移植的排斥反应。免疫抑制药只能缓解自身免疫性疾病的症状，无根治作用。此类药物毒性大，长期应用易导致严重的不良反应，因此必须慎用。常用的免疫抑制药包括环孢素、糖皮质激素类、烷化剂、抗代谢药、抗淋巴细胞球蛋白及单克隆抗体等。

环孢素(cyclosporin，环孢菌素 A，cyclosporin A，CsA)

环孢素为真菌的代谢产物中分离出来的多肽，含11个氨基酸。

【体内过程】口服吸收不完全，生物利用度为20%～50%，首关消除率可达27%。大部分经肝脏代谢，自胆汁排出，少量以原形经尿液排泄。

【药理作用及作用机制】环孢素为一种新型的T淋巴细胞调节剂，能特异性地抑制辅助T淋巴细胞的活性，但并不抑制T淋巴细胞，反而促进其增殖；可抑制B淋巴细胞的活性。本药还能选择性抑制T淋巴细胞所分泌的白细胞介素-2、γ-干扰素，亦能抑制单核、吞噬细胞所分泌的白细胞介素-1。其在明显抑制宿主细胞免疫的同时，对体液免疫亦有抑制作用。本药能抑制体内抗移植物抗体的产生，因而具有抗排斥的作用。

【临床应用】

1. 用于器官移植　主要用于肾、肝、心、肺、角膜和骨髓等组织器官的移植，可防止排斥反应，明显降低移植后感染发生率。

2. 用于治疗自身免疫性疾病　如系统性红斑狼疮、银屑病、接触性过敏性皮炎等。

3. 其他　用于治疗血吸虫病，对雌虫作用较明显；尝试用于治疗胆汁性肝硬化、胰岛素依赖性糖尿病、眼色素层炎等。

【不良反应】

1. 肾毒性　最常见的不良反应，表现为肾小球滤过率减少，血清肌酐和尿素水平升高。用药期间应控制剂量，密切监测肾脏功能。该反应在停药后可消失。

2. 肝损害　多见于用药早期，可见转氨酶升高、黄疸等。用药期间应注意定期检查肝功能。

3. 其他　可见消化系统症状，如厌食、恶心、呕吐等。长期用药还可出现神经毒性。部分患者可诱发肿瘤，引起继发性感染。

泼尼松（prednisone）、泼尼松龙（prednisolone）、地塞米松（dexamethasone）

【药理作用】糖皮质激素可以使外周血淋巴细胞减少，以 T 细胞减少最显著。淋巴细胞减少是暂时性的。其还可以影响体液免疫反应，抑制抗体合成，并干扰抗体与靶细胞结合。

【临床应用】

1. 抗器官移植排斥反应　常将泼尼松与环孢素或硫唑嘌呤合用，于器官移植前 1～2 h 开始用药。

2. 防治自身免疫性疾病　如类风湿性关节炎、系统性红斑狼疮、肾病型慢性肾炎、自身免疫性溶血性贫血、慢性活动性肝炎、特发性血小板减少性紫癜等。

3. 过敏性疾病　对荨麻疹、血清病、过敏性鼻炎、支气管哮喘、药物性皮炎、血管神经性水肿等均有效。

环磷酰胺（cyclophosphamide，CTX，CPA）

环磷酰胺是烷化剂中进行免疫抑制最常用的药。

【药理作用】选择性抑制 B 淋巴细胞，不仅杀伤增殖淋巴细胞，大剂量也能抑制 T 淋巴细胞。还可降低 NK 细胞的活性。其免疫抑制机制是通过抑制细胞的增殖，非特异性杀伤抗原敏感性小淋巴细胞，限制其转化为免疫母细胞。

【临床应用】主要用于器官移植抗排斥反应、自身免疫性疾病（韦格纳肉芽肿、类风湿性关节炎、系统性红斑狼疮、肾小球肾炎等）。

硫唑嘌呤（azathioprine）

硫唑嘌呤是 6-巯基嘌呤的咪唑衍生物，为具有免疫抑制作用的抗代谢剂，影响 DNA、RNA 及蛋白质的合成，主要通过抑制 T-淋巴细胞而影响免疫功能。本药与其他药物联合应用于器官移植患者的抗排斥反应，如肾移植、心脏移植及肝移植，亦减少肾移植患者对皮质激素的需求。本药也可单独用于严重的风湿性关节炎、系统性红斑狼疮、皮肌炎、自体免疫性慢性活动性肝炎、寻常天疱疮、结节性多动脉炎、自体免疫性溶血性贫血、慢性顽固性自发性血小板减少性紫癜等。

抗淋巴细胞球蛋白(antilymphocyte globulin，ALG)

抗淋巴细胞球蛋白是一种细胞毒抗体。其作用机理可能是直接损害末梢循环中的淋巴细胞，为较强的免疫抑制药。本药可用于器官移植的抗排斥反应，多在其他药无效的时候使用。

第二节 免疫增强药

免疫增强药可以激活一种或多种免疫活性细胞，增强或提高机体免疫功能。本类药主要用于免疫缺陷疾病、慢性感染及恶性肿瘤的治疗。

卡介苗 (bacillus Calmette-Guérin vaccine，BCG，卡介菌苗，结核活菌苗)

卡介苗是减毒的结核分枝杆菌活菌苗。

【药理作用及作用机制】该药有免疫佐剂作用，能增强与其合用的各种抗原的免疫原性，加速诱导免疫应答，提高机体的体液和细胞免疫功能；刺激T细胞、B细胞、巨噬细胞、NK细胞等多种免疫活性细胞增生，促进抗体和细胞因子的产生，增强机体非特异性免疫功能。

【临床应用】

(1) 预防结核，防治慢性支气管炎，对流感、支气管炎有一定的疗效。

(2) 常用于治疗恶性黑色素瘤、白血病、肺癌、乳腺癌、消化道肿瘤等。

知识卡片

卡介苗是一种用来预防儿童结核病的预防接种疫苗。接种后可使儿童产生对结核病的特殊抵抗力。由于这一疫苗是由两位法国学者卡迈尔(Calmette)与介兰(Guérin)发明的，为了纪念发明者，将这一预防结核病的疫苗定名为“卡介苗”。目前，世界上多数国家都已将卡介苗列为计划免疫必须接种的疫苗之一。卡介苗接种的主要对象是新生婴幼儿，接种后可预防儿童结核病，特别是能预防那些严重类型的结核病，如结核性脑膜炎。

【不良反应】注射局部可出现红斑、硬结或溃疡，还可出现高热、寒战及全身不适。瘤内注射可出现肉芽肿性肝炎和过敏性休克。

禁用于免疫功能低下或有活动性结核的患者。

左旋咪唑(levomisole，LMS)

左旋咪唑原为广谱驱虫药，是第一个化学结构明确的免疫调节剂。

【体内过程】左旋咪唑可口服、肌内或皮下注射，吸收良好。口服2～4 h血药浓度达峰值。其主要经肝脏代谢，少量(不到给药量的5%)以原形经肾脏排泄。

【药理作用与临床应用】能使受抑制的巨噬细胞和T细胞功能恢复正常，但不影响正常人抗体的产生。本药主要用于免疫功能低下者，恢复正常功能后，可增强机体的抗病能力。其可用于多种肿瘤的辅助治疗，如肺癌、鳞状上皮癌等；还可改善自身免疫性疾病，如类风湿性关节炎、系统性红斑狼疮等病的症状。

【不良反应】消化道症状、神经系统反应(如头晕、失眠)和变态反应。长期用药患者可出现粒细胞减少，停药可恢复。少数患者可出现肝功能异常。

白细胞介素-2(interleukin-2，IL-2)

白细胞介素-2对B细胞、NK细胞、抗体依赖性杀伤细胞和淋巴因子激活的杀伤细胞(LAK细胞)等具有促进分化增殖的作用，也为体外维持激活的T细胞克隆的增殖所必需。白细胞介素-2可刺激许多细胞因子的产生，在体内和体外均能增加肿瘤坏死因子、干扰素和白细胞介素的生成。其能有效地治疗肿瘤、病毒和细菌感染，并能提高机体免疫功能；也能用于治疗自身免疫性疾病，肿瘤治疗中可用于治疗肾癌、肺癌、肝癌、结肠癌、淋巴肉瘤和黑色素瘤。

胸腺素（thymosin）

胸腺素是从小牛或猪的胸腺中提取的多肽类激素，具有增强细胞免疫功能和调节免疫平衡等作用。胸腺素可使由骨髓产生的干细胞转变为T淋巴细胞，因而可增强细胞免疫功能，对体液免疫的影响甚微。本药可用于治疗细胞免疫缺陷性疾病，如胸腺发育不全、重症混合性免疫缺乏症、运动失调性毛细血管扩张症、麻风、重症感染、复发性口疮等伴有细胞免疫功能低下的患者；亦可用于病毒性肝炎、恶性肿瘤和抗衰老。

转移因子（transfer factor，TF）

转移因子是从健康人白细胞中提取制得的一种多核苷酸和多肽小分子物质，为细胞免疫增强剂。临床上用于治疗某些抗生素难以控制的病毒性或霉菌性细胞内感染（如带状疱疹、流行性乙型脑炎、白念珠菌感染等）。对恶性肿瘤可作为辅助治疗剂，对自体免疫性疾病也有一定治疗作用。

干扰素（interferon，IFN-α、β、γ）

干扰素是一组具有多种功能的活性蛋白质（主要是糖蛋白），是一种由单核细胞和淋巴细胞产生的细胞因子。

干扰素为广谱抗病毒药，临床上可用于病毒感染性疾病，如疱疹性角膜炎、病毒性眼病、带状疱疹等皮肤疾病和慢性乙型肝炎等。除抗病毒作用外，干扰素也可调节抗体生成，增强或激活单核巨噬细胞的功能、特异性细胞毒作用和NK细胞的杀伤作用等。小剂量增强免疫（包括细胞与体液免疫），大剂量则有抑制作用。干扰素的抗肿瘤作用在于其既可直接抑制肿瘤细胞的生长，又可通过免疫调节发挥作用。该药对骨肉瘤疗效较好，对黑色素瘤、肾细胞瘤、乳癌等有效，对肺癌、胃肠道肿瘤及某些淋巴瘤无效。

大剂量可致血细胞减少，以白细胞和血小板减少为主，但可恢复。偶见变态反应，肝、肾功能障碍，以及注射局部疼痛、红肿等。过敏体质、严重肝功能不全、白细胞及血小板减少患者慎用。

目标检测

一、选择题

1. 用于抑制异体器官移植排斥反应的首选药物是（　　）

A. 胸腺素　　B. 地塞米松
C. 环孢素　　D. 干扰素
E. 环磷酰胺

2. 主要抑制巨噬细胞对抗原吞噬和处理的药物是（　　）

A. 胸腺素　　B. 转移因子
C. 硫唑嘌呤　　D. 环孢素
E. 糖皮质激素

3. 下列哪种药物既有广谱抗病毒作用，又能增强免疫功能（　　）

A. 环孢素　　B. 糖皮质激素

C. 干扰素　　D. 左旋咪唑
E. 卡介苗

4. 既可治疗免疫功能低下，又可用于抗肠蠕虫的药物是　（　）
A. 干扰素　　B. 糖皮质激素
C. 环孢素　　D. 左旋咪唑
E. 硫唑嘌呤

5. 能促进 T 淋巴细胞分化成熟的药物是　（　）
A. 胸腺素　　B. 转移因子
C. 糖皮质激素　　D. 环孢素
E. 干扰素

6. 下列关于硫唑嘌呤的叙述，错误的是　（　）
A. 可用于肾移植的排异反应　　B. 抑制 T 淋巴细胞作用强
C. 抑制巨噬细胞对抗原的吞噬和处理　　D. 可用于自身免疫性疾病
E. 抑制 B 淋巴细胞作用弱

二、简答题

1. 常用的免疫抑制药包括哪些药物？
2. 环孢素在临床应用时应注意哪些问题？
3. 免疫增强药都可用于免疫功能低下者吗？为什么？试举例说明。
4. 自身免疫性疾病可以使用什么药物进行治疗？